2. Auflage 2019

Druck: Appel & Klinger Druck & Medien GmbH, Schneckenlohe

Titelbild: © Fotolia.de – vicu9
Lektorat: Dr. Inge Ziegler, München
Fotos: Hermann Biechele

www.ml-buchverlag.de

ISBN 978-3-96474-214-8

Inhalt

Abkürzungen

A., Aa.	Arteria, Arteriae
AD	Augendiagnose, augendiagnostisch
BWS	Brustwirbelsäule
Ca	Karzinom
DD	Differenzialdiagnose
HWS	Halswirbelsäule
LWS	Lendenwirbelsäule
M.	Musculus
N., Nn.	Nervus, Nervi
RES	Retikuloendotheliales System, Retikulohistiozytäres System
s.	siehe
s. S.	siehe Seite
Th1–Th12	1.–12. Brustwirbel
ZNS	Zentralnervensystem

Zeichenerklärung

⊙	Hinweis oder Aufzählung mit augendiagnostischer Bedeutung Die bei der Zeichenbeschreibung angegebene Bedeutung ist der tradierten Literatur entnommen. Diese Aussagen sind im jeweiligen Zeitkontext zu verstehen. Kritisch zu bewerten ist eine direkte Zuordnung im Sinn einer klinischen Krankheitsdiagnose (s. S.27)
(?)	Persönliche Anmerkung: die Aussage wird in Frage gestellt
(??)	Persönliche Anmerkung: die Aussage wird stark in Frage gestellt

Vorwort

Im Spannungsfeld zwischen Jahrhunderte altem Erfahrungswissen und naturwissenschaftlich eingeforderter Evidenz steht nicht nur die Naturheilkunde im Allgemeinen, sondern auch die Augendiagnose im Besonderen. Ihre in Studien regelmäßig „bewiesene" Untauglichkeit widerspricht dabei all unserer Praxiserfahrung. Doch wir wissen sehr wohl: Die Augendiagnose befindet sich nicht in einem dogmatischen Elfenbeinturm unveränderlicher Erkenntnisse und Wahrheiten. Alle Aussagen sind jeweils Spiegel ihrer Zeit. Hinzu kommt von Anfang an eine gewisse Uneinheitlichkeit in der Systematik und Fachterminologie. Das erschwert den Wissens- und Erfahrungsaustausch teilweise doch erheblich und führt immer wieder zu Missverständnissen. Gerade Anfänger der Augendiagnose verlieren da leicht den Überblick – und manchmal auch den Mut, weiter zu lernen. Dass darüber hinaus nicht immer kritisch und oft genug auch ohne Quellenangabe auf tradierte Überlieferungen zurückgegriffen wird, erschwert die Situation zusätzlich. Die jeweilige Lehre prägte und prägt aber die Denk- und Sehgewohnheiten und diese wiederum unsere eigene Wahrnehmung. Unter diesem Aspekt ist mir der oft von Josef Karl geäußerte Satz wichtig geworden: „Man sieht nur was man kennt". Nach jahrelanger intensiver Beschäftigung mit der Materie möchte ich allerdings ergänzen: Man sieht nur was man kennt – und was man zu sehen erwartet.

Dieses Buch macht andere Augendiagnosebücher keineswegs überflüssig. Es erfindet die Augendiagnose auch nicht neu. Aber es will ein paar grundsätzliche Überlegungen zu Möglichkeiten und Grenzen der Augendiagnose thematisieren, offene Fragen ansprechen und wo nötig vorsichtige Korrekturen anbringen. So ist es zweiteilig konzipiert als Lehrbuch und Lernbuch.

Das Lehrbuch – eine Kurzeinführung in die Grundlagen der Augendiagnose

In der Beschränkung auf das Wesentliche vermittelt es die theoretischen Grundlagen der Augendiagnose. Anatomie und Physiologie helfen bei der Beantwortung der Frage: Wie entstehen die Zeichen im Auge und was bedeuten sie? Definitionen, Bewertungskriterien und Merksätze erleichtern das Verständnis und die Anwendung in der täglichen Praxis.

Das Lernbuch – der Brückenschlag von der Theorie zur Praxis

Bilder zeigen, worüber im Lehrbuch zu lesen ist. In einer Übersichtsaufnahme werden die Größenverhältnisse und die Lokalisation der Zeichen in der Iris erkennbar. Die dazugehörige Sektoraufnahme verdeutlicht die Details. So erhält man einen Gesamteindruck und sieht daneben Feinheiten, wie sie nur der Blick durch das Mikroskop eröffnet. Kurzinformationen verdeutlichen die typischen Merkmale der Zeichen und geben Hinweise auf deren Bedeutung.

In drei Schritten ergibt sich ein unkomplizierter Zugang zur augendiagnostischen Praxis:

- **Sehen lernen**
  Augendiagnose beginnt mit dem Sehen. Das Lernbuch ist in diesem Sinn ein Bestimmungsbuch für augendiagnostische Phänomene. Dabei helfen Fotografien von augendiagnostischen Strukturen, Zeichen und Pigmenten.
- **Muster erkennen**
  Bei allen wichtigen Irisstrukturen, Zeichen und Pigmenten finden wir immer wiederkehrende Grundmuster. Diese sind leicht zu erkennen und ermöglichen bereits Anfängern eine gute Übersicht, ohne sich in Details zu verlieren.
- **Zeichen deuten**
  Jedes Zeichen hat eine allgemeine Bedeutung. Sie wird modifiziert durch weitere Besonderheiten: Eine spezielle Struktur, Farbe oder Lokalisation eröffnet so ganz neue Zusammenhänge für die Diagnose und Therapie.

Das Auge im Allgemeinen und die Iris im Besonderen ermöglichen also eine systematische Befunderhebung, die zu einer rationalen Therapie führt.

München, Juni 2017 Hermann Biechele

1 Einführung

1.1 Möglichkeiten und Grenzen der Augendiagnose

Die Augendiagnose liefert uns Informationen über den Organismus, wie sie sonst mit keiner Methode zu erhalten sind. Was nicht bedeutet, dass wir nicht auch andere Diagnosemethoden brauchen.
Selbst wenn die Versuchung groß ist, bei bekannten klinischen Diagnosen im Auge nach entsprechenden Zeichen zu suchen: Am Anfang steht die möglichst unvoreingenommene Befunderhebung aus dem Auge, gemäß dem Grundsatz „Genotyp und Phänotyp zusammen geben die psychosomatische Union des Individuums" (Angerer 1984, S. 12). Welche Fülle an Informationen und Hinweisen auf eine individuelle, patientenzentrierte Therapie! Und das alles in einem konzentrierten „Augenblick", der gerade einmal zwei Minuten dauert.
So ermöglicht der geschulte Blick auf das Auge

- Konstitutionsdiagnostik
- Stoffwechseldiagnostik
- Mesenchymdiagnostik
- Organdiagnostik
- neurologische Diagnostik
- Gefäßdiagnostik
- und vieles mehr.

All dies macht die Augendiagnose nicht nur zu einem wertvollen Instrument bei der Auswahl von Therapien, sondern auch für die Prävention. Mit kaum einer anderen Methode können wir so frühzeitig die Veranlagungen eines Patienten erfassen und entsprechend darauf reagieren. Wenn wir z.B. erkennen, dass ein Patient eher zu einem unterreizten Magen neigt, sollte er bei Magenbeschwerden nicht auch noch Säureblocker einnehmen, die das Problem langfristig eher verstärken würden. Und wenn wir wissen, dass z.B. die Lunge als besonderer Schwachpunkt bei einem Patienten angelegt ist, können wir ihn entsprechend aufklären und ihn womöglich vor einer für ihn fatalen Raucherkarriere bewahren.

Die Erfahrung zeigt, dass viele Patienten überaus dankbar auf solche Hinweise reagieren. Andere Patienten wiederum sind beeindruckt, wenn man als Therapeut allein aufgrund der Augendiagnose gezielt nach Schwachstellen und Erkrankungen fragt, die dem Patienten bereits bekannt sind, von denen er aber nicht berichtet hat. Solche Erlebnisse können die Patientenbindung und Compliance und damit zugleich den Therapieerfolg maßgeblich fördern.

1.1.1 Konstitutionsdiagnostik

Die Konstitutionsdiagnostik ist eine unbestrittene Stärke der Augendiagnose. Hier kommt man am Lebenswerk von Josef Deck nicht vorbei. Eine kurze Zusammenfassung könnte so lauten: Die Konstitution ist die Summe aller angeborenen und grundlegenden Anlagen des Menschen. Sie stellt die Leitschiene in die Pathologie dar und dient als Basis für die weitere Differenzierung des Individuums.
Die von der Augenfarbe vorgegebene **Grundkonstitution** (nach J. Deck) wird moduliert durch Dispositionen und Diathesen. Das ergibt dann doch einen sehr individuellen „Steckbrief".
Dispositionen zeigen sich augendiagnostisch in Strukturzeichen. Lakunen und Waben (aber auch Krypten und Defektzeichen) erhellen den genetischen Schwachpunkt („Locus minoris resistentiae") und zeigen, wo bei Überlastung der Einbruch erfolgen könnte.
Diathesen erkennen wir an den reflektorischen Zeichen und Fremdpigmenten. Sie signalisieren die genetisch geprägte Reaktionsweise und den zugehörigen Reaktionsort („Locus majoris reactionis"). Dieses Wissen um den Zusammenhang zwischen Auslösemechanismen und gestörter Organfunktion oder erkranktem Organ erweitert die therapeutischen Strategien natürlich enorm. Bewährt ist das „Rezept aus dem Auge" mit den Komplexmittelreihen zahlreicher biologischer Firmen.

1.1.2 Stoffwechseldiagnostik

Der Stoffwechsel unterliegt naturgemäß einem dauernden Wandel zum Zweck der Anpassung an die Lebensumstände (Alter, Beruf, Ernährung usw.). Immer wieder lassen sich die Auswirkungen von lange bestehenden Stoffwechselfehlsteuerungen im Auge erkennen: Zum Beispiel durch die Neubildung von Fremdpigment, Ablagerungen im Augenweiß (Pinguekula, Skleralfleck), in der Hornhaut (Arcus lipoides, Kayser-Fleischer-Ring), in der Bindehaut (Zysten, Bläschen, Pigmentierung) oder der Haut im Augenumfeld (Pigmentierung, Xanthelasmen).

1.1.3 Mesenchymdiagnostik

Die Iris ermöglicht einen unmittelbaren Blick auf das Mesenchym (s. S. 72). Genaue Kenntnisse vom anatomischen und histologischen Aufbau der Iris helfen uns, die Befunde zu deuten. Dichte und Anordnung der Stromafasern, Abweichungen vom normalen Kolorit, Vaskularisationen und vieles mehr erlauben Rückschlüsse auf entsprechende Funktionsstörungen.

1.1.4 Organdiagnostik

Strukturzeichen (Lakunen, Waben, Krypten, Defektzeichen) sind genetische Zeichen und können sich damit nach ihrer phänotypischen Ausbildung so gut wie nicht mehr verändern. Sie gelten von jeher als Organschwäche-Zeichen im naturheilkundlichen Verständnis und dürfen nicht per se als Zeichen einer Organkrankheit im klinischen Sinn gewertet werden. Auch der von Josef Deck so bezeichnete „Faktor Zeit" muss hier berücksichtigt werden. Die Augendiagnose kann die klinische Diagnostik also keinesfalls ersetzen.

1.1.5 Neurologische Diagnostik

Die Prüfung der Pupillenreaktion ist auch Teil der klinisch-neurologischen Diagnostik. Die Irisdiagnose beachtet darüber hinaus Pupillenentrundungen als weiteren Hinweis auf ein gestörtes neurovegetatives Wechselspiel, dessen Ursachen beziehungsweise Auswirkungen wir in den zugehörigen Irissektoren suchen. Neben diesen aktuellen Verhältnissen finden wir auch genetisch festgelegte und damit konstitutionelle Merkmale des Vegetativums, zum Beispiel in Größe und Verlauf der Iriskrause.

1.1.6 Gefäßdiagnostik

Unverständlicherweise wird die Gefäßdiagnostik – auch von vielen Augendiagnostikern – oft vernachlässigt. Dabei erhalten wir beim Blick ins Augenweiß einen sehr einfachen, schnellen und unmittelbaren Eindruck von den Gefäßverhältnissen, auch wenn diese nicht immer eins zu eins auf die Situation im übrigen Organismus übertragbar sind.

1.2 Wie gelingt der Einstieg in die Augendiagnose?

Vor allem die Fülle an Informationen ist oft das größte Hindernis für den Anfänger (und oft genug auch für den Experten!), weil sie erst einmal ratlos macht: Womit fange ich an? Welches Zeichen ist jetzt wichtig? Was bedeutet es für die Diagnose und Therapie? Habe ich etwas übersehen?

1.2.1 Systematik bei der Befunderhebung

Hilfreich ist ein methodisches Vorgehen, indem die oben aufgezeigten diagnostischen Möglichkeiten der Augendiagnose systematisch abgefragt werden. Noch bevor wir ins Detail gehen, verschaffen wir uns einen ersten Überblick. Zunächst bestimmen wir die Augenfarbe. Dann gehen wir von innen nach außen vor: Pupillenphänomene, die Irisstruktur mit ihren Zeichen, Pigmente, der Gefäßstatus, Auffälligkeiten im Augenweiß und im Augenumfeld. Dabei erkennen wir in vielen Fällen bereits typische Muster, die uns Hinweise auf Dispositionen und Diathesen geben.

Die Bewertung einzelner Zeichen und Pigmente wird leichter, wenn wir strukturiert vorgehen.
Die Bedeutung eines Pigmentes lässt sich z. B. sehr einfach in drei Schritten bestimmen:

1. Als erstes bestimmen wir Farbe, Form, Struktur, Größe und Lokalisation des Pigments. Das ist zunächst reine **Phänomenologie**: Sie beschreibt das zu untersuchende Objekt (beschreibende Wissenschaft).

2. Im nächsten Schritt greifen wir auf die Erkenntnisse zurück, die wir über das beobachtete Pigment haben. Das ist die Methode der **Empirie**: Sie greift auf die mit dem Untersuchungsgegenstand verbundenen Erfahrungen zurück (Erfahrungswissenschaft).
3. Der letzte Schritt ist dann die Schlussfolgerung, die wir aus den vorangegangenen Schritten ziehen. Das ist im besten Sinn **Evidenz**: Sie gewährt Einsicht in Zusammenhänge – in Bezug auf die Entwicklung einer Erkrankung und die daraus folgende Therapie. In unserem Fall liegt ihr das naturheilkundliche Denkmodell zugrunde.

Der augendiagnostische Weg von der Befunderhebung zu einer daraus begründeten Therapie ist methodisch also beinahe vergleichbar mit der homöopathischen Repertorisation. Was hier für die Pigmentlehre dargestellt wurde, gilt natürlich genau so für die Zeichenlehre und die Konstitutionslehre. Dabei entspräche die augendiagnostische Befunderhebung der homöopathischen Anamnese. Der empirisch erstellte Kanon der Zeichenlehre (s. z. B. Broy 2003) und der Pigmentlehre (z. B. Rudolf Schnabels) entspräche der Materia medica und die augendiagnostischen Lehrbücher dem Organon. Der Augendiagnose mit ihren vielen Schulen und Vertretern fehlt allerdings die Einheitlichkeit und gesetzesmäßige Eindeutigkeit, die die Lehre Hahnemanns auszeichnet.

Günter Jaroszyk hat eine Anamnese-Screening-Methode entwickelt, die neben einer Kurzanleitung zum Studium der Augendiagnose vier Arbeitskarten beinhaltet: Eine Iristopografie, Informationen zur Topografie, Hinweise zur Biochemie und Genese der Pigmente und eine Zusammenfassung der Iriskonstitutionen nach Deck.

1.2.2 Dokumentation

Eine möglichst genaue Dokumentation des Augenbefundes ist wichtig. Sie ergänzt die Anamnese und dient der Archivierung, der Patientenaufklärung, dem eigenen Lernen und der Forschung.

Die **Zeichnung** ist die einfachste Art der Dokumentation. Gängige Karteikarten für die Naturheilpraxis enthalten ein eigenes Feld mit Augenschema. Ein entsprechendes Formular im A5-Format zum Einlegen in die Karteikarte stellt der Arbeitskreis für Augendiagnose und Phänomenologie Josef Angerer e. V. auf seiner Internetseite www.ak-augendiagnose.de kostenlos zur Verfügung.

Das eigenhändige Zeichnen hilft beim Sehen-Lernen und dient der Selbstüberprüfung, weil es deutlich macht, was man früher schon – oder noch nicht – gesehen hat. Dabei geht es nicht um eine möglichst detailgenaue Dokumentation. Die Verwendung von Symbolen und einfachen Mustern erleichtert und beschleunigt das Zeichnen und der genaue Befund lässt sich im Patientenauge immer wieder nachprüfen.

Die **Fotografie** ist die objektivste Art der Dokumentation. Je nach Qualitätsanspruch und Verwendungszweck genügt dafür schon eine einfache Kamera. Es gibt aber auch aufwändigere Lösungen bis hin zum Fotografieren durch das Mikroskop.

Weil die Fotografie ein vollständiges Abbild der Iris zeigt, ist sie außerdem hilfreich, wenn sich die Frage stellt, ob ein Zeichen oder Pigment wirklich neu entstanden ist oder früher einfach übersehen wurde.

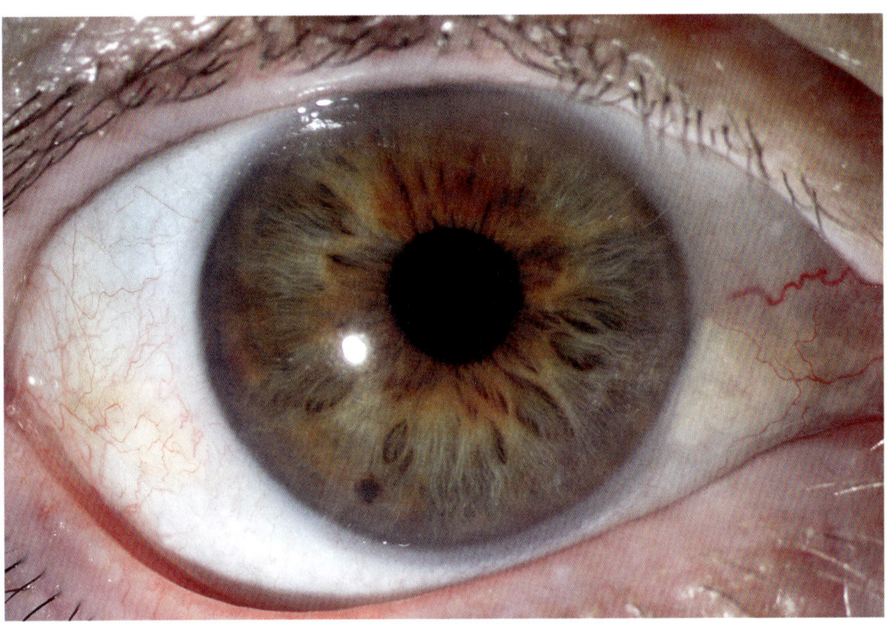

Abb. 1: Rechtes Auge

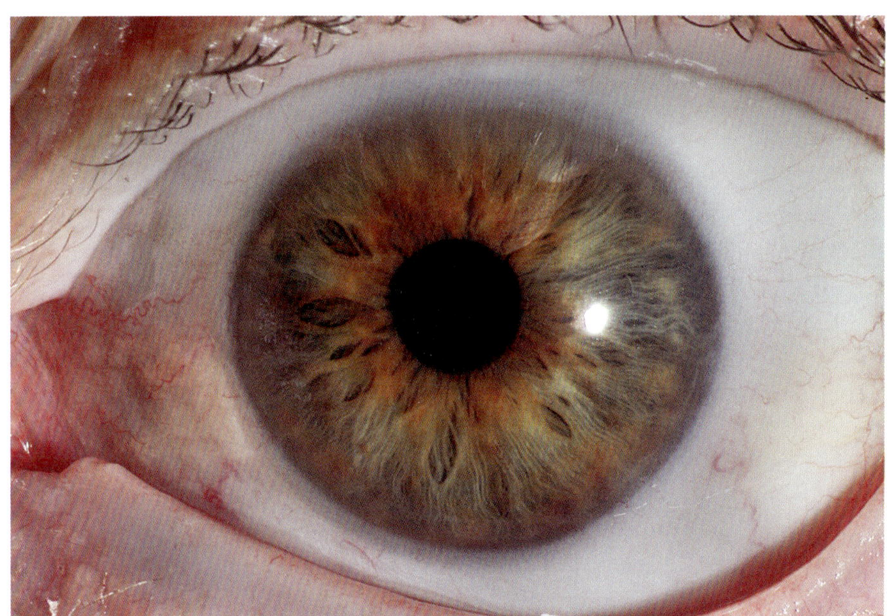

Abb. 2: Linkes Auge

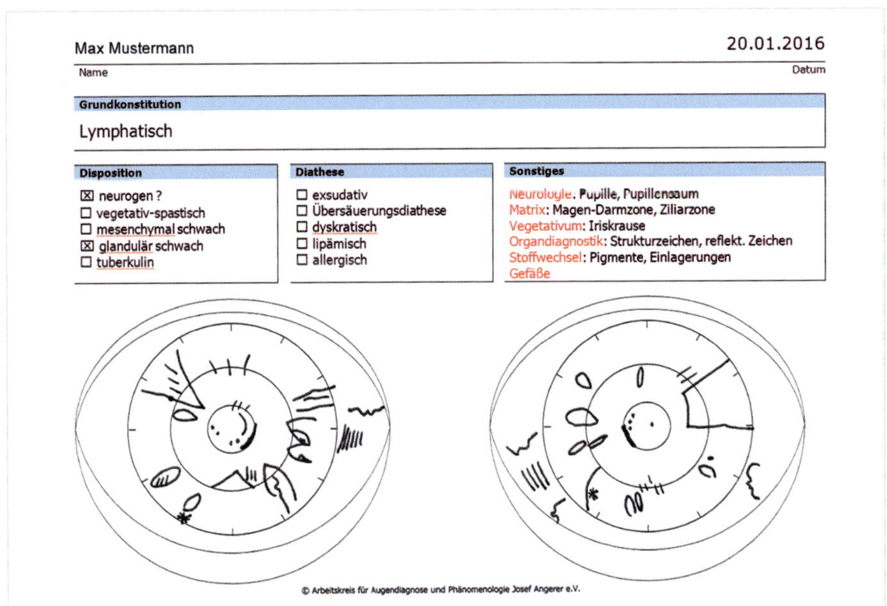

Max Mustermann 20.01.2016

Name Datum

Grundkonstitution

Lymphatisch

Disposition

- ☒ neurogen ?
- ☐ vegetativ-spastisch
- ☐ mesenchymal schwach
- ☒ glandulär schwach
- ☐ tuberkulin

Diathese

- ☐ exsudativ
- ☐ Übersäuerungsdiathese
- ☐ dyskratisch
- ☐ lipämisch
- ☐ allergisch

Sonstiges

Neurologie: Pupille, Pupillensaum
Matrix: Magen-Darmzone, Ziliarzone
Vegetativum: Iriskrause
Organdiagnostik: Strukturzeichen, reflekt. Zeichen
Stoffwechsel: Pigmente, Einlagerungen
Gefäße

© Arbeitskreis für Augendiagnose und Phänomenologie Josef Angerer e.V.

Abb. 3: Einfache Befunddokumentation im Vergleich zu den Irisfotografien in Abb. 1 und 2

2 Anatomie des Auges

Die **Anatomie** liefert die Basis für das Verständnis der Zeichenentstehung.
Sie erleichtert die Bestimmung augendiagnostischer Phänomene.
Die (Patho-)**Physiologie** erhellt die Zeichenbedeutung.

Alle iridologischen Schulen nehmen bei der Entwicklung ihrer augendiagnostischen Konstitutionsmodelle, der Zeichen- und Pigmentlehre und letztlich der gesamten Befunderhebung Bezug auf anatomische Merkmale des Auges. Das macht durchaus Sinn; es ist unter diesem Aspekt nämlich unerheblich, ob man wie Deck (und mit ihm die meisten anderen Schulen) vom Augenbefund ausgeht und diesen auf ein augendiagnostisches Modell anwendet oder wie Broy ausgehend vom humoralpathologischen Modell auf die zu erwartenden Zeichen im Auge schließt: Man kommt immer auf ein nachvollziehbares, reproduzierbares Ergebnis und erhält damit eine praxistaugliche Handlungsanweisung. Bei der Augendiagnose im Allgemeinen und in der Konstitutionslehre im Besonderen geht es ja nicht um eine einfache Katalogisierung und Systematisierung. Vielmehr besteht ihr Wert darin, Aussagen über die allgemeine und individuelle Krankheitsentstehung und Krankheitsentwicklung zu machen und daraus ein patientenbezogenes therapeutisches Konzept abzuleiten: Augendiagnose als „diagnostische Methode der Konstitutions- und Funktionspathologie" (Broy 1992, S. 81).

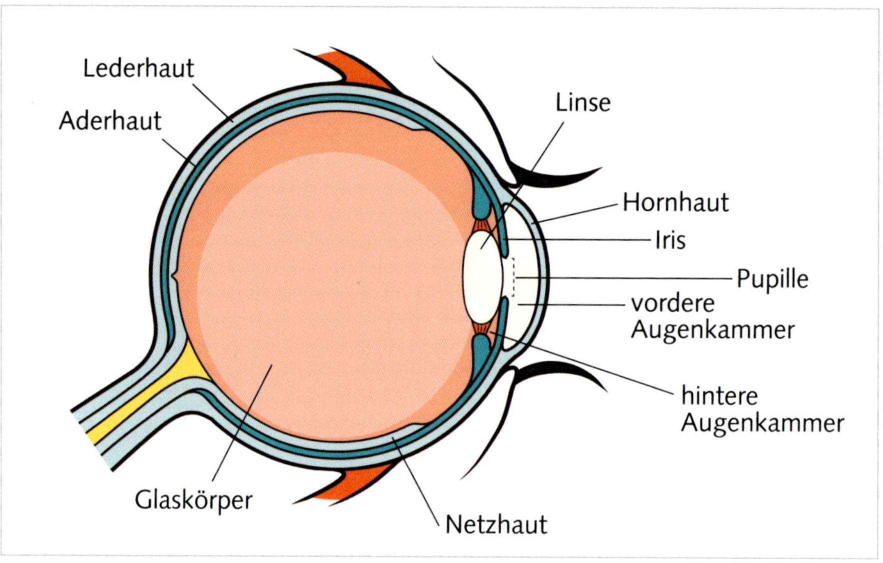

Abb. 4: Längsschnitt durch das Auge *© Fotolia – Alexander Pokusay*

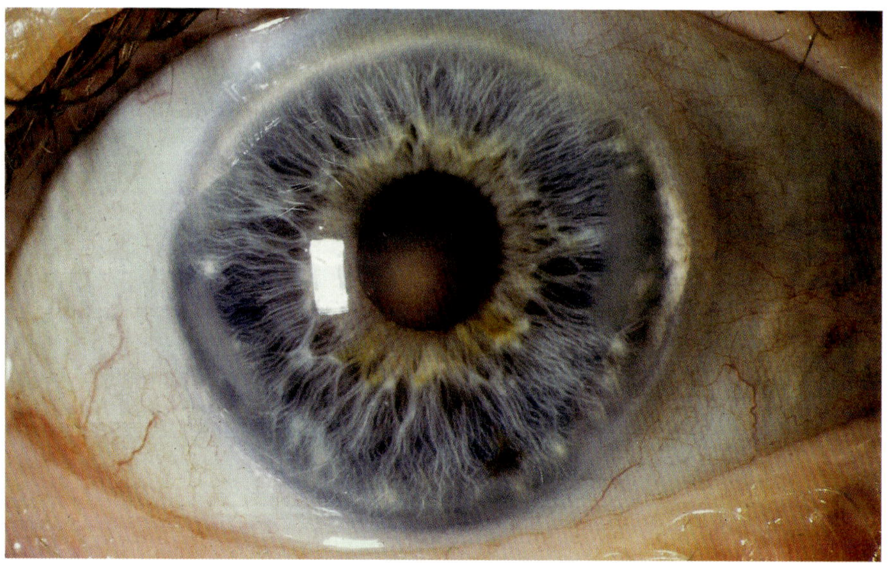

Abb. 5: Das Auge von vorne

2.1 Anatomische Grundlagen

- Aufbau des Auges
- Gefäßversorgung
- Nervale Versorgung

2.1.1 Aufbau des Auges

Bei der Irisdiagnose müssen wir uns immer die räumliche Dimension des Auges vergegenwärtigen, um beispielsweise nicht irrtümlich Zeichen in der Hornhaut oder am Limbus als Iriszeichen zu deuten.

Der Augapfel (Bulbus oculi) besteht aus drei Hüllen und drei Räumen, die auch für die Augendiagnose Bedeutung haben.

3 Hüllen

1. Äußere Haut (Tunica fibrosa): bildet Hornhaut und Lederhaut
2. Mittlere Haut (Tunica vasculosa): bildet Iris, Ziliarkörper und Aderhaut
3. Innere Haut (Tunica nervosa): bildet die Netzhaut, sichtbar als Pupillensaum

3 Räume

1. Vordere Augenkammer
2. Hintere Augenkammer
3. Glaskörperraum

Die Hüllen des Augapfels sind diejenigen Gewebe, die wir augendiagnostisch betrachten. Das ist vor allem die mittlere Hülle (Tunica vasculosa), welche die Iris bildet. Histologisch eng mit ihr verbunden ist die innere Hülle (Tunica nervosa), deren Rand wir im Pupillensaum erkennen. Die äußere Hülle (Tunica fibrosa) beziehen wir mit ein, wenn wir über die reine Irisdiagnose hinaus auf Zeichen im Augenweiß und in der Hornhaut achten.

Lederhaut

Die Lederhaut (Sklera) und Episklera bilden den mechanisch wichtigsten Teil des Augapfels. Vom Innendruck gespannt erhält sie die stets gleichbleibende äußere Form, die für die optischen Aufgaben notwendig ist. Außerdem bildet sie einen Schutz für die empfindlichen inneren Teile. Im vorderen Teil (s. Limbus Kap. 2.2) gehen ihre Faserbündel direkt in die Hornhaut über.

⊙ Bedeutung für die ophthalmotrope Phänomenologie: Gefäßdiagnostik, Stoffwechseldiagnostik

Bindehaut

Die Bindehaut (Conjunktiva) liegt der Lederhaut locker auf. Die konjunktivalen Gefäße bilden am Limbus ein Randschlingennetz, das normalerweise nicht in die Hornhaut eindringt.

⊙ Bedeutung für die ophthalmotrope Phänomenologie: Gefäßdiagnostik, Stoffwechseldiagnostik

Hornhaut

Die Hornhaut (Cornea) schützt das Auge vor äußeren Einflüssen. Ihre Durchsichtigkeit und Wölbung bestimmen wesentlich die optischen Eigenschaften des Auges. Blutgefäße sind in der Hornhaut physiologischerweise nicht vorhanden. Veränderungen in der Hornhaut entstehen durch Verletzungen oder degenerative Veränderungen der Schutzmembranen.

⊙ Bedeutung für die ophthalmotrope Phänomenologie: Konstitutionsdiagnostik, Stoffwechseldiagnostik

Regenbogenhaut

Die Regenbogenhaut (Iris) trennt die vordere von der hinteren Augenkammer und funktioniert wie eine Blende zur Hell-Dunkel-Adaption.

⊙ Bedeutung für die ophthalmotrope Phänomenologie: alle Aspekte der Irisdiagnose

Linse

Die Durchsichtigkeit und Form der Linse (Lens cristallina) sind mitbestimmend für die optischen Eigenschaften des Auges. Mit ihrer Elastizität ist sie wesentlich beteiligt an der Nah-Fern-Akkomodation.

⊙ Bedeutung für die ophthalmotrope Phänomenologie: genetische Diagnostik, Stoffwechseldiagnostik

2.1.2 Gefäßversorgung

Die arterielle Versorgung erfolgt durch die A. ophthalmica. Die vier Aa. ciliares anteriores verlaufen mit den geraden Augenmuskeln nach vorne und durchbohren – zumeist mit bloßem Auge sichtbar – die Lederhaut in einer Entfernung von 5–6 mm vom Hornhautrand. Das sind die arteriellen Gefäße, die wir zur Gefäßdiagnostik aus dem Auge heranziehen.

Der venöse Abfluss aus der Uvea erfolgt nahezu ausschließlich über die 4 (–6) Wirbelvenen, die in die Augenhöhlenvenen münden.

2.1.3 Nervale Versorgung

- Motorische Nerven
- Sensible Nerven
- Sympathische Nerven
- Parasympathische Nerven

Augendiagnostisch bedeutsam sind die Fasern des vegetativen Nervensystems:

Sympathische Nerven
Die Bahn beginnt im Rückenmark im Centrum ciliospinale. Ihre Fasern verlassen das Rückenmark durch die vorderen Wurzeln, gelangen über die Rami communicantes in den Grenzstrang und steigen auf zum Ganglion cervicale craniale. Dort erfolgt die Umschaltung auf die postganglionären Fasern. Sie versorgen den M. dilatator pupillae (Mydriasis), den M. ciliaris und als Gefäßnerven (Vasokonstriktion) den Augapfel, im besonderen Chorioidea und Iris.

⊙ Bedeutung für die ophthalmotrope Phänomenologie: Zeichenentstehung in der Iris, Pupillenphänomene

Parasympathische Nerven
Die parasympathischen Nerven entspringen im Mittelhirn. Die präganglionären Fasern verlaufen im N. oculomotorius und strahlen als Radices breves in das Ganglion ciliare ein. Hier liegen die Synapsen. Aus den Zellen des Ganglion entspringen die postganglionären Fasern. Sie versorgen den M. sphincter pupillae (Miosis), den M. ciliaris (Akkomodation) und die Augengefäße (Vasodilatation).

⊙ Bedeutung für die ophthalmotrope Phänomenologie: Pupillenphänomene

2.2 Limbus

2.2.1 Anatomie

Der Limbus bildet die Übergangszone von der durchsichtigen Hornhaut zur weißlichen Lederhaut. Von Augendiagnostikern wird er manchmal auch als „äußerer Ziliarrand" bezeichnet. Das ist nicht richtig, weil die Iris nicht zum Limbus gehört. Außerdem liegt der Ziliarrand der Iris unter der Lederhaut und ist deshalb von außen gar nicht sichtbar.

Die Hornhaut ist keilförmig in die Sklera eingefalzt, wie ein Uhrglas in das Uhrgehäuse. Der Limbus ist die anatomische Grenze zwischen Bindehaut/Episklera/Sklera und Hornhaut.

Am Limbus sind die Epithelvorläuferzellen (Stammzellen) der Hornhaut lokalisiert. Sie stellen die einzige Regenerationsquelle des Hornhautepithels dar. Beginnend im Hornhautepithel reichen sie speichenförmig in den Limbus. Sie enthalten Blut- und Lymphgefäße sowie Nerven.

Anatomisch-funktionell ist der Limbus auch von Bedeutung als Abflussgebiet des Kammerwassers über das Trabekelwerk und den Schlemm-Kanal.

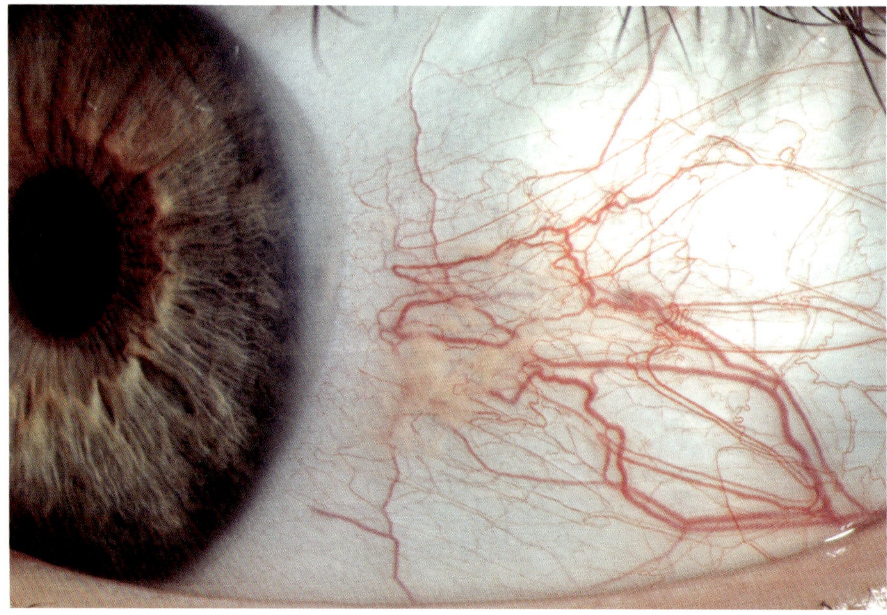

Abb. 6: Limbus

2.2.2 Ophthalmotrope Phänomenologie

- Lunula (s. S. 81)
- Spondylarthrosering (s. S. 82)
- Staketen (s. S. 83)
- Stehkragen (s. S. 84)
- Limes romanus (s. S. 85)

2.3 Hornhaut

Vorderer Anteil der äußeren Augapfelhülle (Tunica fibrosa)

2.3.1 Anatomie und Pathophysiologie

Beim Aufbau der Hornhaut bildet das Stroma als Substantia propria die Hauptmasse. Es wird vorne von einem geschichteten Pflasterepithel, hinten vom Hornhautendothel überzogen.

Die **Bowman-Membran** ist eine derbe Schicht aus kollagenen Fasern ohne Zellen, die sich praktisch nicht ausdehnen kann. Quellungen der Hornhaut erfolgen nach innen und führen zu so genannten Descemet-Falten. Nach Verletzung erfolgt die Abheilung mit Narbenbildung
Das eigentliche **Hornhautstroma** besteht aus regelmäßigen, in Lamellen angeordneten kollagenen Fibrillen, Fibroblasten (Keratozyten) und Grundsubstanz. Diese regelmäßige lamellenartige Anordnung der Fibrillen ist Voraussetzung für die Transparenz der Hornhaut. Das Stroma ist zwar regenerationsfähig, die Transparenz nach der Regeneration aber gestört.
Die **Descemet-Membran** besteht aus Kollagenfibrillen und ist besonders widerstandsfähig gegenüber Infektionen. Sie kann selbst bei tiefen Einschmelzungen des Stromas einer Perforation standhalten.
Das **Endothel** ist eine einschichtige Zellschicht von nicht teilungsfähigen, nicht regenerationsfähigen Zellen. Sie sind für die Ernährung, Klarheit und Entquellung der gefäßlosen Hornhaut unverzichtbar. Bei Defekten oder Funktionsverlust des Endothels kommt es zu einem Übertritt von Kammerwasser in die Hornhaut mit Stromaödem.

Die Hornhaut ist Teil des optischen Systems des Auges. Abweichungen von der physiologischen Hornhautkrümmung (Keratokonus) führen zu Sehfehlern.

Die Durchsichtigkeit ist die interessanteste und wichtigste Eigenschaft der Hornhaut. Zur Erhaltung der Durchsichtigkeit ist ein gewisser Quellungszustand notwendig. Wenn z.B. mit Eintritt des Todes das Hornhautendothel durchlässig wird, tritt Kammerwasser in die Substantia propria ein und erzeugt eine Trübung durch Quellungszunahme. Das Gleiche kann passieren, wenn die Epitheldecken verletzt werden. Die Epithelien regulieren auch den Stoffdurchtritt und stellen somit nicht nur einen mechanischen Schutz der Hornhaut dar. Das hat auch eine praktische Bedeutung für die Augendiagnose: Damit ein Arcus lipoides entstehen kann, genügt nicht die erhöhte Lipidkonzentration im Kammerwasser. Das Endothel muss für die Lipide auch durchlässig sein, was schon für eine degenerative Veränderung spricht.

2.3.2 Ophthalmotrope Phänomenologie

- Arcus senilis (Arcus lipoides corneae) (s. S. 86)
- Stehkragen (?) (s. S. 84)
  (meines Erachtens handelt es sich dabei um ein Phänomen im Bereich des Limbus, das deshalb dort beschrieben wird)

2.4 Augenweiß

Das Augenweiß umfasst Sklera, Episkera und Konjunktiva. Es bildet den hinteren Anteil der äußeren Augapfelhülle (Tunica fibrosa).

2.4.1 Anatomie und Pathophysiologie

- Sklera
- Episklera
- Konjunktiva
- Karunkel
- Plica semilunaris

Sklera
Die gleichmäßig geformte, weißliche Hohlkugel erhält zusammen mit der Hornhaut die Formstabilität des Augapfels. Sie beginnt am Limbus und reicht bis zur Durchtrittsstelle des Sehnervs (Lamina cribrosa sclerae). Die Sklera ist etwa 1 mm dick, derb, undurchsichtig und von sensorischen Nerven durchzogen. Sie ist gefäßarm und wird ernährt über das dichte Gefäßnetz der Episklera.

Episklera
Die derbe, faszienartige Bindegewebsschicht ist teilweise fest mit der Sklera verwachsen. Die bei der Augendiagnose als „Leitgefäße" bewerteten Blutgefäße gehören zu den Episkleralgefäßen.

Konjunktiva
Sie verbindet die Lidhaut mit dem Augapfel und besteht aus unverhorntem, mehrschichtigem Plattenepithel sowie dem darunter liegenden Stroma mit zahlreichen Gefäßen. Die Conjunctiva bulbi liegt dem Bulbus nur locker auf und kann schnell anschwellen (Chemosis). Sie stellt eine wichtige Infektionsbarriere dar. Zur Immunabwehr ist sie reich an Monozyten, Plasmazellen und Lymphfollikeln sowie Gefäßen, die bei Reizungen rasch aktiviert zum roten Auge führen. Die Becherzellen der Bindehaut sondern Schleim ab, der sowohl als Gleitfilm bei Bulbusbewegungen als auch für die Haftung des Tränenfilms wichtig ist.

Karunkel
Caruncula lacrimalis (caruncula = latein.: Verkleinerungsform von caro = Fleisch), Syn. „Fleischwärzchen"

Der Schleimhauthöcker im medialen Augenwinkel hat Hautcharakter und ist mit zarten Lanugohaaren, Talg- und Knäueldrüsen besetzt. In der Karunkel liegen akzessorische Tränendrüsen (modifizierte Schleimdrüsen).

Die Zusammensetzung der von diesen Drüsen produzierten Flüssigkeit ist abhängig von der Aktivität der Lymphe und dem gesamten Stoffwechsel.

Plica semilunaris
Halbmondförmige Bindehautfalte im nasalen Augenwinkel.

2.4.2 Ophthalmotrope Phänomenologie

- Pinguekula (s. S. 87)
- Pterygium (s. S. 88)
- Skleralfleck (s. S. 89)
- Leberschollen (s. S. 90)
- Schleimhautzysten (s. S. 91)
- Schaumkugeln (s. S. 92)
- Karunkelphänomene (s. S. 93)
- Gefäßdiagnostik (s. S. 74)

2.5 Linse

Sie befindet sich zwischen Irisrückfläche und Glaskörper und dient als Teil des optischen Apparates des Auges der Nah-Fern-Akkomodation.

2.5.1 Anatomie und Pathophysiologie

Die Transparenz der Linse wird erreicht durch die spezielle Anordnung der Linsenfasern und die Beseitigung der Zellorganellen und des Zellkerns im Rahmen der Zellreifung. Die Struktur der Linsenfasern bildet vorne auf ein aufrechtes Ypsilon und hinten ein auf dem Kopf stehendes Ypsilon (Ypsilonnaht), die manchmal als spezielle Kataraktform sichtbar wird (s. S. 94, Suturenkatarakt)

Die Linse ist ein bradytrophes Gewebe ohne eigene Blutversorgung. Die Ernährung erfolgt durch Diffusion aus dem Kammerwasser. Die Linsenkapsel wirkt dabei als semipermeable Membran und lässt nur bestimmte Nährstoffe durch. Der durch Alterung entstehende Elastizitätsverlust der Linse erschwert die Akkomodation (Lesebrille!). Eine „falsche" Zusammensetzung des Kammerwassers (wir denken an eine Dyskrasie!) und/oder Kapselschädigungen verändern die Permeabilität und führen zu Linsentrübungen.

Grundsätzlich unterscheidet man zwischen Trübungen und Formveränderungen der Linse. Neoplasien der Linse sind nicht bekannt. Das Linseneiweiß kann hereditär, durch Erkrankungen in der frühen Schwangerschaft (kongenitale Katarakt, z. B. durch Rötelninfektion) oder im Laufe des Lebens (erworbene Katarakt) seine Transparenz verlieren. Je nach Beginn (in der frühen oder späteren Schwangerschaft, im ersten Lebensjahr oder später) sind die zentralen oder oberflächlichen Schichten betroffen.

Da Linse und Haut aus dem Ektoderm stammen, kann es bei bestimmten Hautkrankheiten (z. B. atopische Dermatitis, Vitiligo, Alopecia areata, Sklerodermie) ebenfalls zu Linsentrübungen kommen.

Bei Stoffwechselerkrankungen wie Diabetes und Hypoparathyreoidismus sowie langdauernder Einnahme bestimmter Medikamente (z. B. Cortison) findet man z.T. ganz typische Kataraktformen.

2.5.2 Augendiagnostische Phänomene

- Katarakt (s. S. 94)
- Linsenchagrinierung (s. S. 95)
- Cholesterinsternchen (s. S. 96)

▶ Merksätze

- Je schwärzer die Pupille, umso klarer die Linse.
- Eine gesunde Linse sieht man nicht.
- Man sieht die Linse nur, wenn sie eine Störung hat – am häufigsten sind Trübungen.
- Rückschlüsse auf den allgemeinen Stoffwechsel sind möglich.

2.6 Iris

Sie ist das eigentliche Beobachtungsfeld der Irisdiagnose. Genaue Kenntnisse von Anatomie und Physiologie machen die Zeichenentstehung und -bedeutung (teilweise) verständlich.

Die Struktur der Iris ist bedeutsam für die erweiterte Konstitutionslehre. Die als Strukturzeichen, reflektorische Zeichen und Pigmente erkennbaren Abweichungen von der „Idealiris" werden als besondere Merkmale der verschiedenen Dispositionen und Diathesen gewertet. So liegt der Augendiagnose immer auch ein anatomisches Modell zu Grunde. Das hat in Bezug auf unsere Vorstellungen von der Entstehung, dem Aussehen und nicht zuletzt der Bedeutung der einzelnen Zeichen eine weitaus größere Auswirkung, als es auf den ersten Blick erscheinen mag.

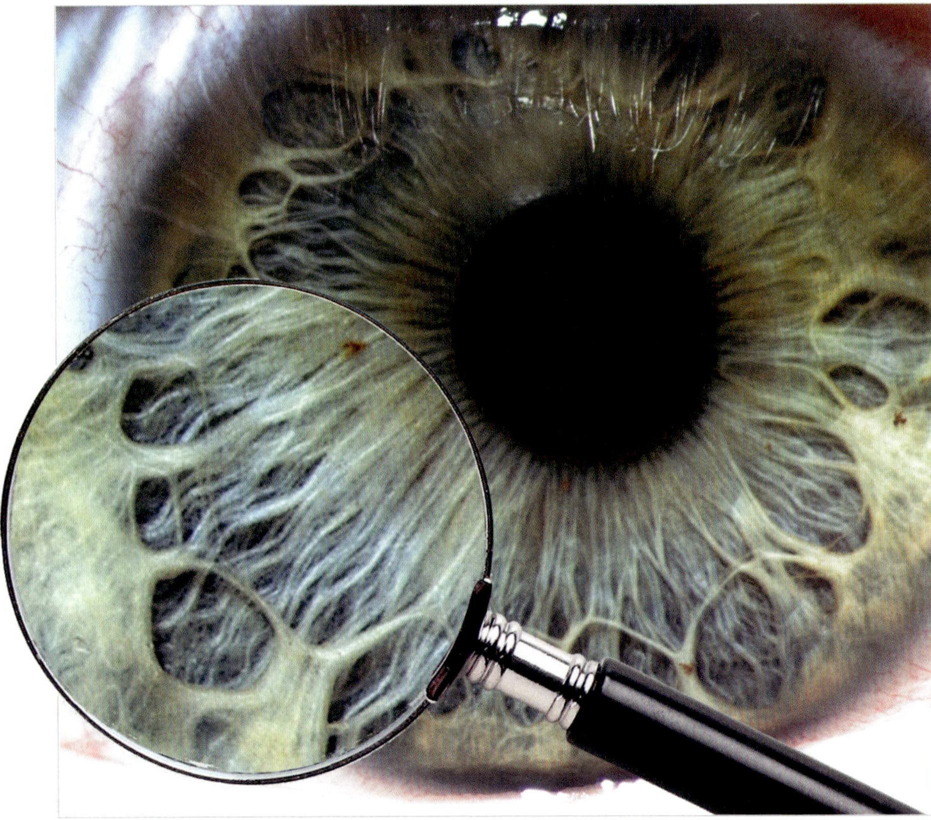

Abb. 7: Was wir in der Iris sehen

In der Iris erkennen wir:

- Oberflächenstruktur
  Strukturzeichen
  · Lakunen
  · Waben
  · Krypten
  · Defektzeichen

- Radiärstruktur
  Fibrillen
  · Reizfasern
  · Transversalen
  · Aberrate Fasern

- Farbe
  Pigmentierung
  · Eigenpigment
  · Fremdpigment
  · Depigmentierung

2.6.1 Anatomie

Die Iris wird optisch unterteilt in zwei verschieden große Zonen (s. zirkuläre Einteilung S. 25):
1. Krausenzone
2. Ziliarzone
Trennungslinie ist die Iriskrause.

Begrenzt wird der Blick auf die Iris an ihrem äußeren Rand (Ziliarrand). Hier verschwindet die Iris unter der undurchsichtigen, milchig-weißen Lederhaut (s. Limbus, S. 14).

Die Iris besteht anatomisch vereinfacht dargestellt aus zwei Schichten:

1. Irisstroma (bestehend aus vorderer Grenzschicht und Faserschicht)
2. Pigmentblatt (bestehend aus vorderem und hinterem Epithelblatt)

Mikroskopische Anatomie:

- Vordere Grenzschicht
- Faserschicht mit dem M. sphincter pupillae
- Vorderes Epithelblatt mit dem M. dilatator pupillae (Myoepithelium pigmentosum)
- Hinteres Epithelblatt (Epithelium pigmentosum)

Vordere Grenzschicht

In der blauen Iris ist die vordere Grenzschicht als grauer Schleier über der Faserschicht erkennbar. Manchmal ist sie nur rudimentär, gelegentlich auch gar nicht vorhanden. Außerdem variiert sie in ihrer Dicke (dicker in der braunen Iris). Über Lakunen ist sie sehr dünn oder fehlt völlig. Oft reicht sie von der Iriswurzel bis zur Iriskrause, manchmal auch bis zum Pupillensaum.

Die vordere Grenzschicht besteht aus modifiziertem Stroma, das sich von der Faserschicht unterscheidet durch Kollagenarmut und eine deutliche Anhäufung verschiedener Zellen (u.a. Fibroblasten bzw. Fibrozyten, Chromatophoren und Melanozyten). Diese Zellen sind in mehreren Lagen parallel zur Irisoberfläche angeordnet. Zuoberst liegen die Fibroblasten/Fibrozyten. Mit ihren langen, sich verzweigenden Fortsätzen sind sie untereinander verbunden und miteinander verflochten. Sie produzieren die Strukturelemente der extrazellulären Matrix und sind an der Strukturbildung des gesamten Stromas beteiligt. Unter den Fibrozyten liegen in nicht völlig blauen Iriden die Melanozyten. Sie bilden Komplexe mit benachbarten Melanozyten und Fibroblasten. Im Zellinneren finden sich u.a. Melanosome (= das im Elektronenmikroskop sichtbare Sekretionsprodukt der Melanozyten) in unterschiedlichen Reifungsstadien. Verteilung und Pigmentgehalt der Melanozyten bestimmen die Farbe des Auges. Die vordere Grenzschicht bestimmt also wesentlich die Oberflächenstruktur und Farbe der Iris.

Faserschicht

Die Faserschicht besteht aus lockerem Bindegewebe, dessen (kollagenes) Fasergerüst die Grundsubstanz beherbergt. So gesehen ist der vielgebrauchte Begriff vom augendiagnostischen „Blick auf das Bindegewebe“ (s. a. S. 72) durchaus richtig. Vorherrschend sind lockere und in alle Richtungen angeordnete wellige Bündel kollagener Fasern, die wir beim Blick auf die Iris als Radiären erkennen. Im Rasterelektronenmikroskop ergibt das Ganze ein relativ chaotisches Bild. Auch retikuläre Fasern und elastische Fasern sind vorhanden; letztere sorgen für die wellige Anordnung der Kollagenfasern. Im Stroma enthalten sind darüber hinaus Blutgefäße, Nerven und verschiedene Zelltypen (Fibroblasten/Fibrozyten, Melanozyten, Mastzellen, Makrophagen, Lymphozyten usw.) – aber keine Lymphgefäße. In allen Irisanteilen, gehäuft aber in der Krausenzone und dort vor allem im Bereich des M. sphincter pupillae findet man so genannte Klumpenzellen. Sie enthalten u.a. Bläschen mit Melanin, Lipiden und lipidähnlichen Substanzen. Die Anzahl der Granula variiert je nach Lebensalter (selten bei jungen Menschen) und Lage in der Iris. In den hinteren Irisschichten findet man mehr und größere Granula (ähnlich wie in der hinteren Pigmentschicht!), in den vorderen Irisschichten eher kleine Granula. Klumpenzellen werden im Allgemeinen angesehen als versprengte neuroektodermale Zellen, die in blauen und braunen Iriden existieren. Möglicherweise handelt es sich aber auch um modifizierte Makrophagen, die große Mengen von Melanin phagozytiert haben.

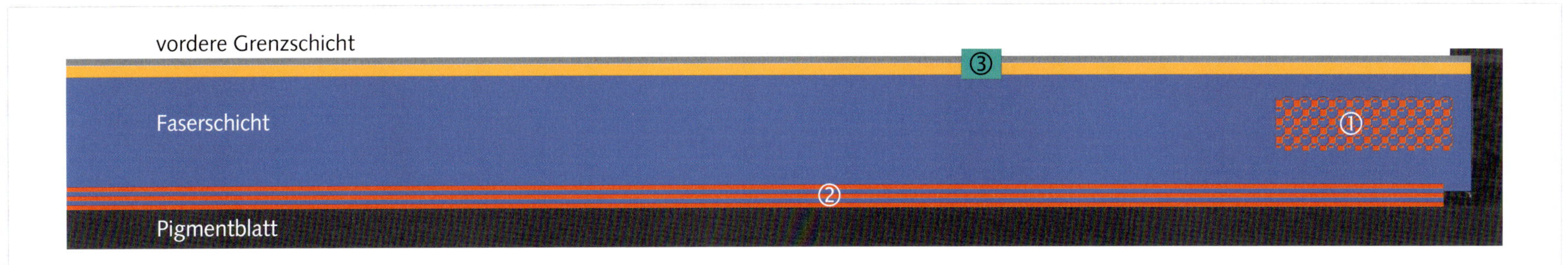

Abb. 8: Schichtenmodell der Iris (① M. sphincter pupillae; ② M. dilatator pupillae; ③ Iriskrause)

Eingebettet in das Stroma liegt rings um die Pupille der M. sphincter pupillae, der bei dünnem Stroma als so genannte „Magenzone" sichtbar werden kann. Der radiär angeordnete M. dilatator pupillae ist so fein, dass er auch mit dem Mikroskop nicht erkennbar ist.

Pigmentblatt
Als Fortsetzung der Retina bildet es eine am Pupillenrand eine Umschlagfalte, die dort als Pupillensaum sichtbar wird.

⊙ Bedeutung für die ophthalmotrope Phänomenologie: Hinweise auf
- Wirbelsäulenfunktion (Entrundungen und Abflachungen der Pupille)
- Wirbelsäulen-Bandapparat (partielle Veränderungen des Pupillensaums)
- Genetische Grundanlage des Vegetativums (Veränderungen des gesamten Pupillensaums)

Oberflächenstruktur der Iris
Sie wird hauptsächlich geprägt von den Zellen (v. a. den Fibroblasten/Fibrozyten) der vorderen Grenzschicht, die mit ihren langen sich verzweigenden Fortsätzen untereinander verbunden sind. Lücken in der vorderen Grenzschicht werden als Lakunen und Waben bezeichnet (s. Iriszeichen S. 27).

Unterhalb der Fibroblastenschicht findet sich bei entsprechender Genetik eine mehr oder weniger dichte Anhäufung von Pigmentzellen (Melanozyten), die die Iris braun färben.

Farbe der Iris
Die Farbe der Iris hängt von der Anzahl der vorhandenen Pigmentzellen ab:
- Die blaue Iris enthält insgesamt eine geringe Anzahl pigmentarmer Melanozyten.
- Die braune Iris enthält zahlreiche mehr oder weniger stark pigmenthaltige Melanozyten.
- Fremdpigmente geben der Irisoberfläche ein fleckenartig gesprenkeltes Aussehen.

Radiärstruktur der Iris
Die Radiärstruktur der Iris steht in engstem Zusammenhang mit ihrem Gefäßsystem, das sich schon etwa ab der 8. Schwangerschaftswoche rasch entwickelt. Gefäße aus dem Ziliarkörper anastomosieren mit dem Circulus iridis major. Lange Arterien (Äste der Aa. posteriores longae) gehen von hier aus und sprossen zentral nach innen. Der überwiegende Teil zieht von der Irisperipherie bis zur Pupille. Ein Teil aber anastomisiert (an der späteren Iriskrause) mit dem Circulus arteriosus minor, der aus den Gefäßen der fetalen Pupillarmembran entsteht. Auch von diesem Ringgefäß zweigen zahlreiche Äste ab, die sich in die Pupillarzone (Krausenzone) erstrecken. Direkt am Pupillensaum bilden alle dort ankommenden arteriellen Gefäße Kapillarschlingen (Arkaden). Als venöse Gefäße kehren sie schließlich wieder zum Ziliarrand zurück.

Die Adventitia der Irisgefäße verdickt im Zuge der nachgeburtlichen Ausreifung der Iris unter Umwandlung der elastischen zu kollagenen Fasern. Die so entstehenden Fibrillen bzw. Irisradiären bleiben für Blutzellen (potentiell) weiterhin passierbar (s. vaskularisierte Radiären S. 119).

Iriskrause
Das schnurartige Gebilde auf der Irisvorderfläche ist der ringförmige Rest der zurückgebildeten embryonalen Pupillarmembran im Bereich des Circulus iridis minor. Die Iriskrause unterteilt die Iris optisch in zwei Zonen: Pars pupillaris und Pars ciliaris. Bewertungskriterien sind Verlauf, Form, Strichstärke und Pigmentierung der Iriskrause (s. Kap. 8.1).

⊙ Bedeutung für die ophthalmotrope Phänomenologie: Hinweise auf
- Magen-Darm-Trakt
- Vegetativum
- Wirbelsäule (?)

2.6.2 Physiologie

Die Iris dient als Blende und reguliert den Lichteinfall in das Auge. Die Pupille ist das „Sehloch“ in der Mitte der Iris. Form und Größe der Pupille werden bestimmt durch das gleichmäßige Zusammenspiel von M. sphincter und M. dilatator pupillae. Die Pupillengröße schwankt zwischen 1,5 mm und 12 mm – abhängig von den Lichtverhältnissen, dem Lebensalter und dem vegetativem Grundtonus.

Da die Irismuskeln unterschiedlich innerviert werden, betrachten wir die Pupille nach Josef Angerer als „Manometer der psychosomatischen Dynamik“ (Angerer 1984, S. 21). Der M. sphincter pupillae steht für die parasympathische Grundstimmung, der M. dilatator pupillae für die sympathische Grundstimmung. Partielle Impulse oder Impulsausfälle führen zu verschiedenen Pupillenveränderungen: Entrundungen, Abflachungen, Achsenverschiebungen, Seitendivergenzen usw.

Das durch die Pupille einfallende Licht wird von der Netzhaut weitestgehend absorbiert, so dass das „normale“ Pupillenlumen schwarz erscheint. Auffälligkeiten werden bei den Pupillenphänomenen (s. S. 50) und den Linsenphänomenen (s. S. 94) beschrieben.

2.6.3 Augendiagnostische Phänomene

- Strukturzeichen
- Reflektorische Zeichen
- Depositionszeichen
- Pupillensaumphänomene
- Phänomene der Iriskrause
- Pupillenphänomene
- Pigmente

Die Iris ist die Hauptinformationsquelle für die Irisdiagnose. Wegen der Fülle der unterschiedlichen Zeichen werden diese in eigenen Kapiteln (s. Kap. 4, 5, 7 und 8.1) besprochen.

3 Topografie

Die Irissektoren bzw. die Organfelder sind periphere Repräsentanten des Vegetativen Nervensystems. Die aufsteigenden Sympathikusfasern im Vorderseitenstrang des Rückenmarks sind segmental geordnet. So ergibt sich ein Lageplan des Körpers im Zwischenhirn, der sich in den Sektoren und auf den Organplätzen der Iris widerspiegelt. Daraus lassen sich grundsätzlich sowohl die Entstehung von Iriszeichen als auch die Phänomene der Pupillenentrundungen erklären.

3.1 Anatomische Grundlagen

„Die Topografie der Iris wird nur verständlich, wenn kausale Verbindungen von einem Köperorgan zu seinem Projektionsort, zu seinem Sektor vorhanden sind."

(Lang 1954, S. 7)

Die sympathische und parasympathische Bahn sind unter Kap. 2.1.3 beschrieben.

Die anatomischen Ordnungsprinzipien des Vegetativen Nervensystems erscheinen auch im Irisstroma. Übereinstimmend finden wir die Organe der oberen Körperhälfte besonders im oberen Teil der Iris, die Organe des Brustteils in den seitlichen Bereichen der Iris und die Organe der unteren Körperpartien analog in den unteren Irisbereichen.

Die Verbindungsbahnen lassen auch die Erklärung zu, dass im Körper miteinander verbundene Organe in der Iris an verschiedenen Plätzen zu finden sind (z. B. Niere und Harnblase) oder ein Organ an verschiedenen Stellen in der Iris lokalisiert sein kann (Hauptplatz und Nebenplätze). Die genauen Verhältnisse müssen bei Lang nachgelesen werden.

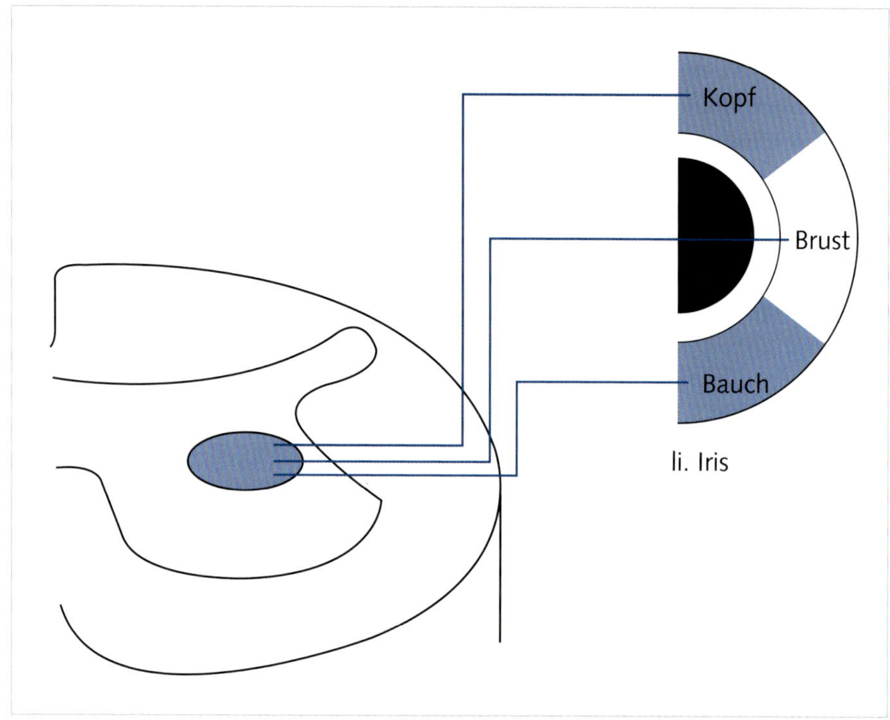

Abb. 9: Projektion der Sympathikusbahn in die Iris

Die sektorale Einteilung

Die sektorale Einteilung lässt sich aus der Anatomie der Iris nahezu problemlos erklären und führt letztlich zur Achsenlehre nach Magdalene Madaus.

Die Einteilung in zirkuläre Zonen und Regionen

Die Einteilung in zirkuläre Zonen und Regionen (s. Abb. 12) ist zwar phänomenologisch gut dokumentierbar, lässt sich aber nicht unmittelbar auf anatomische Gegebenheiten zurückführen.

Eine Erklärung für die besondere Lokalisation des Magen-Darm-Trakts findet sich bei Deck, der den Aufbau der Iris mit dem phylogenetischen Modell eines Parenchymwurms vergleicht. Dabei greift er auf die traditionelle, aber anatomisch falsche Vorstellung zurück, dass die Iris in ein mesodermales Vorderblatt und ein ektodermales Hinterblatt geteilt ist. Das macht diese Erklärung fragwürdig.

3.2 Terminologie

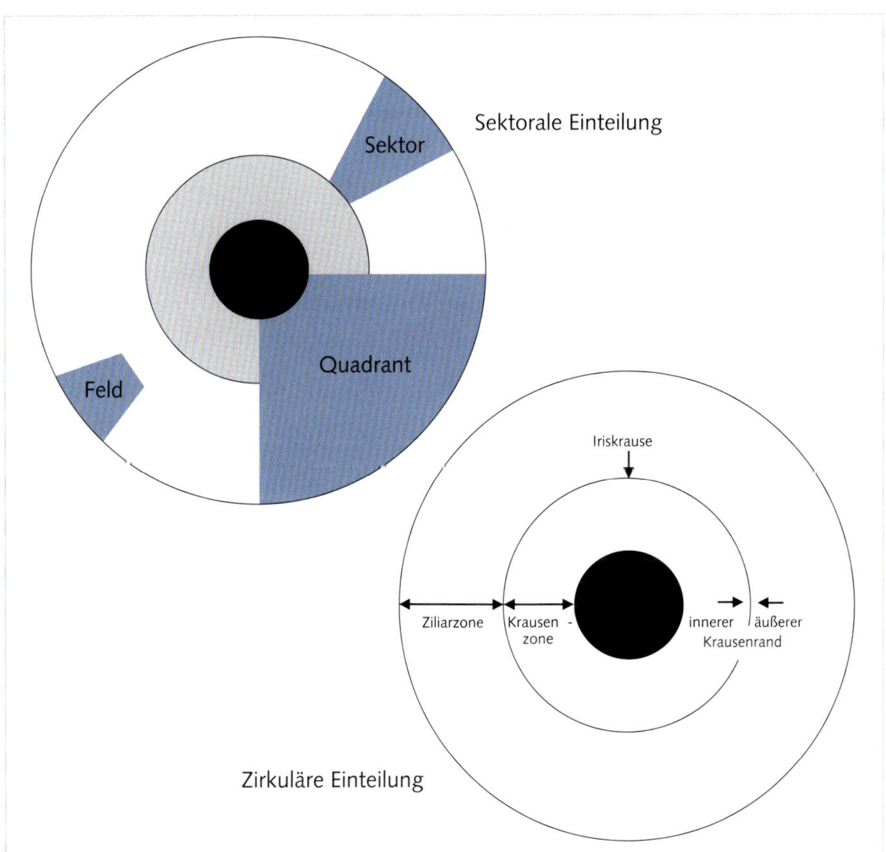

Abb. 10: Sektorale und zirkuläre Einteilung der Iris

Augendiagnostiker neigen nicht immer zur Systematik, daher kommt es immer wieder zu Schwierigkeiten mit der Terminologie.

Quadrant	Ein Viertelausschnitt der Iris
Sektor	Ausschnitt der Iris, der vom Pupillensaum bis zum Ziliarrand reicht (s. radiäre Einteilung S. 26).
Feld	Teil der Iris, der nur einen Teil eines Sektors einnimmt
Zone	(zonä = griech.: Gürtel; medizin.: Bezirk) Ringförmiger Bereich der Iris von einigen Autoren verwendet als Bezeichnung für die drei großen Zonen
Region	(regio = lat.: Bezirk; anatom.: Gebiet) Ringförmiger Bereich der Iris; von einigen Autoren verwendet als Bezeichnung für die sechs kleinen Zonen

Die Begriffe Zone und Region werden meist synonym verwendet.

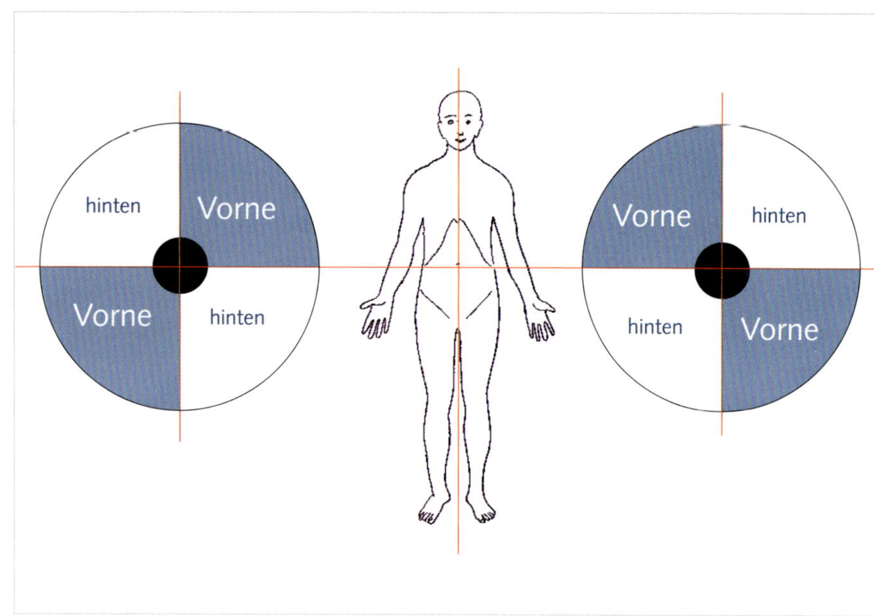

Abb. 11a: Projektion der Körperansicht von vorne in die Iris

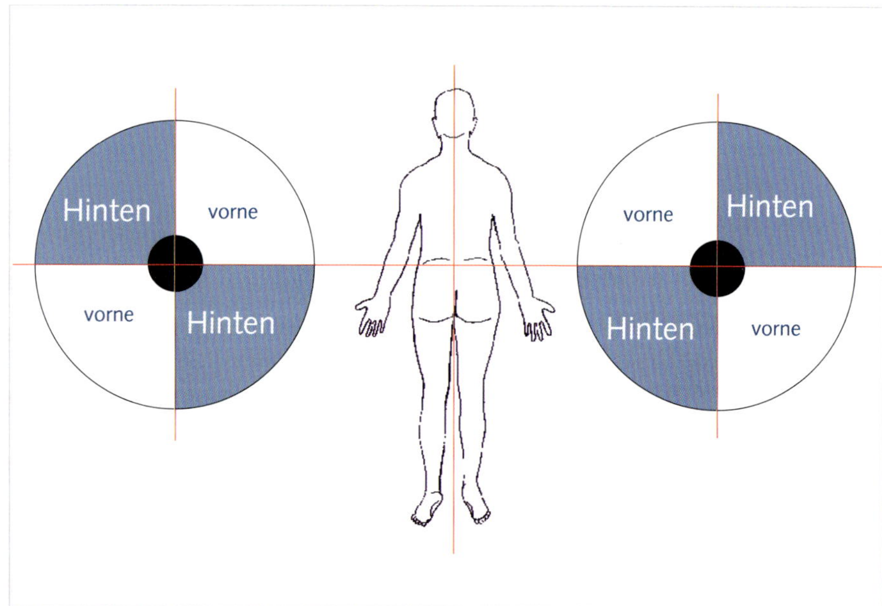

Abb. 11b: Projektion der Körperansicht von hinten in die Iris

Seitenregel
Die rechte Iris repräsentiert die rechte Körperhälfte, die linke Iris die linke Körperhälfte.

Oben-Unten-Regel
Die obere Irishälfte repräsentiert die obere Körperhälfte.
Teilungslinie ist das Zwerchfell.
Die untere Irishälfte repräsentiert die untere Körperhälfte.

Vorne-Hinten-Regel
Die oberen nasal gelegenen Quadranten und die unteren temporal gelegenen Quadranten repräsentieren die Vorderseite des Körpers und seiner Organe.
Die oberen temporal gelegenen und die unteren nasal gelegenen Quadranten repräsentieren die Hinterseite des Körpers und seiner Organe.

Die Umschaltung
Die Teilung ergibt eine Vorder-und Hinteransicht des Körpers. Dazwischen liegt die von Eva Flink so benannte „Seitenansicht". Der Wechsel von einer zur anderen Ansicht wird als Umschaltung bezeichnet.

3.3 Einteilung der Iris

- Zirkuläre Einteilung
- Radiäre Einteilung
- Quadranten und Felder

3.3.1 Zirkuläre Einteilung in Zonen und Regionen

Die Iris wird anatomisch in zwei Zonen unterteilt:
- Krausenzone (Pars pupillaris, vom Pupillensaum bis zur Iriskrause)
- Ziliarzone (Pars ciliaris, von der Iriskrause bis zum Ziliarrand).

Die Iris wird iridologisch unterteilt in
- drei große Zonen,
- unterteilt in jeweils zwei kleine Zonen (Regionen).

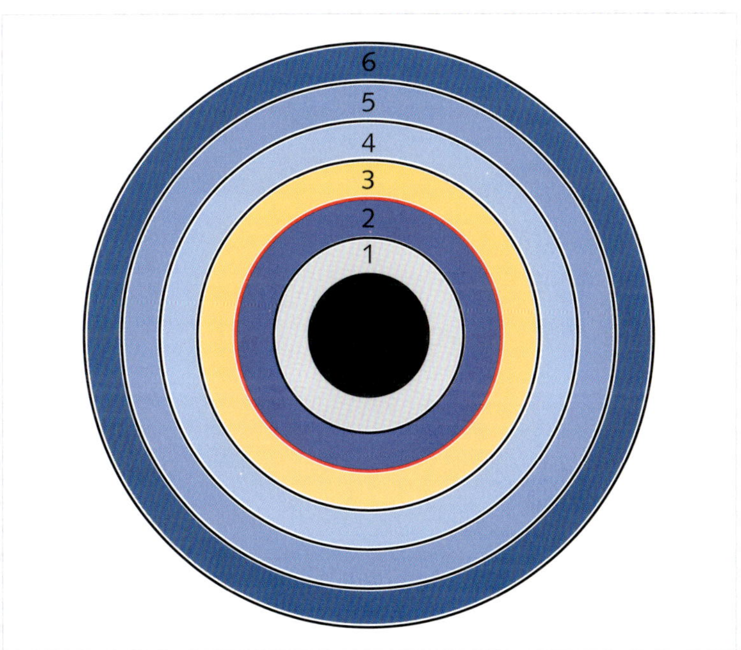

Abb. 12: Zonen und Regionen in der Iris

Diese Einteilung reflektiert das naturheilkundliche humoralpathologische Modell des Stoffwechsels von der Stoffaufnahme über die Stoffverwertung zur Elimination der Stoffwechselreste.

1. große Zone: Stoffaufnahme (Assimilation)
Krausenzone (KRZ) oder Nutritionszone
Reicht von der Pupille bis zur Iriskrause.
1. kleine Zone: „Magenzone"
2. kleine Zone: „Darmzone"

2. große Zone: Stofftransport und Stoffverwertung (Dissimilation)
Reicht von der Iriskrause bis in die Mitte der Ziliarzone.
3. kleine Zone: Humorale Zone (früher Blut-Lymph-Zone)
4. kleine Zone: „Gebiet der Lebensmotore", Mesenchymzone (früher Muskelzone)

3. große Zone: Entgiftung und Ausscheidung (Elimination)
Reicht von der Mitte der Ziliarzone bis zum Ziliarrand.
5. kleine Zone: Zone der aktiven Schleimhäute (früher: Knochenzone)
6. kleine Zone: Mesenchymales Ausgleichsfeld (früher: Hautzone)

Für die einzelnen Zonen und Regionen gibt es eine Vielzahl unterschiedlicher Bezeichnungen. Ein einheitlicher Sprachgebrauch ist bislang nicht erreicht.

3.3.2 Radiäre Einteilung in Sektoren

Die radiäre Einteilung dient der genauen Lagebezeichnung für die Organtopografie. Je nach augendiagnostischer „Schule" sind folgende Unterteilungen üblich:

- Einteilung in 60 Minuten im Uhrzeigersinn
- Einteilung in 12 Stunden im Uhrzeigersinn

Organ-Sektoren
Die Sektoren reichen vom Pupillensaum bzw. von der Iriskrause bis zum Ziliarrand und können unterschiedlich breit sein. Sie werden nach den dort liegenden Organen bezeichnet. Beispiel: Nierensektor

Verbindungslinien (Funktionsachsen)
Die Achsenlehre geht auf Magdalene Madaus zurück. „Diese Aufteilung der Iris in 1/2, 1/4, 1/8 und 1/16 (…) begründet den mathematischen Aufbau, den harmonischen Zusammenhang der Irisdiagnose überhaupt." (zitiert bei Kriege 1976, S. 14) Eva Flink entwickelt diese Idee weiter zur „Lehre von den Verbindungslinien". Diese Achsen verbinden einander auf der Iris gegenüberliegende Organe und stellen so Bezüge her und Abhängigkeiten dar. Deshalb werden sie auch als „Harmonische Verbindungslinien" bezeichnet. Sie werden erkennbar, wenn entsprechende Funktionsstörungen in den jeweiligen Regelkreisen auftreten.

3.3.3 Quadranten und Felder

Die Einteilung in Quadranten spielt irisdiagnostisch nur eine geringe Rolle, z. B. für die Bedeutung von sehr ausladend verlaufenden Tangentialgefäßen und für die Vorne-Hinten-Regel.

Als Felder bezeichnet man topografische Bereiche der Iris, die nicht einen gesamten Sektor einnehmen, zum Beispiel: Lungenfeld.

Organfelder, die im gleichen Sektor liegen, gehören funktionell oft zusammen, z. B. Leber und Gallenblase. Man spricht dann auch vom „Leber-Galle-Sektor".

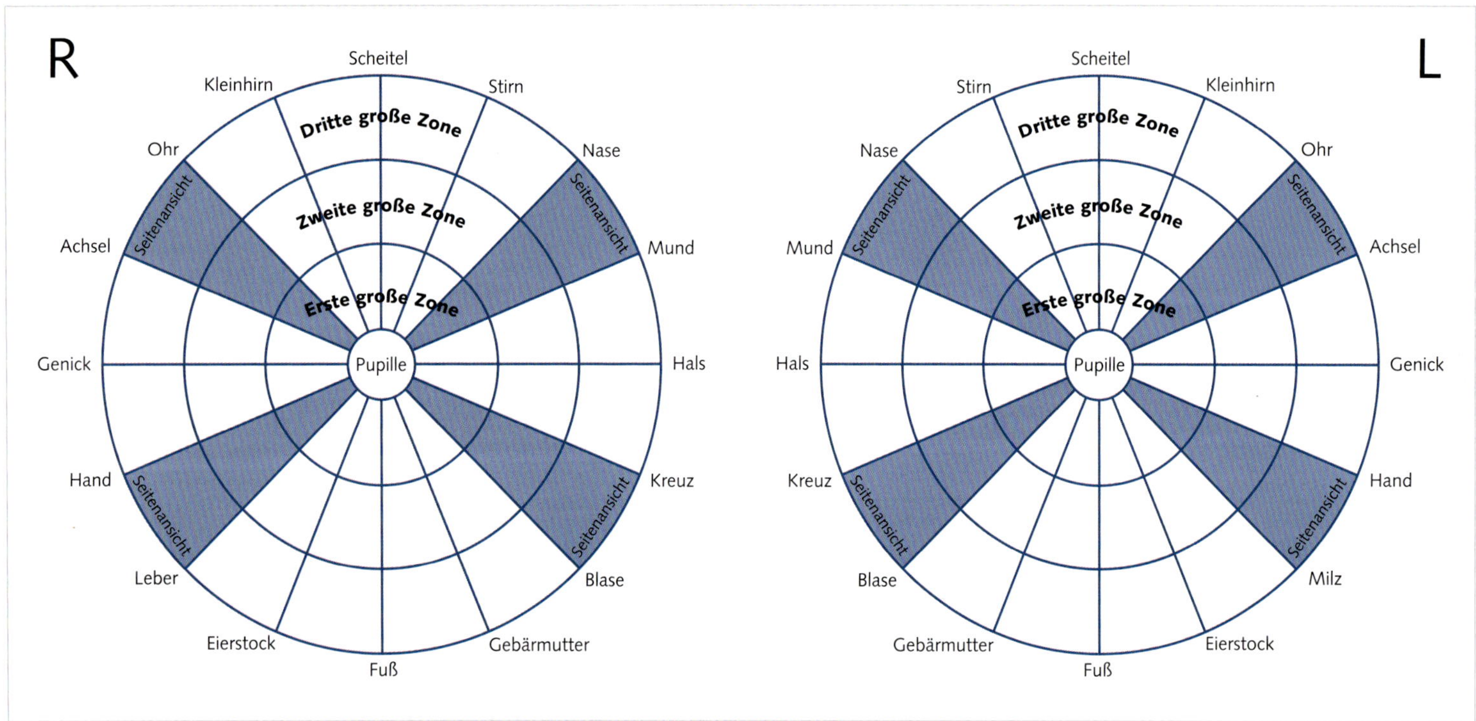

Abb. 13: Verbindungslinien und ihre Organzuordnung

4 Iriszeichen

Viele Iriszeichen sind genetisch determiniert und bilden sich phänotypisch im Verlauf der prä- und postnatalen Irisreifung aus.
Alle Iriszeichen haben eine grundsätzliche allgemeine Bedeutung, die durch ihr besonderes Aussehen und die Lokalisation eine Modifizierung erhält.
Die Iriszeichen sind nicht das Krankheitszeichen (Symptom) selbst, sondern gleichsam ein Modell, das in die aktuelle Wirklichkeit umgesetzt werden muss. Irisdiagnose ist Phänomenologie!

Sowohl die Entstehung als auch die Bedeutung der Iriszeichen und Pigmente stehen in engem Zusammenhang mit der Anatomie und Physiologie der Iris. Auch vor diesem Hintergrund müssen sie verstanden und erklärt werden können. Die Augendiagnose unterliegt wie jede Wissenschaft dem historischen Wandel. Moderne Erkenntnisse lassen Altvertrautes in neuem Licht erscheinen und zwingen gelegentlich zu Korrekturen. Das ist nicht immer einfach – und nicht alles ist schon deswegen „richtiger" nur weil es neu ist. Mein Anliegen ist es, ein wenig Klarheit zu bringen in das manchmal quälende Spannungsfeld zwischen „harten Fakten" und deren notwendigerweise immer auch persönlich geprägten Deutung. In diesem Sinn schreibt Josef Angerer über das Wesen der Augendiagnose, damit werde „der Zusammenhang von Bios und Kosmos (enthüllt), der das menschliche Dasein aufleuchten lässt im funktionellen Kräfteverhältnis zur ganzen Schöpfung, der in der Physis die Spuren der Metaphysis bloßlegt und so auf den Trümmern eines omnipotenten Materialismus eine neue Ganzheitsschau ermöglicht." (Angerer 1984, S. 12). Aber vergessen wir dabei nicht, wie Deck mahnt: „Die Iris ist weder ein mystisches Gebilde, noch ein Reflektor für die Phantasie des Beschauers. Sie ist ein besonders differenziertes und sensibles Strukturmerkmal ihres Trägers. Sie legt wie jede andere Einzelheit des Menschen Zeugnis von seiner Ganzheit ab." (Deck 1965, S. 14).

Die augendiagnostisch verwertbaren Zeichen werden, leider nicht einheitlich, nach verschiedenen Kriterien gruppiert. Bewährt hat sich die Einteilung in:

- Strukturzeichen: Lakunen, Waben, Krypten, Defektzeichen
- Reflektorische Zeichen: spezielle Radiären und Transversalen
- Depositionszeichen: Wische, Wolken, Tophi, Plaques
- Faltenbildungen: Zirkulär- und Radiärfurchen
- Pigmente: in ihrer Vielfalt von Farbe, Form und Struktur
- Pupillenphänomene

4.1 Strukturzeichen

- Lakunen
- Waben
- Krypten
- Defektzeichen

Die genetisch determinierten Strukturzeichen entstehen im Zuge der Ausreifung der Iris in den ersten Lebensjahren. Dabei entstehen Lücken in der vorderen Grenzschicht bzw. Rarefikationen (Auflockerungen) in der Faserstruktur.

Strukturzeichen im Allgemeinen gelten als Schwächezeichen im Sinn einer angeborenen „Organminderwertigkeit" (s. Allgemeine Bedeutung von Lakunen S. 29) und signalisieren so einen „Locus minoris resistentiae". Defektzeichen können auch im Zusammenhang mit einem akuten Organgeschehen entstehen.

■ **Grundsatz:** Die Augendiagnose ist Phänomenologie. Deshalb liefert sie keine Organdiagnose im klinischen Sinn, sondern eine naturheilkundliche System- und Funktionsdiagnose.
Für die Bewertung eines Zeichens wird zunächst die allgemeine Bedeutung herangezogen. Eine vorschnelle Verbindung mit einer klinischen Diagnose ist zu vermeiden. Dabei besteht die Gefahr, dass das Zeichen zu früh mit dem möglichen Endpunkt einer pathogenetischen Reihe verknüpft wird.

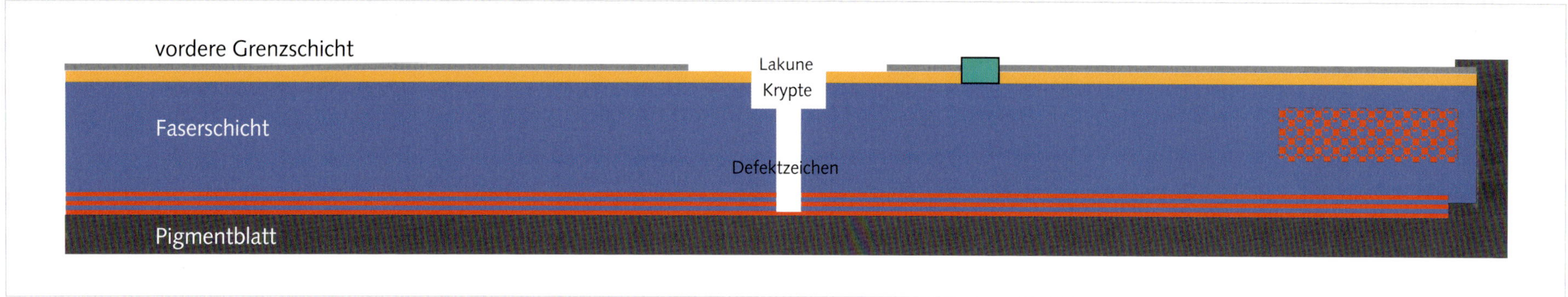

Abb. 14: Schematische Darstellung der Irisschichten mit Strukturzeichen

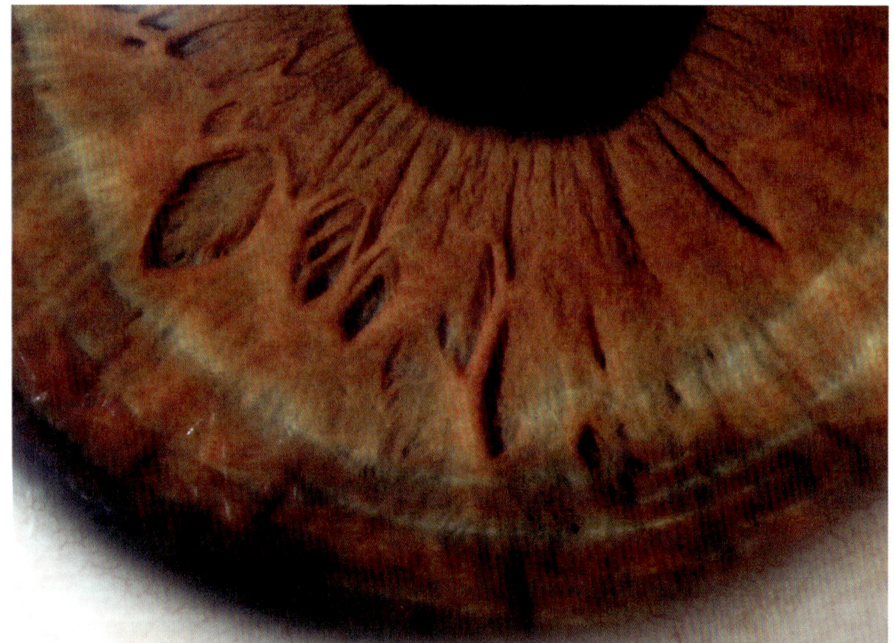

Abb. 15: Strukturzeichen: Lakunen, Waben, Krypten, Defektzeichen

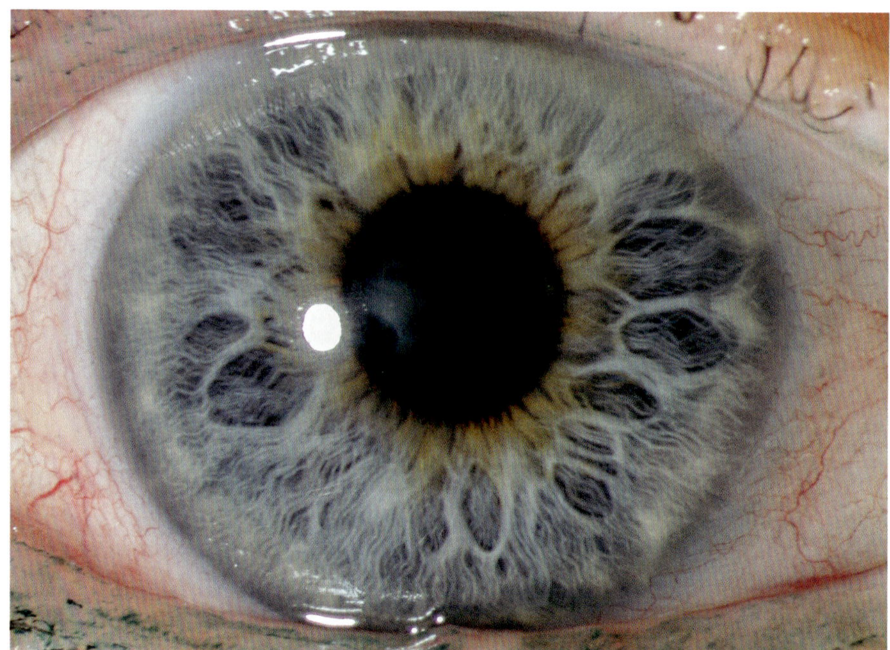

Abb. 16: Strukturzeichen: Lakunen mit innenliegenden Krypten und Defektzeichen

4.1.1 Lakunen

Lakunen sind Lücken in der vorderen Grenzschicht. Eher selten reichen diese Auflockerungen auch in die obersten Lagen der Faserschicht.

Lakunen sind wie Waben und Krypten genetisch angelegt.

Bewertungskriterien sind
- Form
- Größe
- Lokalisation

Lakunen entstehen durch eine Lückenbildung in der schleierartigen vorderen Grenzschicht. Die klassische, einfache Lakune hat eine ovale Form mit deutlicher Randbegrenzung. Im Inneren der Lakune ist die Sicht auf die darunter liegende radiäre Faserstruktur ungetrübt.

Nach gängiger Vorstellung entstehen Lakunen ausschließlich „in der vorderen Stromaschicht und lassen zugleich die Struktur der hinteren Schicht erkennen. Die Fasern der vorderen Schicht gehen in kleineren oder größeren Bogen auseinander, dabei sind die Randfasern betont in Bezug auf Stärke und Helligkeit." (Lindemann 1997, S. 47). Die klassische einfache Lakune erweckt auf den ersten Blick tatsächlich den Eindruck, als ob die Fibrillen/Radiären der Iris auseinanderweichen – das ist aber eher selten der Fall. Vielmehr handelt es sich um eine Modifizierung der vorderen Grenzschicht. Diese ist im Bereich der Lakunen aufgelöst, wodurch der Blick auf die tiefer liegende radiäre Faserstruktur freigegeben wird. Wenn sich das abgebaute Material am Rand der Lakune konzentriert, wird dieser jedoch betont durch seine im Vergleich zum umgebenden Gewebe größere Dichte und Helligkeit.

Bei ausreichender Vergrößerung zeigt sich deutlich die Lücke in der Grenzschicht. Sie beweist aber auch, dass der radiäre Verlauf des Irisstromas dadurch (in den allermeisten Fällen) überhaupt nicht beeinflusst wird.

Aussehen
Lakunen weisen in der Regel eine deutliche und vollständige Randbegrenzung auf. Ausnahmen sind die offene Lakune und die Halbseitenlakune. Form und Größe der Lakunen können sehr variieren.

Lokalisation
Meist befinden sich Lakunen am äußeren Krausenrand oder etwas davon abgerückt auf den Organplätzen von Hypophyse, Herz, Lunge, Niere/Genitale, Gallenblase, Pankreas, Tonsillen und Schilddrüse.

Sehr selten sieht man sie auch in der Krausenzone, niemals am Ziliarrand.

Treten Lakunen gehäuft auf, z. B. bei der Disposition vom glandulär schwachen Typ (s. S. 46) oder dem Bindegewebsschwächetyp bzw. mesenchymal-schwachen Typ (s. S. 46), sind sie nicht topografisch zu bewerten.

Als erschwerend gilt, wenn Lakunen die Iriskrause eindrücken oder in die Krausenzone eindringen.

Allgemeine Bedeutung
Lakunen gelten als Hinweiszeichen auf eine „anlagebedingte Organschwäche", die oft auch als „Organminderwertigkeit" bezeichnet wird. Diese Begriffe sind zumindest missverständlich. Gemeint ist damit eine reduzierte Anpassungsfähigkeit an die wechselnden inneren und äußeren Verhältnisse.

Die Lakune liegt in der vorderen Grenzschicht, die praktisch nur aus Zellen besteht. Daher bezieht sich die Organschwäche vermutlich vorrangig auf die Organfunktion im Sinn einer Regulationsschwäche der intrazellulären und extrazellulären Matrix (Defizienz). Die Komplexität der extrazellulären Matrix in Bezug auf Struktur und Funktion erklärt auch die Vielfalt der abhängigen Symptome. Beim Träger eines Lakunenzeichens müssen jedoch keine klinisch erfassbaren Organveränderungen oder Pathologien vorhanden sein („Zeitfaktor").

Die Bedeutung einer Lakune ergibt sich aus ihrer Größe, Form und Lokalisation. Die einfache geschlossene Lakune wird diagnostisch anders bewertet als eine offene, nur halbseitige begrenzte, spitz oder schnabelförmig zulaufende Lakune – zumal wenn diese die Iriskrause bedrängt oder gar durchstößt. Auch die Anzahl der Lakunen in einer Iris spielt eine Rolle. So hat eine einzelne Lakune durchaus einen topografisch verwertbaren Organbezug. Zahlreich auftretende Lakunen dagegen haben eine mehr konstitutionelle Bedeutung, bei der die einzelne Lakune nicht mehr besonders zu werten ist, wenn nicht akzessorische Zeichen (begleitende Pigmente, Reizfasern usw.) hinzukommen. So sind regelmäßig am äußeren Krausenrand angelegte (meist nicht besonders große) Lakunen das Kennzeichen einer Disposition vom glandulär schwachen Typ (Deck; s. S.46) während die unregelmäßige, grobwabig lakunäre Auflockerung des Stromas als spezifisches Merkmal der Disposition vom bindegewebsschwachen Typ (Deck; s. S. 46) bzw. mesenchymal-schwachen Typ gilt.

■ **Grundsatz:** Wie immer in der Augendiagnose liefern Lakunen keine Organdiagnose im klinischen Sinn, sondern weisen ganz allgemein auf eine genetisch angelegte Anpassungsschwäche hin. Diese kann im besten Fall völlig symptomlos bleiben. Bemerkbar macht sie sich erst, wenn die Belastungsgrenze erreicht bzw. überschritten wird.

▶ **Merksatz:**

- Eine einzelne Lakune kann organbezüglich gedeutet werden.
- Multipel auftretende Lakunen müssen konstitutionell gewertet werden.

Lakunen treten in unterschiedlicher Form und Größe auf. Sie erhalten dann neben ihrer allgemeinen Bedeutung eine besondere diagnostische Wertung. Wir unterscheiden unter anderem folgende Lakunenformen, die im Bildteil ab S. 97 näher besprochen werden:

- Einfache Lakune
- Offene Lakune
- Halbseitenlakune
- Zwillingslakune
- Torpedolakune
- Lanzettlakune
- Schnabellakune
- Leiterlakune
- Staffellakune
- Riesenlakune
- Wabenlakune
- Blattrippenlakune

4.1.2 Waben

Waben sind tiefer in das Irisgewebe reichende Lücken, die von verdickten Fasern (Trabekeln) eingerahmt werden. Ihren Namen erhalten haben sie durch die Assoziation mit den ähnlich aussehenden Bienenwaben.

Waben sind wie Lakunen und Krypten genetisch angelegt.

Aussehen

Waben sehen aus wie Lakunen mit einer wabenartigen Innenstruktur (s. Wabenlakune S. 104). Broy rechnet sie zu den so genannten Rhomboidlakunen. Von Waben spricht man auch bei einer siebartigen Auflockerung des Irisstromas, die an von Motten zerfressenes Gewebe oder morsches Holz erinnert („morsches Holz“ nach Angerer, „Siebstruktur“ nach Broy).

Lokalisation

Waben können prinzipiell überall in der Iris auftreten. Gehäuft finden wir sie in den Lungensektoren, aber auch in den urogenitalen Sektoren.

Allgemeine Bedeutung

Waben sind wie die Lakunen ein genetisches Schwächezeichen. Die gestörte Organtrophik führt zu Energiemangelsyndromen bis hin zu schweren Stoffwechselstörungen.

Das Gerüst für die Stromastruktur sind die Bindegewebsfasern. Jede Lückenbildung in der Faserstruktur, zumal bei einer insgesamt schwach angelegten Irisstruktur, könnte also tatsächlich eine Veranlagung zur Bindegewebsschwäche erkennen lassen. Auch wenn eine Organdiagnose in diesem Zusammenhang natürlich schwierig ist, sollte man an eine Schwäche des kollagenen/elastischen Bindegewebes, Organptosen, Varikosis, Hernien, Wirbelsäulensyndrome usw. denken.

4.1.3 Krypten

Krypten sind tief in die Faserschicht der Iris reichende kleine Lücken. Synonym gebraucht werden die Begriffe Rhomboidlakune, Defektzeichen, Zerfallszeichen, Verlustzeichen oder einfach nur „Punkte“. Das kann zu Missverständnissen führen, weil auch rhomboidförmige Lakunen und Waben gelegentlich so bezeichnet wurden.

Krypten sind wie Lakunen und Waben genetisch fixiert oder angeboren.

Aussehen

Krypten sind kleine tiefreichende rautenförmige Zeichen mit scharfer Randbegrenzung. Man findet komplette, sehr dunkle Krypten ohne Innenzeichnung, aber auch inkomplette, graue mit sichtbaren Faserresten in der Tiefe.

Lokalisation

Krypten können in der gesamten Iris auftreten, besonders aber am inneren und äußeren Krausenrand. Auch innerhalb von Lakunen finden wir sie.

Allgemeine Bedeutung

Krypten sind wie Lakunen und Waben genetische genetische Schwächezeichen und gelten (stärker als Lakunen und Waben) als Hinweis auf eine bereits chronische Schädigung mit (teilweisem) Funktionsverlust des betroffen Organs. Einzelne Krypten können topografisch gewertet werden.

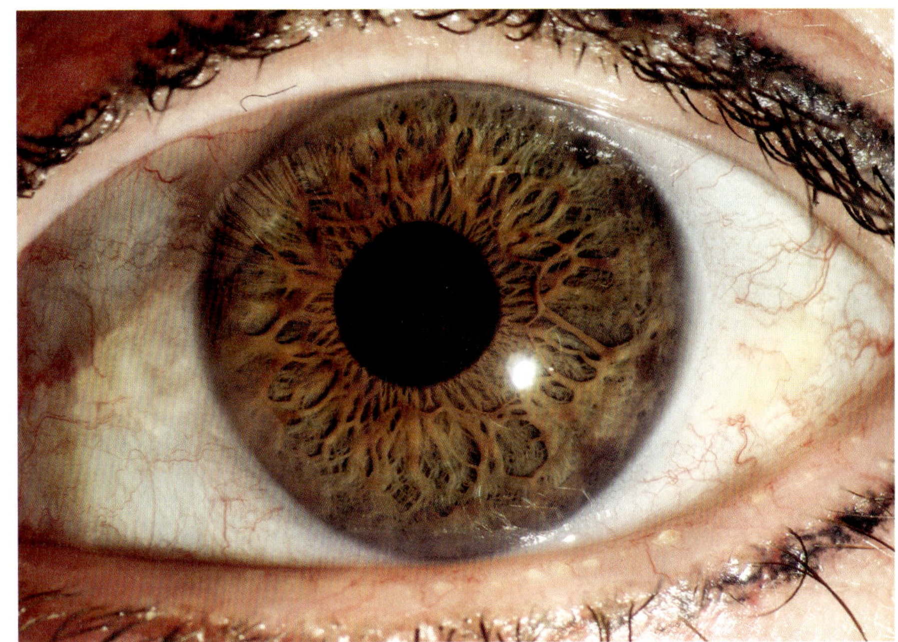

Abb. 17: Waben

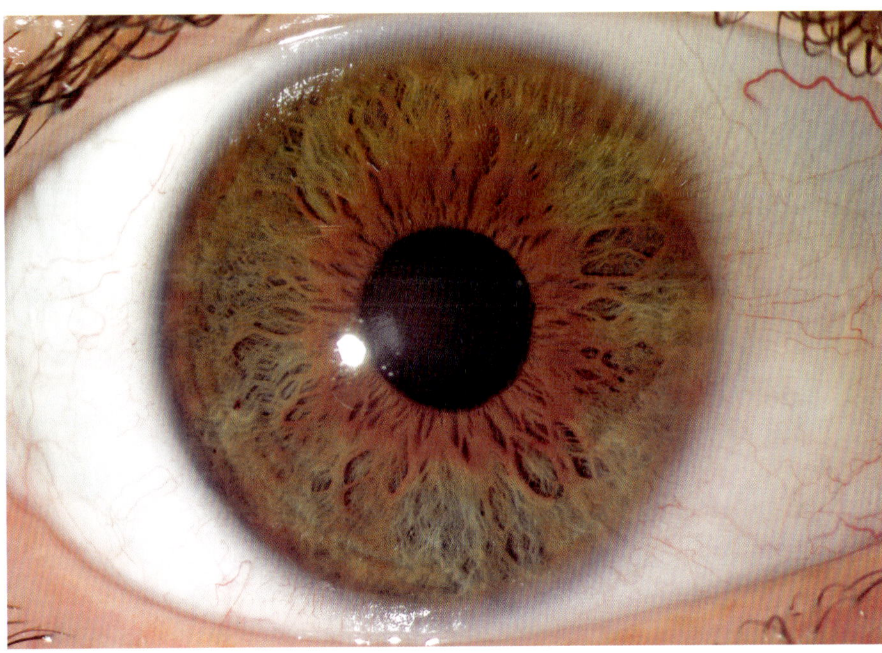

Abb. 18: „Morsches Holz"

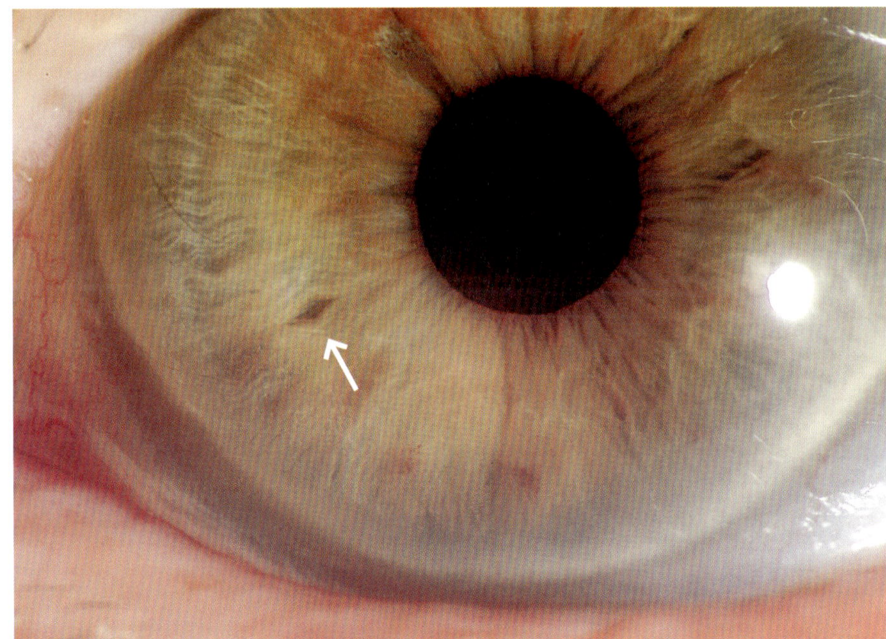

Abb. 19: Krypte, linkes Auge

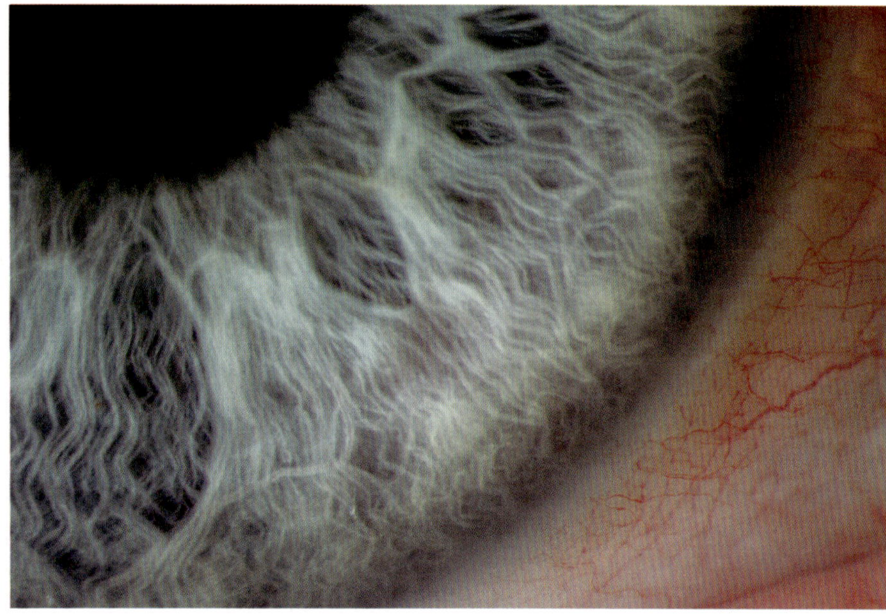

Abb. 20: Defektzeichen

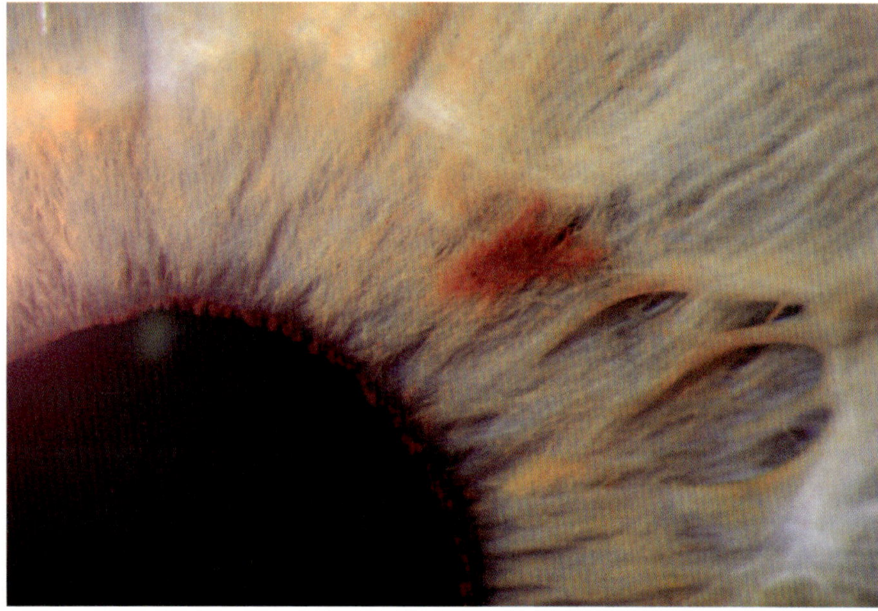

Abb. 21: Linkes Auge, Cardia-Rückwand: winziges Defektzeichen mit akzessorischem Pigment.

4.1.4 Defektzeichen

Defektzeichen sind punkt- oder rissförmige Defekte in der Iris, die tief in die Faserschicht reichen, manchmal sogar bis zur hinteren Pigmentschicht. Synonym wird der Begriff Substanzverlustzeichen gebraucht.

Sie können genetisch angelegt, angeboren oder erworben sein.

Aussehen
Defektzeichen wirken wie ausgestanzt, nadelstichartig. Sie erscheinen sehr dunkel, fast schwarz.

Lokalisation
Defektzeichen kann man überall in der Iris finden, eigenständig oder als Begleitphänomen z. B. innerhalb einer Lakune.

Allgemeine Bedeutung
Als Hinweis auf Induration, Gewebszerstörung bzw. Nekrose gelten sie als Warnzeichen. Josef Deck sprach von Ca-Latenz. Solitär auftretend sind sie organbezüglich zu werten.

4.2 Reflektorische Zeichen

Bei den reflektorischen Zeichen handelt es sich um sektoral oder regional auftretende Zeichen als Reaktion („Reflex") auf einen Reiz bzw. ein pathologisches Geschehen.
Die Nomenklatur ist hier leider nicht einheitlich, sodass es zu einer unterschiedlichen Einordnung der fraglichen Phänomene kommen kann.

- Aufhellungen und Abdunkelungen
- Spezielle Radiären und Transversalen
- Vaskularisationen
- Furchen
- Akzessorische Zeichen

Aus den anatomischen Verhältnissen ergibt sich über das Blut- und Nervensystem eine unmittelbare funktionelle Vernetzung des Irisstromas mit dem Gesamtorganismus. Vor allem die entzündlichen Prozesse als Störungen bzw. Reaktionen des Gefäß-Bindegewebe-Systems kommen deshalb in der Iris besonders deutlich zum Ausdruck.

Ein Reiz, der von woher auch immer in die Iris fortgeleitet wird, kann dort lokal oder sektoral zu einer ödematösen Quellung der Adventitia eines oder mehrerer Gefäße und möglicherweise auch des benachbarten Gewebes führen. Dadurch reflektiert das auffallende Licht stärker, die betroffenen Strukturen erscheinen hell bis „weiß".

Bei lange anhaltenden Störungen kann es auch zur Bildung von Fremdpigment (s. Pigmente, S. 48).im Sinne einer toxischen Imprägnation kommen: „Physiologische Zeichen" nach Deck.

Trophische Störungen führen ebenfalls zu typischen irisdiagnostischen Zeichen Es entstehen z. B. Abdunkelungen, Gewebslockerungen bis hin zum Substanzverlust, Abflachungen der Pupille und des Ziliarrandes.

Speziell bei den fibrillären Strukturen kann man weitere morphologische Veränderungen erkennen, die analog zum physiologischen Verlauf einer Entzündung gedeutet werden können: Die Faseraufhellung steht für den akuten Zustand. Beim Übergang vom akuten in einen subakut-chronischen Zustand werden die zuvor aufgehellten Fasern eher milchig trüb und dicker.

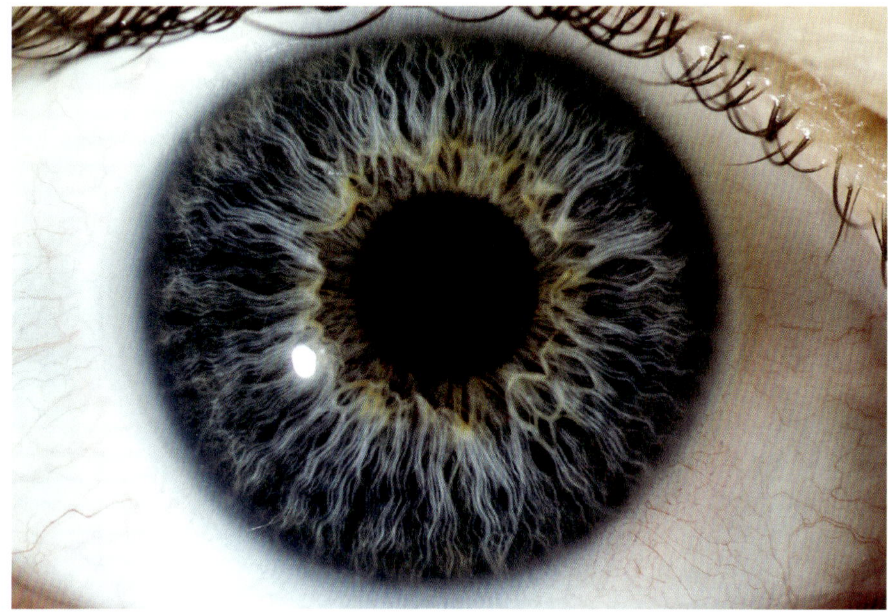

Abb. 22: Reflektorische Zeichen

Der Blutandrang bzw. die Blutstauung ist erkennbar als Vaskularisation. Ein erhöhter Flüssigkeitsdruck (Turgorerhöhung) im Gefäß führt bei entsprechender Schwäche der bindegewebigen Fasern (Tonusverminderung) zur Deformation der Faser im Sinn einer Schlängelung oder Wellung.

Austretendes Exsudat kann im umliegenden Bindegewebe zur Verklebung benachbarter Fasern führen und ist Ausdruck einer weiteren Chronifizierung. Die damit verbundene Verlängerung der Transitstrecke ist einer der Gründe für die manchmal große Zahl der einem Zeichen zugeschriebenen Bedeutungen.

Abweichungen einer Faser vom streng radiären Verlauf (z. B. Transversalen) sind dagegen angeborene (genetische oder embryonal/intrauterin erworbene) Zeichen.

■ **Grundsatz:** Reflektorische Zeichen liefern keine Organdiagnose im klinischen Sinn, sondern eine naturheilkundliche System- und Funktionsdiagnose.
Eine Reizfaser weist ganz allgemein auf eine Reizsituation hin. Zu klären ist jedoch, ob sie sich am Ausgangspunkt des pathologischen Geschehens befindet, oder den Zielort zeigt, an dem sich die Reizung auswirkt (Beispiel: Ausscheidungsgastritis).

4.2.1 Aufhellungen und Abdunkelungen

Abweichungen von der „Normaliris“ liefern Hinweise auf die Energiesituation. Hier wird besonders deutlich, dass die Augendiagnose eine Funktionsdiagnose darstellt.

Grundsätzlich gilt
- Aufhellung: erhöhter Energieverbrauch (-itis)
- Abdunkelung: fehlende Energie (-ose)
- Regionäre Auffälligkeiten sind systemisch zu bewerten: Regionenlehre (s. S. 25)
- Sektorale oder lokale Auffälligkeiten sind lokal zu bewerten: Organtopografie (s. S. 64)

Das hat auch therapeutische Bedeutung. Als Therapeut sollten wir
- Aufhellungen therapeutisch dämpfen,
- Abdunkelungen therapeutisch anregen,
- im Zweifel das Schwache stärken.

Eine Besonderheit bei Josef Angerer stellen die so genannten Nutritionsringe (s. S. 63) dar: Es handelt sich dabei um Farbveränderungen meist direkt am Pupillensaum. Sie geben einen Hinweis auf Störungen der Magen-Darm-Besaftung.

4.2.2 Besondere Radiärenstrukturen

Sie betreffen Aussehen oder Verlauf einzelner Irisfasern (Radiären) und fallen auf, weil sie sich von den übrigen Irisfasern in Dicke, Helligkeit, Verlauf usw. unterscheiden. Wir unterscheiden unter anderem folgende Radiärenstrukturen, die im Bildteil ab S. 113 näher besprochen werden:
- Reizradiäre
- Silberfaden
- Wellenlinien
- Gekämmtes Haar
- Zick-Zack-Radiären
- Aberrate Faser
- Büschel
- Bündel
- Vaskularisation

4.2.3 Transversalen

Transversalen sind schräg zum übrigen Irisstroma verlaufende, meist verdickte und manchmal vaskularisierte Fasern. Man unterscheidet verschiedene Varianten, die im Bildteil ab S. 120 näher besprochen werden:
- Einfache Transversale
- Vaskularisierte Transversale
- Dachtransversale
- Geweihtransversale

4.3 Depositionszeichen

Bei Belastung des Grundsystems kommt es zu Reizzeichen in der vorderen Grenzschicht. Diese zeigen sich als Hellungen unterschiedlicher Größe, Form und Dichte. Verdichtung, Abdunkelung und Pigmentierung gelten als Chronizitätshinweis. Dazu gehören verschiedene Zeichen, die im Bildteil ab S. 124 näher besprochen werden:

- Wische
- Wolken
- Tophi
- Plaques

Wische stellen sich sehr zart dar: Die Radiären wirken wie sehr dünn mit Pastellkreide bemalt und sind deshalb nur schwer zu erkennen.

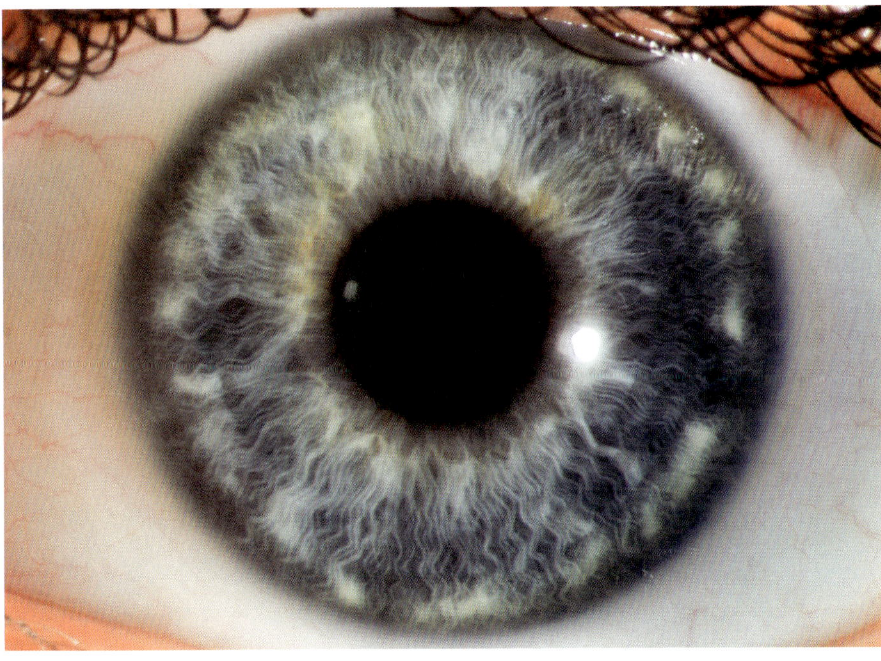

Abb. 23: Depositionszeichen

- **Praxistipp:** Lupenbetrachtung, am Mikroskop kleine Vergrößerungsstufen wählen

Aussehen	Irisstruktur ist leicht verwischt (wie bei einer Pastellzeichnung) Wische können hell oder dunkel erscheinen.
Lokalisation	Sektoral oder regional
Bedeutung	Entzündungszeichen

Wolken haben eine dichtere Konsistenz als die Wische und einen diffus auslaufenden Rand.

Tophi und Plaques haben eine deutliche Kontur. Sie befinden sich in der Regel im äußeren Bereich der Ziliarzone. Eine Wisch-, Wolken- Tophi-, und Plaquesbildung kann mit fließenden Übergängen zu einer Eintrübung der Iris führen. Als Kennzeichen verschiedener Diathesen werden sie mit Erkrankungen des rheumatischen Formenkreises in Verbindung gebracht.

4.4 Furchen

Die Idealiris ist faltenlos. Furchen entstehen durch radiäre oder zirkuläre Faltenbildung als Folge einer Dysbalance zwischen Sphinkter- und Dilatatormuskel. Wir unterscheiden zwei Varianten, die im Bildteil (s. S. 127) näher besprochen werden:

- Zirkulärfurchen (s. S. 127)
- Radiärfurchen (s. S. 128)

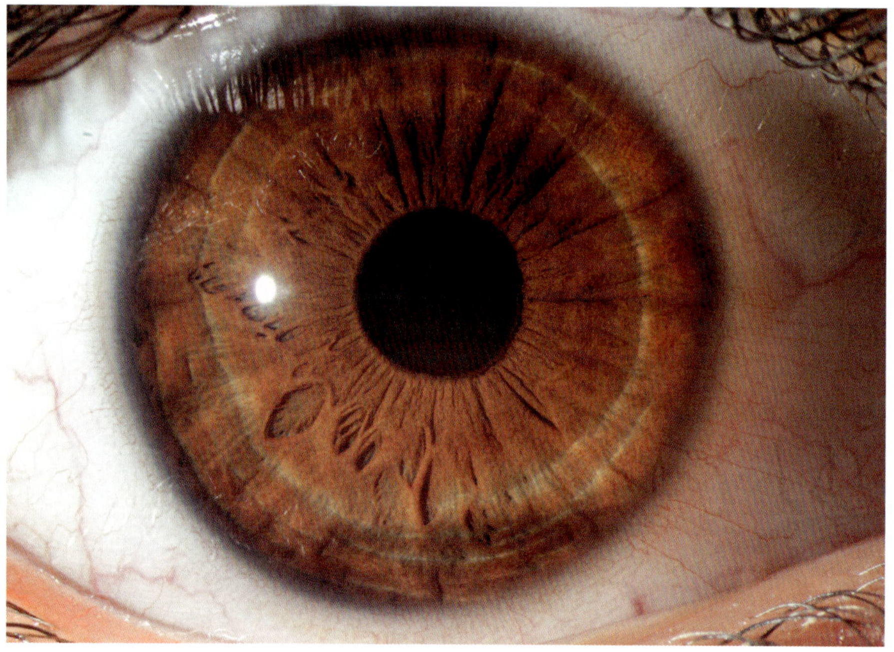

Abb. 24: Furchen

Zirkulärfurchen verlaufen konzentrisch und bilden dabei verschiedene aber typische Muster: langgezogen, in Schießscheibenform, gestaffelt, unterbrochen, exzentrisch, abgeknickt, Überschneidungen bildend usw.

In der braunen Iris findet man sie regelmäßig. In der blauen Iris waren sie früher offensichtlich eher die Ausnahme. Deshalb wurde und wird ihnen eine größere Bedeutung zugeschrieben. Heute findet man sie auch in der blauen Iris häufig.

Für die Entstehung und Bedeutung der Zirkulärfurchen gibt es zahlreiche unterschiedliche Erklärungen. Immer wieder werden sie auch in Verbindung mit Krampfzuständen gebracht, weshalb sie oft auch als Krampfringe bezeichnet werden. Diese Deutung trifft aber eher selten zu.

Radiärfurchen verlaufen speichenartig von innen nach außen. Man unterscheidet sie nach der Länge und Stärke und schreibt ihnen dann eine jeweils spezielle Bedeutung zu.

5 Pigmente

„Die Pathochromie der Iris ist wohl eine der stärksten Säulen der Iridoskopie, ohne deren eingehende Kenntnis viele funktionelle Störungen und organische Veränderungen ungeklärt oder rätselhaft bleiben, da sie den Schlüssel bietet zum Verständnis einer ganzen Reihe schwerer funktionell oder organisch bedingter Stoffwechselstörungen und gravierender hereditärer Anlagen, und zwar schon in Stadien, in denen die bekannten und bewährten klinischen Methoden

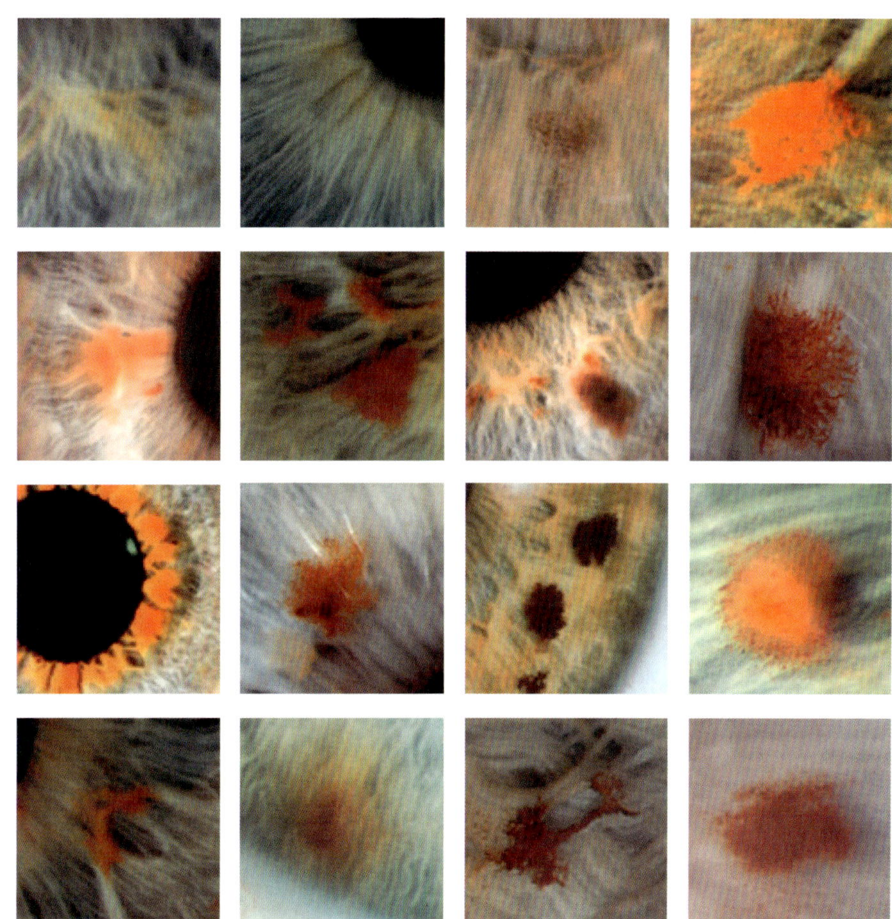

5.1 Grundlagen der Pigmentlehre

Die Entstehung und Bedeutung der Pigmente gehört zu den schwierigen Themen der Irisdiagnose. Viele Fragen werden unterschiedlich beantwortet oder sind noch völlig offen Um die Entstehung und die Bedeutung von Farben für die Augendiagnose verstehen zu können, werden folgende Punkte besprochen:

- Physik der Farben
- Chemie der Farben
- Farben und Pigmente im Auge

5.1.1 Physik der Farben

Farbe ist die Empfindung einer Sinneswahrnehmung. Sie entsteht dann, wenn Licht die Sinneszellen unserer Augen anregt und entsprechende Nervensignale unser Gehirn erreichen.

Farben entstehen durch

- Absorption: Aufnahme bestimmter Wellenlängen und Umwandlung in andere Energieformen, z. B. Wärme oder chemische Energie wie bei der Fotosynthese.
- Reflexion: Auffallendes Licht wird in eine oder mehrere Richtungen zurückgeworfen.
- Interferenz: Lichtwellen überlagern sich durch Reflexion an sehr dünnen Schichten und treten in Wechselwirkung. Es entstehen „schillernde" Farben, obwohl die Dinge weder Pigment noch Farbstoffe enthalten.

5.1.2 Chemie der Farben

Als Farbstoffe werden chemische Substanzen oder Moleküle bezeichnet, die mit Licht in Wechselwirkung treten.

Die meisten der natürlichen Farbstoffe sind organische Verbindungen, das heißt, sie bestehen aus Kohlenstoffatomen in Verbindung mit Wasserstoff-, Sauerstoff-, Stickstoff- oder Schwefel. Zusätzlich besitzen sie spezielle Atomgruppen, so genannte Chromophoren, die je nach ihrer chemischen Struktur bestimmte Wellenlängenbereiche des sichtbaren Spektrums absorbieren. Die übrigen Wellenlängenbereiche werden reflektiert und vom Betrachter als Farbe wahrgenommen.

Wichtige Pigmentgruppen sind

- Melanine
- Flavonoide
- Carotine

Melanine sind universelle Wirbeltierpigmente. Sie geben Haut und Haaren, Fell und Federn ihre braunen oder schwarzen Farben. Je nach Verteilung in Fell oder Federkleid entstehen gleichmäßige Grundfärbungen oder präzise Musterungen. Melanine werden von körpereigenen Zellen, den Melanozyten, aus Aminosäuren gebildet. Färbungen durch Melanine sind daher endogene Pigmentierungen. In Verbindung mit anderen Farbstoffen oder färbenden Mechanismen bilden die Melanine die Grundlage für eine Vielzahl verschiedener Farben.

Flavonoide bilden eine umfangreiche Gruppe von Pflanzeninhaltsstoffen. Ihr Farbspektrum reicht von gelb, gelbgrün über rot bis blau. Fast alle bunten Obst- und Gemüsesorten verdanken ihre Färbung Flavonoiden.
Untergruppen sind Flavone und Anthocyane

Carotinoide sind im Pflanzen- und Tierreich eine weit verbreitete Klasse von Pigmenten. Ihr Farbspektrum reicht von Gelb- über Orange- bis zu Rottönen. Zu den Carotinoiden gehört auch das Carotin, das der Klasse dieser Pigmente seinen Namen gibt. Carotinoide werden ausschließlich in pflanzlichen Zellen erzeugt, gelangen über die Nahrungskette jedoch in viele tierische Organismen.

5.2 Augenfarbe

An der Entstehung der Augenfarbe sind mindestens drei verschiedene Gene auf Chromosom 15q beteiligt. Ursprünglich wurde angenommen, dass das Gen OCA2 für die Augenfarbe verantwortlich ist. Es kodiert das so genannte P-Protein, das an der Produktion von Melanin beteiligt ist. Menschen mit „intakter" Melanin-Produktion haben braune Augen. Ein kompletter Ausfall des OCA2-Gens führt hingegen zum Albinismus. Blaue Augen entstehen, wenn die Produktion des P-Proteins vermindert ist. Verantwortlich hierfür ist nach neuen Erkenntnissen das Gen HERC2.

Irisfarbe Blau
Wie die blaue Farbe entsteht, wird sehr unterschiedlich erklärt: durch Interferenz, Absorption, Reflexion, diffuse Streuung oder durch eine Kombination von allem. Sicher ist, dass es sich dabei nicht um ein Pigment handelt. Der schwarze Augenhintergrund spielt für die Farbe Blau keine Rolle, wohl aber für die Abdunkelungen der Iris.

Irisfarbe Grün
Verantwortlich hierfür sind Melanozyten in der vorderen Grenzschicht. Im Mikroskop wird erkennbar, dass es sich um eine zarte, lasurartige Braunpigmentierung handelt, die zu diesem Farbeindruck führt.

Irisfarbe Braun
Die braune Iris wird bestimmt durch die Anzahl der Melanozyten und deren Gehalt an Melanin. Je mehr Pigmentzellen vorhanden sind und je mehr Pigment diese enthalten, umso brauner wird die Iris.

5.3 Pigmente in der Iris

Grundsätzlich finden wir in der Iris zwei verschiedene Pigmentvarianten

- Eigenpigment
- Fremdpigment

Eigenpigment

Beim Eigenpigment handelt es sich um das Pigment, das für die braune Augenfarbe verantwortlich ist. Gebildet wird es von gleichmäßig in der Irisoberfläche verteilten Pigmentzellen (Melanozyten). So entsteht in der vordersten Irisschicht eine Art „Pigmentteppich". Die darunter liegenden Irisfasern sind je nach Dichte des Pigments mehr oder weniger verborgen und bei tiefbraunen Augen überhaupt nicht mehr zu sehen – so, wie ein Holzparkett von einem darüber gelegten Teppichboden verdeckt wird.

Fremdpigment

Fremdpigmente sind alle anderen Pigmente der Iris. Sie kommen einzeln vor oder in Gruppen, scheinbar zufällig über die gesamte Iris verteilt. Man sieht sie vor allem im blauen, seltener auch im braunen Auge. Immer aber liegen sie ganz oben auf der Irisoberfläche – wie die Streusel auf einem Kuchen. Diese Pigmentflecke werden vom Augenarzt als Irisnävi bezeichnet.

Fremdpigmente sind entweder genetisch bedingt oder erworben. In der Regel bilden sie sich erst im Zuge der nachgeburtlichen Ausreifung der Iris. Sie können sich verdichten („aufschichten"). Ein Abbau durch die Therapie ist nur in wenigen Einzelfällen dokumentiert.

Die zur Bildung und Lokalisation der Pigmente in der Iris führenden Mechanismen sind nicht vollständig geklärt. Als anatomisch möglich gilt der Weg eines Nervenreizes vom Thalamus in die „Peripherie" Iris – entsprechend der Entstehung der reflektorischen Zeichen. An der Pigmentbildung beteiligt sein könnte neben den Melanozyten eine weitere Art von Pigmentzellen, die in der gesamten Iris vorkommt (Koganei-Klumpenzellen). Man findet diese seltener in jugendlichen Iriden und wesentlich häufiger in den Iriden Erwachsener. Sie werden als Makrophagen angesehen, die Pigmente phagozytiert haben, welche auf dem Blutweg oder über das Kammerwasser zur Iris gelangten.

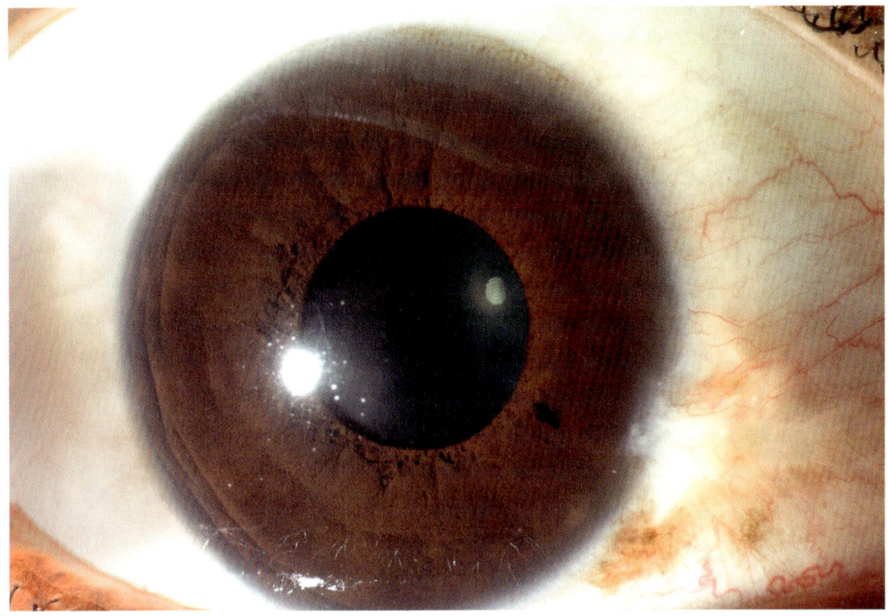

Abb. 25: Eigenpigment und Fremdpigment im braunen Auge

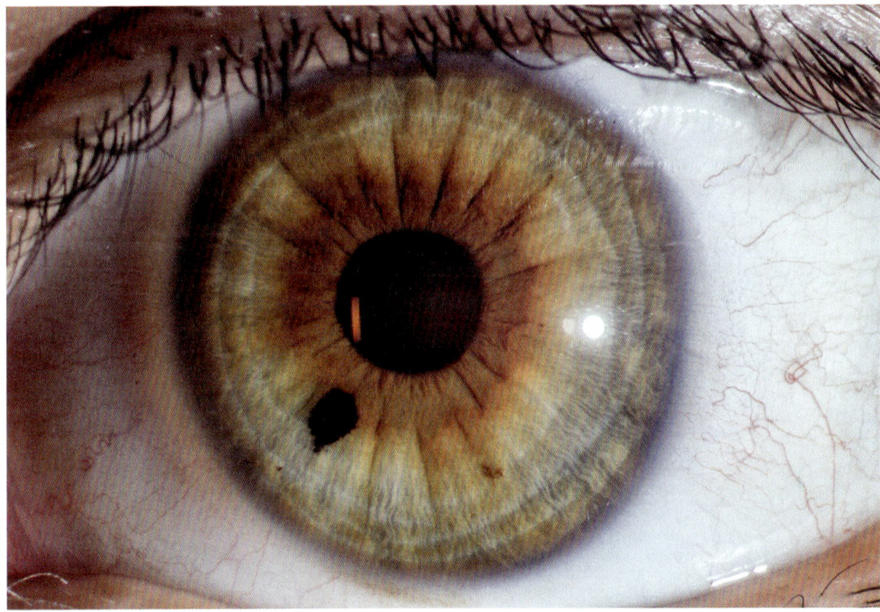

Abb. 26: Eigenpigment und Fremdpigment im gemischtfarbigen Auge

Schon von Beginn der Augendiagnose an wurde ein Zusammenhang gesehen zwischen der Fremdpigmentbildung und dem Chemismus von Blut und Säften: Pigmente als Ausdruck von „Störungen der Entgiftung, der Nutrition und der Homöostase des Blutes" (Hemm 1998, K-6). Unter diesem Aspekt sind Fremdpigmente also grundsätzlich Ausdruck einer Störung im Stoffwechsel und damit ein Hinweis auf eine Toxinausschüttung. In deren Folge kommt es zu einer zunehmenden Mesenchymbelastung, die in der augendiagnostischen Terminologie als toxische Imprägnation bezeichnet wird. Die multiple Pigmentierung ist im Rahmen der augendiagnostischen Konstitutionslehre das Kennzeichen der „dyskratischen Diathese" (Deck), der „dyskratischen Konstitution" (Herget), der „psorischen Konstitution" (Broy). So wird auch verständlich, warum die Augendiagnose in jeglicher Fremdpigmentbildung ein Zeichen für Chronizität und in letzter Konsequenz auch eine Tendenz zur Malignität erkennt. Es sind diese Fremdpigmente, die in der augendiagnostischen Pigmentlehre im Vordergrund des Interesses stehen und um die es im Folgenden ausschließlich gehen soll.

5.4 Bewertungskriterien für die Pigmente in der Iris

Hilfreich für die Bestimmung und Bewertung eines Pigments ist ein Screening nach

- Farbe
- Form und Struktur
- Lokalisation.

Jede dieser Eigenschaften liefert eine grundsätzliche Bedeutung, die durch weitere Eigenschaften genauer definiert und differenziert wird. So können Pigmente der gleichen Farbe bei unterschiedlicher Form, Struktur oder Lokalisation eine zusätzliche, spezielle Bedeutung erlangen.

Das gilt vor allem, wenn sich ein Pigment an eine Lakune anlegt (s. akzessorisches Zeichen S. 29)

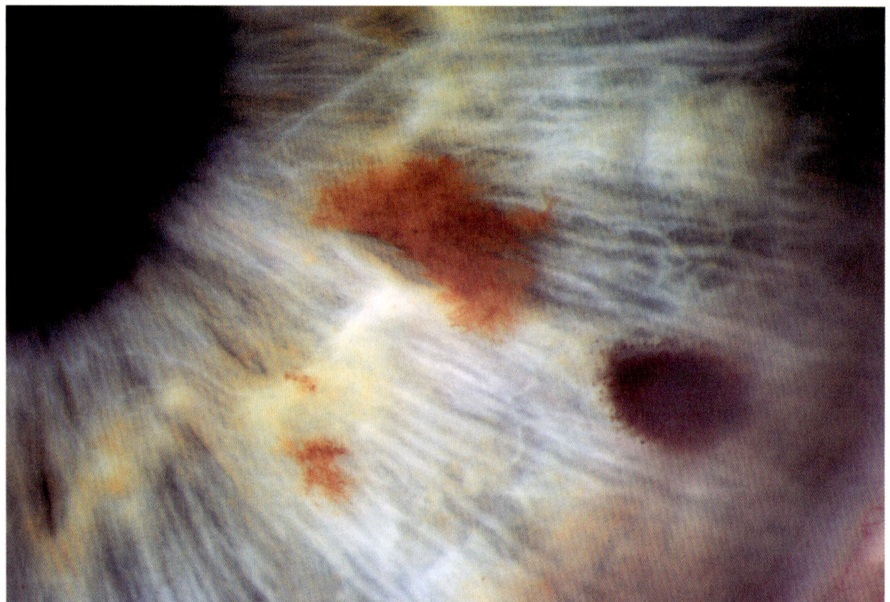

Abb. 27: Pigmente werden bestimmt nach ihrer Farbe, Form, Struktur und Lokalisation.

5.4.1 Standardfarben

Die Farbdifferenzierung der Irispigmente ist eine riesige Herausforderung. Schnabel beschreibt z. B. fast 100 verschiedene Varianten und Abstufungen, Kabisch immerhin noch 39. Um den Überblick nicht zu verlieren, genügt zunächst die Beschränkung auf einige wenige Farbtöne:

- Gelb (hellgelb bis strohgelb)
- Rot (lachsfarben bis hellrot)
- Orange
- Braun (sandfarben – rotbraun – schwarzbraun).

Farben und Organzuordnung
Den verschiedenen Pigmentfarben wird traditionell eine Organbedeutung zugeordnet.

- Gelb: Nieren
- Rotbraun, lachsfarben: Magen
- Orange: Bauchspeicheldrüse
- Alle Braunfarben: Leber
- Sandfarben: Milz

Varianten und Übergänge sind häufig, so dass man hier bei der genaueren Bewertung zusätzliche Eigenschaften (Form, Struktur, Lokalisation) hinzunehmen muss.

Farbe und biochemische Zuordnung
Generell gilt: von den zwölf Pigmenten, die in der augendiagnostischen Literatur nach ihrer biochemischen Herkunft beschrieben werden, kommen wohl nicht alle in der Iris vor. Melanine kommen in zwei Formen sicher vor (Eumelanin, Phaeomelanin).

- Tryptophan: hellgelb („urorosein") bis orangebraun
- Lipofuszin: ockergelb
- Bilifuszin: gelbbraun opak
- (Kopro-)Porphyrin: kompakt rotbraun
- Melanin: hellbraun bis schwarz

5.4.2 Pigmentformen und -strukturen

Die Formen und Strukturen sind fast so vielfältig wie die Farben, so dass man sich auch hier sinnvollerweise auf einige Grundformen beschränkt.

- Lasurartig
- Kompakt
- Verschmiert
- Scharf begrenzt
- Flächig
- Körnig

Manchmal sind Form oder Struktur sogar namensgebend, wie z.B. beim so genannten „Schnupftabakpigment". Die Frage, warum die unterschiedliche Formen und Strukturen entstehen, wird in der Fachliteratur erstaunlicherweise überhaupt nicht diskutiert. Vermutlich besteht aber ein Zusammenhang mit der biochemischen Struktur des Pigments.

Auch die Größe eines Pigments spielt manchmal eine Rolle bei der Bestimmung, z.B. bei der Unterscheidung des „Hämorrhagischen Schollenpigments" vom „Hämorrhagischen Spritzer". Aber die Größe korreliert dabei nicht automatisch mit der Gewichtung. Oft sind die ganz kleinen Pigmente sogar gravierender in ihrer Aussage – was nicht unproblematisch ist, weil sie leicht übersehen werden können.

5.4.3 Pigmentlokalisation

Die Lokalisation ist ein wichtiges Kriterium für die Bewertung eines Pigments. Dabei gibt es einige Grundregeln:

- Multipel auftretende Pigmente haben vorrangig konstitutionelle Bedeutung.
- Solitärpigmente haben immer auch eine topografische Bedeutung.
- Die Lokalisation eines Pigmentes in der Krausenzone erhöht seine Bedeutung.
- Die Kombination mit anderen Zeichen (Strukturzeichen, Reizfasern) gilt als erschwerend.

Am wenigsten spielt die Lokalisation eine Rolle, wenn Pigmente zahlreich und (scheinbar) mehr oder weniger zufällig verteilt auftreten. Diese werden dann eher konstitutionell bewertet, ohne dass jeder einzelne Pigmentfleck eine eigene Bedeutung erhält. Anders bei vereinzelt oder gar solitär auftretenden Pigmenten. Bei diesen wird ein aus der Topografie ersichtlicher Organbezug hergestellt. In diesem Zusammenhang machen die Begriffe „topostabil" und „topolabil" zumindest Anfängern immer wieder Schwierigkeiten. Als topostabil gilt ein organbezügliches Pigment, das im zugehörigen Organsektor liegt, z. B. ein Leberpigment im Lebersektor. Als topolabil gilt ein organbezügliches Pigment, das jedoch auf anderen Sektoren liegt, z. B. ein Leberpigment im Herz-Lungensektor.

Klarer verständlich wäre vielleicht die Bezeichnung „topografisch wertbar": Ein Pigment weist nach übereinstimmender Auffassung auf Grund seiner Farbe auf das „Herkunftsorgan" und durch seine Lokalisation auf das Zielorgan hin. Die Lokalisation des Pigments zeigt also, wo es sich auswirkt. Es stellt sich allerdings die Frage, ob in jedem Fall das Herkunftsorgan stoffwechselgestört ist und ein Zielorgan belastet – oder ob nicht auch umgekehrt primär das Zielorgan gestört sein könnte und vom Herkunftsorgan unterstützt wird.

▶ **Merksatz:** *„Von der Farbe her schließen wir auf die Herkunft, von der Form her auf die Bedeutung" (Lindemann 1997, S. 52).*
Die Lokalisation zeigt, wo sich das Pigment auswirkt.

6.3.3 Konstitutionslehre nach Deck

Bei Deck finden wir neben den üblichen drei Grundkonstitutionen verschiedene, diese modifizierende Dispositionen und Diathesen.

Lymphatische Konstitution

Formen	Kennzeichen
Rein lymphatisch	blaues Auge, helle Lymphzone
Hydrogenoider Typ	Tophi
Harnsaure Diathese	weiß-graue Plaques
Lipämische Diathese	Arcus lipoides
Bindegewebsschwäche-Typ	ausgeprägte Lakunen- und Wabenbildung
Neurogener Typ	straffe Irisradiären

Hämatogene Konstitution

Formen	Kennzeichen
Rein hämatogen	sattbraunes Auge
Larviert-tetanischer Typ	Zirkulärfurchen

Mischkonstitution

Formen	Kennzeichen
Mischform aus lymphatischer und hämatogener Konstitution	Unterschiedlich starke Braunfärbung eines blauen Auges, Sonderform: Zentrale Heterochromie
Hämochromatose/Ferrumchromatose	kleine goldbraune Pigmentkörperchen (Körnerpigment)
Psoratyp	zentrale Heterochromie, Fremdpigmente in der Ziliarzone

Die Unterformen sind hier (wie auch bei Madaus/Flink, Schimmel/Herget und vielen anderen Modellen) nicht einheitlich systematisiert. Das hat Willy Hauser nachgeholt, indem er genau zwischen Konstitution, Disposition und Diathese differenziert. „Damit steht ein Grundgerüst zur Verfügung, mit welchem der individuelle Mensch iridologisch, im Hinblick auf seine typische Erkrankungsbereitschaft, hinreichend beschrieben werden kann." (Hauser 1998, S. 23). Darstellen kann man das in folgender Gleichung:

Individualkonstitution = Grundkonstitution + Disposition(en) + Diathese(n).

Grundkonstitutionen

Formen	Kennzeichen
Lymphatische Konstitution	blaues Auge
Hämatogene Konstitution	braunes Auge
Mischkonstitution	blaues Auge mit unterschiedlich starker Braunfärbung

Dispositionen

Formen	Kennzeichen
Neurogener Typ	fein strukturierte Iris mit straffer Stromaanordnung
Mesenchymalschwacher Typ	grobwabige Oberflächenstruktur der Iris
Vegetativ spastischer Typ	zirkuläre + radiäre Furchen + nicht strukturierte Iriskrause
Glandulär schwacher Typ	multiple Lakunen, an die Iris angelagert
Tuberkuliner Typ	betont wellenförmig angelegtes Irisstroma (gekämmtes Haar, s. S. 115), Koch'scher Faden (s. S. 144), Torbogen (s. S. 143)

Diathesen

Formen	Kennzeichen
Exsudative Diathese	multiple Tophi
Übersäuerungsdiathese	vermehrt weißliche Plaques
Dyskratische Diathese	multiple Fremdpigmente
Lipämische Diathese	Arcus lipoides
Allergische Diathese	Allergiegefäße

6.4 Unterschiedliche Herangehensweisen

6.4.1 Induktive Methode

Allen drei bis hierhin vorgestellten Modellen ist eigen, dass die Konstitutionen, Dispositionen und Diathesen durch jeweils typische augendiagnostische Zeichen bestimmt werden. Das kennzeichnet die so genannte induktive Methode: Ausgehend von individuellen Einzelmerkmalen wird eine allgemeine Theorie formuliert. Konkret könnte das zum Beispiel bedeuten: Multiple Fremdpigmente sind das empirisch gesicherte Kennzeichen der dyskratischen Diathese. Wenn die Iris so geprägt wird, ist deshalb der dieser Diathese entsprechende pathophysiologische Hintergrund in der erweiterten Diagnostik und im therapeutischen Konzept zu berücksichtigen. Diese Methode ist sehr praxistauglich, weil sie allein von den Zeichen bzw. Mustern ausgeht, die im Auge tatsächlich vorhanden sind: „Die Iris diktiert das Rezept" (Felke). So definiert ein bestimmtes augendiagnostisches Muster (und nur dieses!) immer die gleiche Konstitution, Disposition oder Diathese.

6.4.2 Deduktive Methode

Einen anderen Ansatz wählt Broy. Er geht vom Modell der traditionellen Naturheilkunde (Humoralmedizin) aus und führt neben 21 Konstitutionen noch neun Diathesen auf. Dazu beschreibt er deren morphologische und habituelle Merkmale, Krankheitsneigungen und pathologische Besonderheiten. Eigens weist er darauf hin, dass dies ausreicht, „um auch ohne Kenntnis der Augendiagnose die Konstitutionen bestimmen zu können." (Broy 1992, S. 129). Aber er betont auch: „Für den Augendiagnostiker müssen die Phänomene des Auges an erster Stelle stehen, denn sie werden der Erkennung ontogenetischer Voraussetzungen in besonderer Weise gerecht." (Broy 1992, S. 42). Dieses Vorgehen entspricht der deduktiven Methode: Lehrsätze (Axiome) werden als allgemein gültig akzeptiert und auf den jeweiligen Einzelfall angewandt. Ausgangspunkt ist also eine Theorie, in unserem Fall das Modell der Humoralmedizin, die auf die konkrete Situation angewandt wird. Iridologische Informationen zur Konstitution liefern in diesem Modell vorrangig die Zonen- bzw. Regionenlehre sowie die Stufenregel (s. S. 43). Bei den einzelnen Konstitutionen wird man deshalb in der Regel immer mehrere passende augendiagnostische Zeichen finden und die gleichen Zeichen können bei verschiedenen Konstitutionen zu finden sein.

6.4.3 Unterschiede

Bei der induktiven Methode überwiegt der subjektive Eindruck. Entscheidend sind das Wissen und die persönliche Erfahrung des Anwenders. Der Einwand, dass aus Einzelfällen keine allgemeingültigen Aussagen gemacht werden können, muss ernst genommen werden. Bei den vorgestellten Konstitutionsmodellen ist die Zahl der Dispositionen und Diathesen und ihrer typisierenden Zeichen sehr überschaubar – eine große Erleichterung beim Erlernen und bei der Anwendung. Zeichenlehre und Topografie sind anatomisch-physiologisch weitgehend bestätigt und liefern die zur Interpretation nötigen Informationen.

Die so definierte iridologische Individualkonstitution ist überwiegend genetisch geprägt und deshalb nach dem Ausreifen der Irisstruktur weitgehend unveränderlich. Dass manchmal Zeichen ohne entsprechende Pathologie und manchmal manifeste Pathologien ohne Zeichen zu finden sind, ist ein unlösbares Problem in der Logik dieser Methode.

Die jeweils aktuelle Pathologie spiegelt sich in der Iris also nicht immer so eindeutig wider, wie das wünschenswert wäre. Vielmehr erkennen wir in ihr die „Sedimente erblicher Belastung des Individuums (...) wie eine geschriebene Anamnese von Generationen" (Angerer 2007a, S. 71). Die augendiagnostische Kunst besteht also darin, die Bedeutung dieser „zusammengeballte(n) Erbmasse mit ihren pathologischen Attributen und ihren Defensivmöglichkeiten" (Angerer 2007a, S. 71) für das aktuelle Krankheitsgeschehen zu erkennen.

Bei der deduktiven Methode ist das Modell als allgemeingültig definiert und wird auf jeden Einzelfall angewandt. Ausnahmen sind aber möglich und „bestätigen die Regel" – oder erfordern eine Korrektur.

Ohne Kenntnisse der Humoralpathologie ist die deduktive Methode nicht anwendbar. Die oben angedeutete Diskrepanz zwischen Zeichenentstehung und Pathologie stellt sich gar nicht erst. Aber es gibt eine ähnliches methodisches Problem: In einem Organismus finden ständig Adaptionsvorgänge an die inneren und äußeren Verhältnisse statt. Die „gelebten" Konstitutionen, Dispositionen und Diathesen können sich deshalb durchaus wandeln. Die zur „aktuellen" Konstitution passenden aber weitgehend unveränderlichen augendiagnostischen Zeichen können, müssen aber nicht unbedingt vorhanden sein. Oder anders gesagt: Die Augendiagnose ist zur Bestimmung der humoralpathologischen Konstitution zwar hilfreich aber nicht zwingend notwendig. So gesehen ist es in diesem Zusammenhang auch nicht relevant, dass es für die Zonen- und Regionenlehre im Gegensatz zur sektoral bestimmten Organtopografie keine für alle Bereiche geltende anatomisch-physiologische Erklärung gibt.

6.4.4 Gemeinsamkeiten

Die Vielzahl der gebräuchlichen Konstitutionsmodelle führt logischerweise dazu, dass die iridologische Konstitution „nur" eine Partialtypologie im Rahmen der Gesamtsituation darstellt. Anders gesagt: Auch Augendiagnostiker, gleich aus welcher „Schule", sollten nicht nur auf die Iris schauen, sondern auf den ganzen Menschen! Für das Therapiekonzept gilt: Die Augendiagnose eröffnet Therapieoptionen, den „einzig richtigen" Therapieweg fordert sie nicht ein. Im Prinzip ist sie vereinbar mit allen Therapieformen.

Iridologisch definiert wird die Grund-Konstitution durch die Augenfarbe. Die Grundkonstitution für sich allein erklärt aber ein aktuelles Krankheitsgeschehen nicht umfassend. Viel maßgeblicher dafür sind die Dispositionen und Diathesen.

Unter Disposition wird allgemein eine organische oder psychische, genetisch bedingte oder lebensgeschichtlich erworbene Anfälligkeit für die Ausbildung von Krankheiten verstanden.

Die iridologischen „Organdispositionen" erhellen den Schwachpunkt (als Locus minoris resistentiae) und drücken sich in der Irisstruktur (Lakunen, Radiären, Furchen) aus.

Die Diathese beschreibt ein typisches Reaktionsmuster auf Reize aller Art.

Den iridologischen Hinweis auf die Reizantwort (als Locus majoris reactionis) liefern die von Deck so genannten „physiologische Zeichen" (Pigmente, Tophi, Plaques u.a.).

6.4.5 Ein möglicher Konsens

Beide geschilderten Methoden haben ihre Schwächen und Stärken. Wenn man um diese weiß, verwischen auch die Gegensätze und die Vorteile überwiegen. Einer der größten Vorteile ist: Induktive und deduktive Logik entstammen beide den Geisteswissenschaften und lösen sich aus dem Monopolanspruch einer ausschließlich materialistisch verstandenen Naturwissenschaft. Medizinisch ausgedrückt: Anatomie und Histologie sagen nur bedingt etwas aus über die Organfunktion und die Vernetzung des Gesamtorganismus – aber sie sind der nicht austauschbare „Boden" auf dem sich das Leben abspielt. Diese Gesamtschau zeichnet die Naturheilkunde im Allgemeinen und die Augendiagnose im Besonderen von jeher aus.

Auch wenn die Wege zur Erkenntnis (Diagnose) unterschiedlich sind – in der Zielvorstellung herrscht doch große Einigkeit. Die aus irisdiagnostischer Sicht erfassten Konstitutionen führen uns „nicht nur zu den organischen, den chemischen und den humoralen Gegebenheiten (...), sondern auch zu den Quellen, aus denen heraus ein Organismus so und nicht anders reagieren muss; also zur Vorgabe (...), zur gesetzlichen Belastung, unter welcher sich ein Menschenleben vollzieht, bzw. sich gesetzmäßig vollziehen muß." (E.H. Kabisch. Zitiert in: Rehwinkel & Wenske 1988, S. 37).

Die iridologisch definierte Individualkonstitution an sich besitzt zunächst keinen Krankheitswert. Der Einbruch erfolgt erst, wenn die Regulationsfähigkeit von innen und außen entsprechend eingeschränkt wird und der Mangel an Lebensenergie keinen Widerstand gegen die (zer-)störenden Einflüsse mehr zulässt. Ob und wann dies geschieht, hängt von vielen Faktoren ab und ist nicht exakt vorhersehbar. Wenn wir also prophylaktisch konstitutionell behandeln, sind wir schnell dem Vorwurf ausgesetzt, lediglich erwartete, aber faktisch (noch?!) gar nicht vorhandene Krankheiten zu therapieren. Einem Vorwurf allerdings, der nur aus unkundigem Munde stammen kann. Macht doch die Augendiagnose „in ihren physiologischen und pathologischen Aussagen einen wesentlichen Unterschied zwischen dem klinisch Gesunden und dem konstitutionell Gesunden und zeigt die anlagebedingten Schwächen eines Menschen, seine genetisch geprägte individuelle und familiäre Pathologie auf." (Rehwinkel & Wenske, 1988, S. 16)

6.4.6 Folgerungen und Ausblick

Augendiagnose ist in erster Linie Konstitutions- und Funktionsdiagnostik. „Nicht die Umschreibung einer Endentwicklung (...) ist das Vordringliche, sondern die Schau in den Säftestrom und in das wirksame Erbgefüge, in die zum individuellen Menschenbild gehörenden Urphänomene, die Erkenntnis der Bildekräfte und der jeweiligen Funktionslage ist das primäre Anschauungsmaterial in der Visusdiagnostik." (Angerer 2007b, S. 77)

Auch wenn die Versuchung immer wieder groß ist: Die iridologisch gestützte Konstitutionsdiagnose führt nicht zu einer klinischen (Organ-)Diagnose und ist selbstverständlich kein Ersatz dafür. Unersetzlich kann sie aber sein als

- Hilfe zur Standortbestimmung innerhalb einer pathogenetischen Reihe
- Prognoseinstrument
- Entscheidungshilfe für die individuelle Therapie

Es sind *„sowohl die angeborenen als auch die erworbenen konstitutionellen Bereitschaften, die die Iris in erster Linie kenntlich macht, und gerade diese besondere Eigenschaft macht sie zu einem so starken Gradmesser der Konstitution und ihrer Lebenskraft, zu einem so wertvollen diagnostischen Hilfsmittel, ja eventuell sogar zu einem Lebensprognostikon.*

Denn gerade ‚das subjektive Pathos', das zum großen Teil aus den konstitutionellen Gegebenheiten und Bindungen entsteht, ist es ja manchmal, das dem Arzt große Rätsel aufgibt, weil ‚klinisch nichts feststellbar' ist von dem, was dem Patienten nicht nur größte Beschwerden verursacht, sondern ihn sogar zum Tode führen kann. Dann vermag die Iridoskopie oft verblüffend Aufschluss zu geben, indem sie den locus minoris resistentiae, oder gleichzeitig deren mehrere, anzeigt, die auch zumeist den Schlüssel zur Therapie bieten."

(Schnabel 1959, S. 23)

7 Pupille

7.1 Pupillenphänomene

■ **Grundregel:** Die normale Pupille ist kreisrund und gleichmäßig schwarz. Alle sichtbaren Auffälligkeiten im Bereich der Pupille (Lumenphänomene) entstehen durch anatomische Besonderheiten der Hornhaut, der Augenvorderkammer, der Iriskrause und des Pupillensaums, der Linse oder des Glaskörpers.

Pupillenveränderungen weisen auf psychische und physische Störungen hin. Das ergibt sich schon aus der vegetativen Steuerung der Pupille (s. S. 21). Angerer sieht „Die Pupille als Manometer der psychosomatischen Dynamik: Wohl den tiefsten Einblick in die Vita, in das sprudelnde Leben, gewährt die Betrachtung des Pupillenspiels des Auges. Dirigieren schon Tag und Nachtrhythmus die Größe der Pupille, dosieren die jahreszeitlichen Schwankungen die Weite des Lumens, so spiegelt erst recht das schicksalhafte Erleben seine mannigfaltigsten Formen in der Bewegung der Pupille. Konzentration der geistigen Kräfte verengert, Schmerz und Freude erweitern das Sehloch, Staunen und Schrecken lassen die Pupille erstarren und der Tod sprengt mit unerbittlicher Hand den Raum des Lichteinfalls zu einer gähnenden Leere. Tief ergriffen steht der Beobachter vor den gestaltenden Kräften des Lebens auf dem kleinen Orbis und registriert mit zitternden Händen die Form- und Bewegungsveränderungen, die die Mannigfaltigkeit des Lebens auf diesen engen Raum konzentriert." (Angerer 1984, S. 21).

Die Pupille ist eigentlich ein „optisches Vakuum", das durch den Irisinnenrand definiert wird. Pupillenphänomene sind also eigentlich Irisphänomene.

- Pupillenweite und Pupillenspiel
- Pupillenexzentritäten
- Pupillenentrundung

Die Beurteilung der Pupillenphänomene ist Teil der augenärztlichen und neurologischen Diagnostik. Auffälligkeiten (v. a. Anisokorie und Pupillenstarre) müssen daher klinisch abgeklärt werden.

Aus augendiagnostischer Sicht haben sich vor allem Thiel, Schnabel und Angerer mit den Pupillenphänomenen und ihrer Deutung befasst.

7.1.1 Pupillenweite und Pupillenspiel

„An der Mechanik des Pupillenspiels beteiligen sich nicht nur alle Nervenarten, sondern auch alle Energieströme der psychosomatischen Einheit. Vielleicht ist daher hier eine bildhafte Energieschau gegeben. [...] Die Ahnung von der Einheit alles Lebendigen scheint sich auch hier zu verdichten." (Angerer 1984, S. 24).

Normalerweise sind die Pupillen in beiden Augen gleich weit. Die physiologische Weite der Pupille (1,5–8 mm) ist abhängig von verschiedenen Faktoren. Letztlich ist sie Ausdruck des individuellen Spannungsverhältnisses zwischen Sympathikus und Parasympathikus. Insgesamt besteht eine sehr komplexe Vernetzung, welche die verschiedenen physiologischen und pathologischen Pupillenreaktionen erklären kann. Veränderungen der Pupillenweite ergeben sich passiv durch Nachlassen des Sphinktertonus (z. B. bei Dunkelheit) und aktiv durch sensible (Schmerz), sensorische (Geräusch, Lichtmenge) oder psychische Reize (Schreck, Angst).

● **Praxistipp:** Die Beobachtung sollte immer mit der gleichen Lichtmenge erfolgen und der Blick des Patienten sollte in die Ferne gehen, weil sich bei Nahakkomodation die Pupille verengt.

Die dauernd vorherrschende Pupillenweite nennt Angerer den habituellen Pupillenstand. Abweichungen von der „Normalpupille" deutet er im Zusammenhang mit Störungen des Vegetativums und weist auf die damit verbundenen Symptome hin. Darüber hinaus bewertet er sie aber auch unter einem stark moralischen Aspekt, der höchstens im zeitgeschichtlichen Zusammenhang nachvollziehbar ist. Deshalb sind diese Bedeutungen hier nicht aufgenommen und müssen im Original nachgelesen werden.

Die Kleinpupille (Miosis)

Pupillendurchmesser (< 3 mm)

Ursachen	Erregung des M. sphinkter pupillae oder Lähmung des M. dilatator pupillae
Physiologisch	Reaktion auf Lichteinfall, bei älteren Menschen, Weitsichtigkeit, Müdigkeit
Medikamente	Direkte Parasympathomimetika (Acetylcholin, Histamin, Pilocarpin, welches in der Glaukomtherapie verwendet wird, Morphium) Indirekte Parasympathomimetika (Physostigmin, ß-Rezeptorenblocker)
Pathologisch	Reizzustand des Parasympathikus bzw. Lähmung des Sympathikus, Reizmiosis bei Iridozyklitis, Vergiftungen, Hypothyreose, zentralnervösen Störungen. Einseitig: Horner-Syndrom
AD-Bedeutung	Parasympathische Tonuslage Ernährungstyp mit permanenter Peristaltik, Bradykardie, Kontraktion der peripheren Gefäße, nervöse Hyperaesthesie, Spasmen des Intestinaltraktes, meist auf nervöser Grundlage, z. B. Globus hystericus, Dyscardien, Dyscholie

Die Großpupille (Mydriasis)

Erweiterung der Pupille (> 8 mm)

Ursachen	Lähmung des M. sphincter pupillae oder Erregung des M. dilatator pupillae
Physiologisch	Passive Erweiterung durch Nachlassen des Sphinkters. Aktive Erweiterung durch Schmerz, psychische und sensorische Reize, Erregungszustände
Medikamente	Sympathomimetika, die am M. dilatator pupillae angreifen (Adrenalin, Kokain) Parasympatholytika (Atropin, Scopolamin und andere Mydriatika)
Pathologisch	Akute Gehirnerschütterung, Druckmydriasis im Glaukomanfall, bipolare Störungen in der manischen Phase, Psychosen und Phobien
AD-Bedeutung	Überwiegend sympathische Tonuslage: Wache, rege, sprunghafte Menschen Schlechte Esser mit schwacher Peristaltik Esser, oft Süßesser Mydriasis der braunen Iris plus Krampfringe: larvierte Tetanie nach Deck mit: Angstgefühl, Platzangst, Zwangsweinen, Hysterie, Depressionen, Magen- und Unterleibskrämpfen, Vaginismus, Parästhesien, paroxysmalen Tachykardien etc.

- **Grundsatz:**
  Parasympathikotonie = kleine Pupille, große Krausenzone
  Sympathikotonie = große Pupille, kleine Krausenzone
  Cave Drogen: oft mit starker konjunktivaler Reizung

Anisokorie und Pupillotonie
Unterschiedliche Pupillenweite in rechtem und linkem Auge bzw. Pupillenstarre können Hinweise auf neurologische Erkrankungen (z. B. Adie-Syndrom, Horner-Symptomenkomplex, Tabes) sein und erfordern eine klinische Abklärung! Die Klinik unterscheidet ursächlich verschiedene Pupillenbewegungsstörungen:

- Amaurotische Pupillenstarre mit normal weiter Pupille (Störung im afferenten Schenkel der Pupillenreflexbahn, Amaurose)
- Reflektorische Pupillenstarre mit enger, entrundeter Pupille (luetische Erkrankungen des ZNS)
- Absolute Pupillenstarre mit weiter Pupille (Störung im efferenten Schenkel der Pupillenreflexbahn)
- Pupillotonie mit einseitiger, weiter, leicht entrundeter Pupille (harmlose vegetative Funktionsstörungen; Adie-Syndrom bei zusätzlichem fehlenden Patellar- und Achillessehnenreflex)

Ein lebhaftes Pupillenspiel ist Hinweis auf ein überreiztes Nervensystem, kann aber ebenfalls bei schweren Erkrankungen (z. B. Lues, Multiple Sklerose, Myasthenia gravis) auftreten.

7.1.2 Pupillenexzentritäten

Die Pupille befindet sich nicht immer exakt in der Mitte der Iris. Eine leichte Verschiebung nach unten-nasal gilt noch als physiologisch. Um Fehleinschätzungen zu vermeiden, ist bei der Untersuchung auf die gerade Blickrichtung des Patienten zu achten.

Deutliche Verschiebungen mit gleichzeitiger Deformation der Iris und des Pupillensaums kommen bei Augenerkrankungen vor, z. B. als Folge einer Iritis.

Schnabel sieht die Pupillenexzentritäten in Zusammenhang mit trophisch bedingten Entwicklungsstörungen des Brust- und Gesichtsskeletts, das sich auch im Bau der Iris ausdrückt.

Bourdiol beschreibt verschiedene Muster der Pupillenexzentrität, bei denen er ausdrücklich fordert, dass weder die Pupille selbst, noch die Iriskrause deformiert sind und auch die Struktur der Pupillarzone nicht beeinträchtigt sein soll. Das führt ihn zur Überlegung, dass diese Phänomene nicht durch eine partielle Kontraktion des M. dilatator zu Stande kommt, sondern durch eine Verschiebung entsprechender peripherer Ansatzstellen am Ziliarkörper. Hier gibt es Verbindungen zum ringförmigen Ziliarmuskel und damit zu den entsprechenden parasympathischen Ästen des N. oculomotorius. „Eine solche abschnittsweise Kontraktion würde ihrerseits einer neurovegetativen Dysfunktion entspringen, einer Blutstauung oder, im Gegenteil, einer vasospastischen Blutleere, was auch durch empirische Feststellungen der Iridologen seine Bestätigung gefunden hat." (Bourdiol 1978, S. 87).

Exzentritäten als Folge von anderen Organstörungen haben eine Besonderheit. Ihre generelle Bedeutung könnte man so formulieren: Die Pupille weicht dem belasteten Organ aus.

Die im Folgenden angeführten Bedeutungen der Pupillenexzentrität gehen auf verschiedene Autoren zurück. Lindemann beruft sich auf Thiel, Schnabel und Angerer. Prinzipiell plädiere ich für Zurückhaltung bei der vorschnellen Zuordnung klinischer Organdiagnosen. Auffallende Exzentritäten sind ohnehin selten.

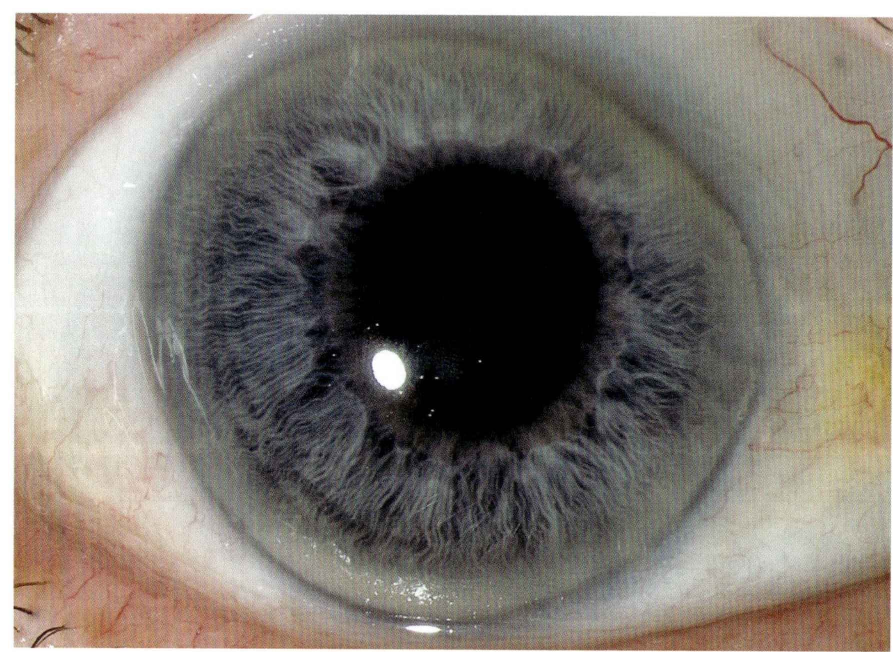

Abb. 28: Pupillenexzentrität

Die nach oben verlagerte Pupille als Folge zerebraler Hypotrophie

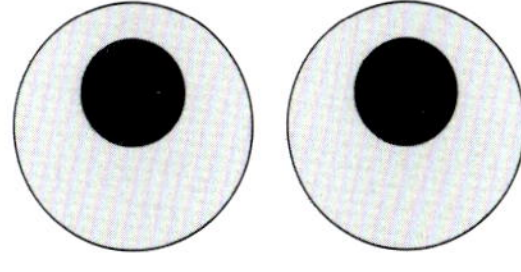
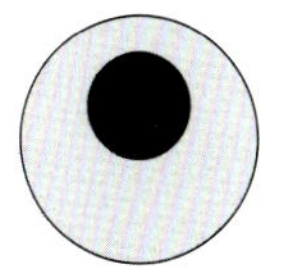

Aussehen	Organisches Hirnerweichungs-syndrom (Bourdiol), Enzephalomalazie (Lindemann)
Bedeutung	Oligophrenie

Nach unten verlagerte Pupille als Folge intrakranieller Drucksteigerung

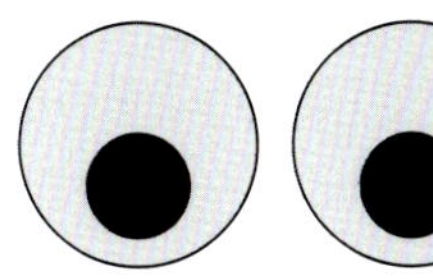
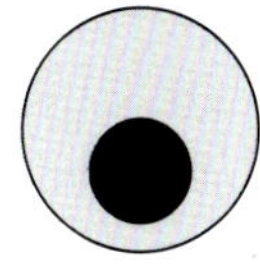

Aussehen	Tumor (Bourdiol), Verdacht auf Gehirntumor (Lindemann)
Bedeutung	Enzephalitis (auch überstandene)

Nach nasal verlagerte Pupille

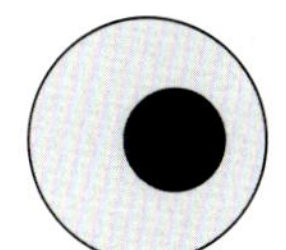
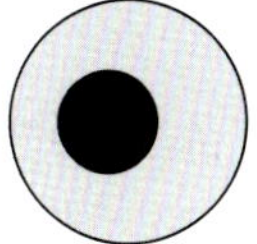

Rechtes Auge	Neigung zu Lungenerkrankungen, Emphysem (Bourdiol)
Linkes Auge	Herzinsuffizienz mit Linkshypertrophie (Bourdiol), Herz-Lungen-Erkrankungen (Lindemann) Hypotone Kreislaufregulation mit Kollapsneigung (Uslarer Kreis)

Nach temporal verlagerte Pupille

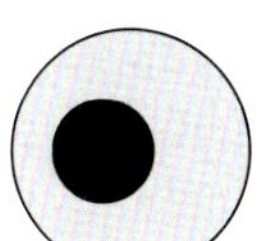
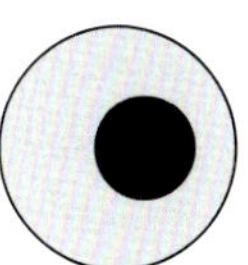

Beide Augen	eingeschränkte koronare Gefäß-versorgung (Uslarer Kreis)

Nach nasal oben verlagerte Pupille

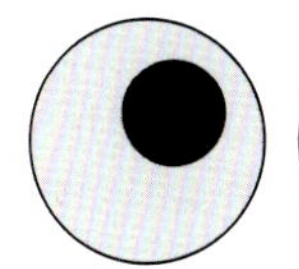
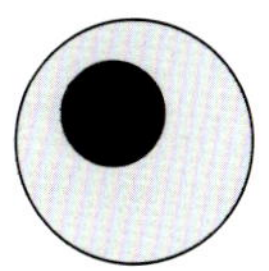

Rechtes Auge	Hepatobiliäre Störung (Bourdiol), Tendenz zu Leber- und Gallenerkrankungen (Lindemann)
Linkes Auge	Zeichen einer Milzaffektion, Hiatushernie, Aerophagie (Bourdiol; Lindemann)

Nach temporal oben verlagerte Pupille

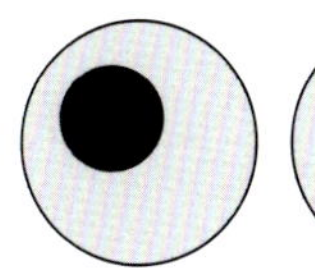
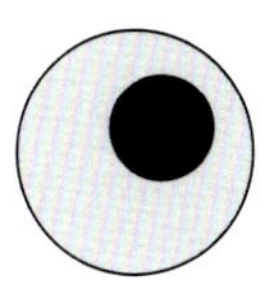

Beide Augen	Nephritis, Orchitis, Salpingitis (Bourdiol)

Nach temporal unten verlagerte Pupille

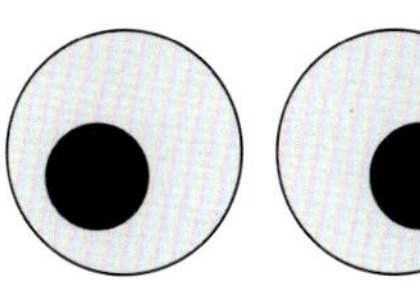

Beide Augen	Nephritis, auch chronische und Übergang zu Nephrosen, Orchitis, Salpingitis (Lindemann)

7.1.3 Pupillenentrundung

Die normale Pupille ist kreisrund. Partielle sympathische bzw. parasympathische Impulse oder Impulsausfälle führen zu verschiedenen Pupillenveränderungen:

- Entrundungen
- Achsenverschiebungen
- Abflachungen

„Der Pupillenrand gibt also Einblick in die verschiedenen Zustandsbilder der nervalen Steuerung, er ist das jeweilige Sediment, ich möchte sagen: das Stoffwechselprodukt der Nervenfunktion, die Brandstelle der Kontaktfunkenstrecke. So wie die Nierenfunktion im Harn, die Darmträgheit im Stuhl geprüft wird, so diagnostizieren wir die Nervenfunktion am Pupillenrand." (Angerer 1984, S.49)

Die Deutung dieser Phänomene geht auf Thiel und Schnabel zurück. Die meisten anderen Autoren (Angerer, Deck, Bourdiol u.a.) nehmen diese Informationen auf und ergänzen sie mit eigenen Beobachtungen.

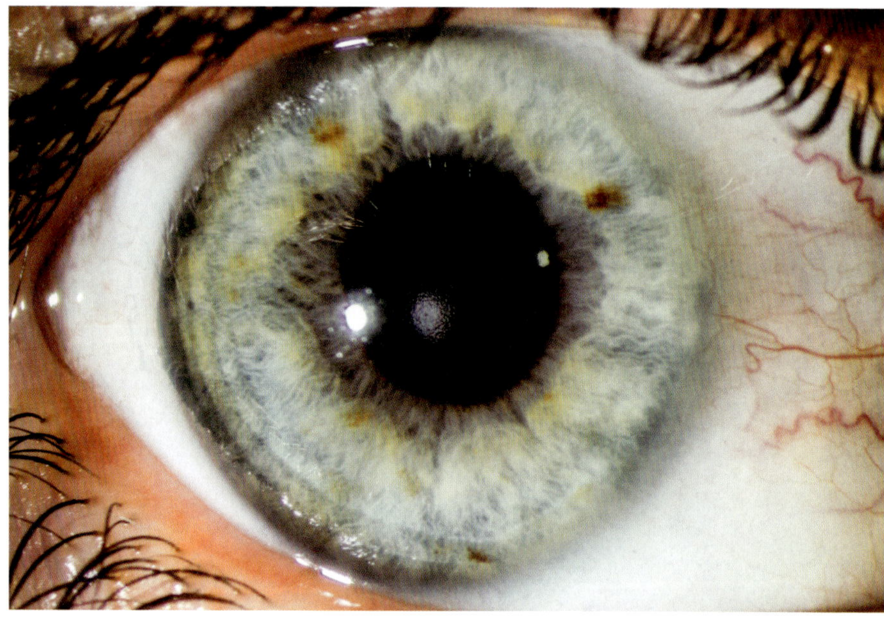

Abb. 29: Achsenverschiebung

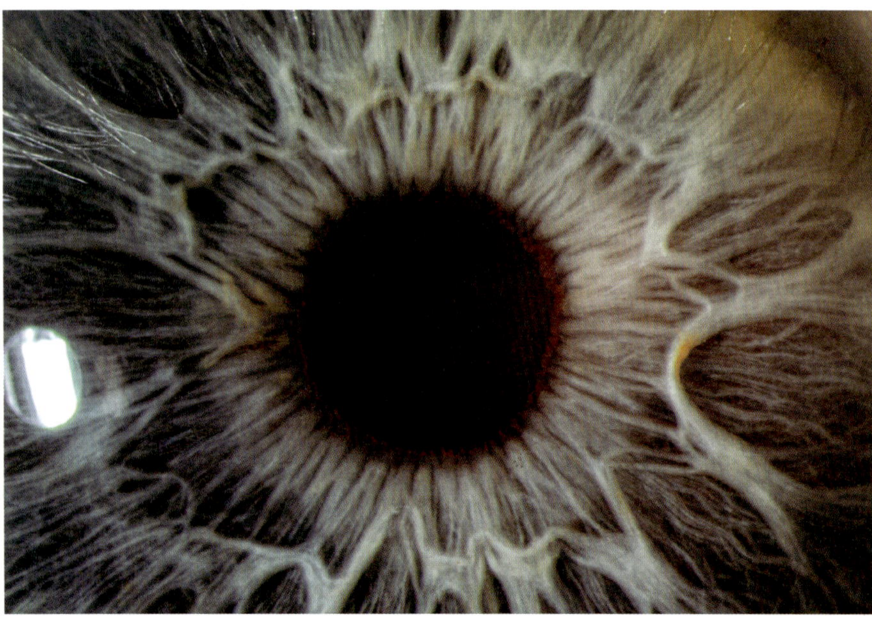

Abb. 30: Pupillenentrundung

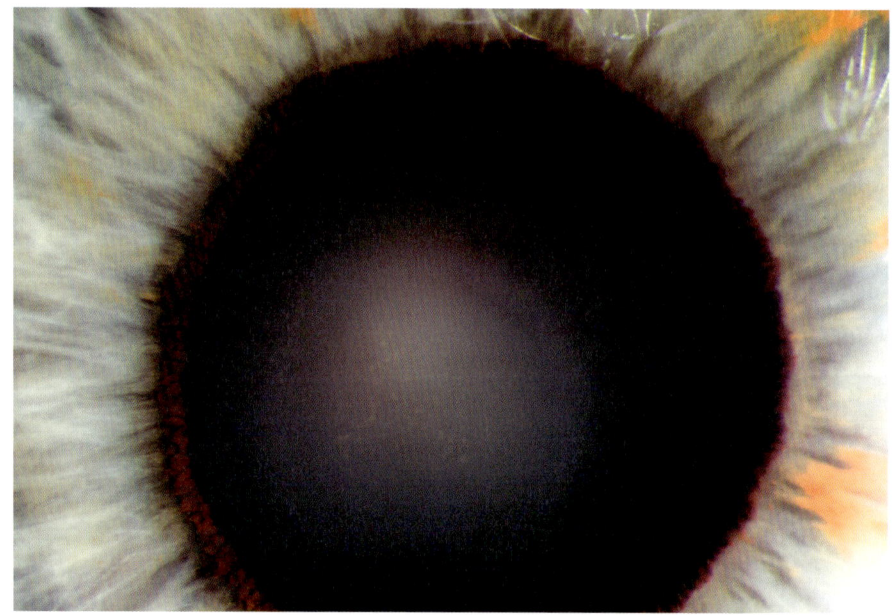

Abb. 31: Pupillenabflachung

Auf Organzeichen im von der Abflachung betroffenen Sektor muss geachtet werden. Deck sieht einen Zusammenhang zwischen dem primären Organzeichen und der dadurch bedingten sekundären Pupillenveränderung. Der in der Iris gezeichnete Herd bestimmt also in diesem Fall die Entrundung. Angerer weist auf die entgegengesetzte Kausalität hin: Stellungsanomalien der einzelnen Wirbelkörper und deren Auswirkung auf abhängige Gewebe und Organe führen reflektorisch zur partiellen Pupillenentrundung. Eine erfolgreiche Adjustierung der Wirbel lässt die Entrundung wieder verschwinden. Welches der beiden Modelle im Einzelfall das richtige ist, lässt sich nicht immer einfach entscheiden.

Pupillenentrundungen (Ovalpupille, Pupillenentformung)

Als Pupillenentrundungen werden totale oder partielle Entrundungen der normalerweise kreisrunden Pupille bezeichnet. Sie können einseitig und beidseitig auftreten. Schnabel sieht die Ursache dieser Pupillenform in zerebralen Gefäßstörungen, v. a. in einem erhöhten Gefäßdruck.

Die hochovale Pupille (stehende Pupille)

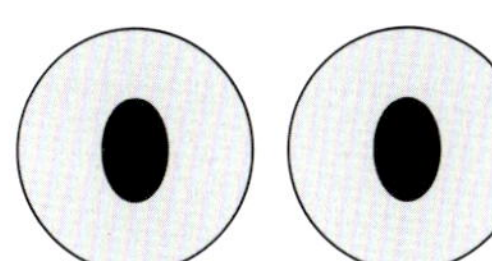

Aussehen	Stehendes Oval mit längerer vertikaler Achse
Bedeutung	Zerebrale Gefäßstörungen (Druckerhöhung) Bei Kindern: labiler Kreislauf, auch bei schnellem Wachstum Bei Erwachsenen: Kopfdruckerhöhung mit Apoplexgefahr Bei Thyreosen (Deck)

Die querovale Pupille (liegende Pupille)

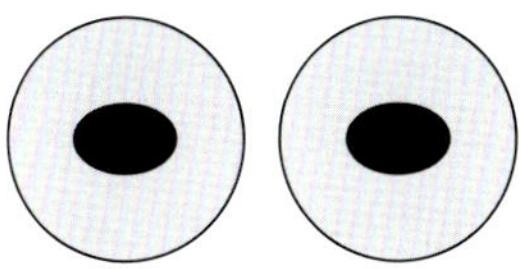

Aussehen	Liegendes Oval mit längerer horizontaler Achse
Bedeutung	Zerebrale Gefäßstörungen (Arteriosklerose) Depressionen (Angerer: einseitig links mit Selbstmordpsychosen) Motorische Störungen der unteren Extremitäten (Wirbelsäule beachten)

Achsenverschiebungen (geneigte Pupille)

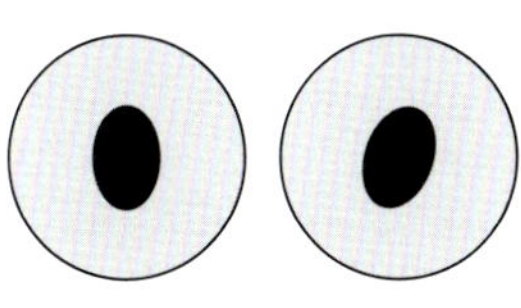

Es handelt sich um Ovalpupillen mit schräg verlaufenden Achsen. Sie können einseitig und beidseitig auftreten.

Nach oben divergierende Pupillen

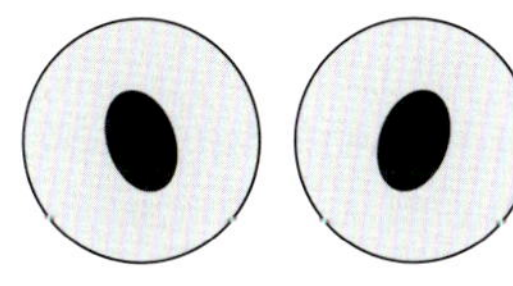

Aussehen	Beidseitig stehende Ovalpupillen mit schrägen Längsachsen, die nach oben auseinanderweichen
Bedeutung	Prädisposition zu tödlichen Apoplexien (Cave: Schwindel!)

Nach unten divergierende Pupillen

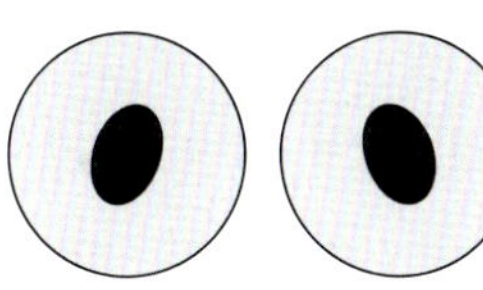

Aussehen	Beidseitig stehende Ovalpupillen mit schrägen Längsachsen, die nach unten auseinanderweichen
Bedeutung	Prädisposition zu Lähmungen der unteren Extremitäten Körperliche Erschöpfung (Angerer)

Nach rechts geneigte Pupillen

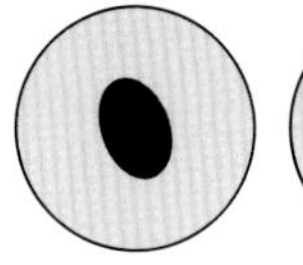 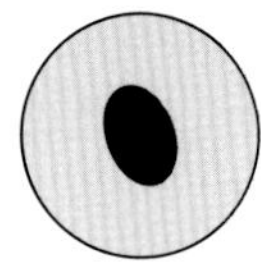

Aussehen	Beidseitige stehende Ovalpupille mit nach rechts geneigten Achsen
Bedeutung	Prädisposition zu rechtsseitiger Lähmung Bei stärkerer Neigung links: Störungen des Urogenitaltrakts mit Polyurie und Blasenschwäche (Angerer)

Nach links geneigte Pupillen

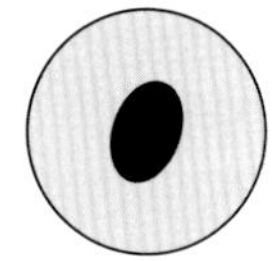 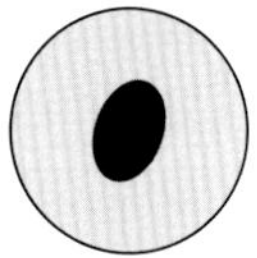

Aussehen	Beidseitige stehende Ovalpupille mit nach links geneigten Achsen
Bedeutung	Prädisposition zu linksseitiger Lähmung

Pupillenabflachungen (partielle Entformungen)

Die partiellen Abflachungen stehen in Zusammenhang mit segmentalen Störungen der Wirbelsäulendynamik, die ihren Projektionsort in den entsprechenden Pupillenabschnitten haben. Zugeordnet werden auch vegetative, emotionale und psychische Zustände. Bei allen Abflachungen ist auch nach Organzeichen im Irissektor zu fahnden.
Je nach Ausdehnung unterscheidet man kleine und große Abflachungen.

Frontale Abflachung

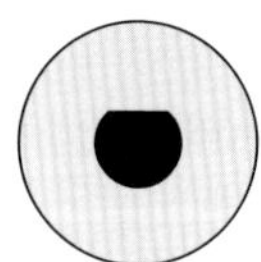 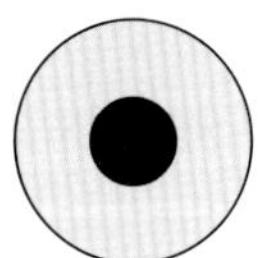

Bedeutung	Gemütsaffekte wie Depression, Grübelsucht, Wachträume, Eifersucht, Melancholie, Suizidgefahr. Deck konkretisiert: rechts mit unblutiger Todesart, links mit blutiger Todesart (?)

Ventrale Abflachung

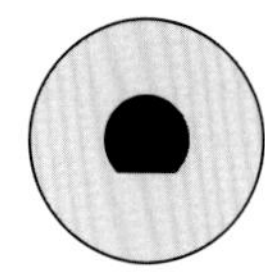 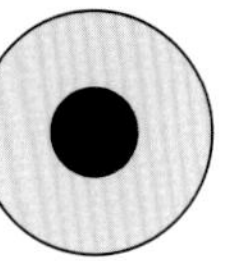

Bedeutung	Sensible und motorische Störungen der unteren Extremitäten mit Beziehung zu den Organen im kleinen Becken: Steifheit der Beine, Statische Gelenkbeschwerden: Spreiz- und Senkfüße, Knie- und Hüftgelenksarthrosen, Wirbelsäulen-Veränderungen

Seitliche Abflachung nasal

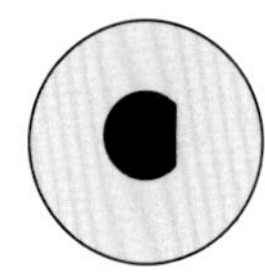 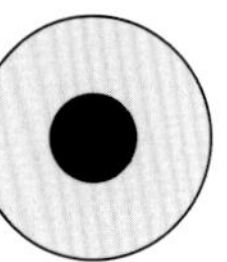

Bedeutung	Hemmung der Atemtätigkeit bei verringerter Vitalkapazität (Angerer, Deck), Kurzatmigkeit (Bourdiol), Neigung zu Bronchialasthma mit psychischer Disposition (Rehwinkel & Wenske) Psychische Auffälligkeiten. Angerer unterscheidet: rechts mit hysteroiden Zuständen, links mit Hypochondrie; bei stärkerer Ausprägung auch Herzsensationen auf nervöser Grundlage

Seitliche Abflachung temporal

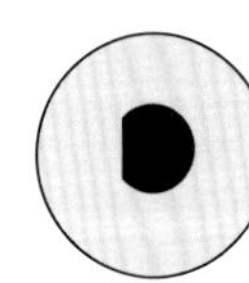 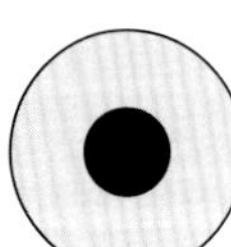

Bedeutung	Beziehung zur Innervation zur Lunge, der Interkostalmuskeln und des Zwerchfells mit nervöser Atemhemmung (Angerer) Dyspnoe (Bourdiol) Interkostalneuralgien (Lindemann)

Obere Abflachung nasal

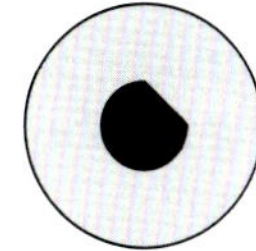
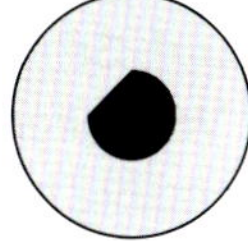

Bedeutung	Hinweis auf HWS- und oberes BWS-Syndrom (Rehwinkel & Wenske) Gestörte Psyche; rechts mit Konzentrationsmangel, links mit Verfolgungswahn (Schnabel) (??) Trigeminuserkrankung (Bourdiol) Optische Wahrnehmungsstörungen; rechts mit Abschwächung des visuellen Erinnerungsvermögens, links seelische Blindheit (Angerer)

Obere Abflachung temporal

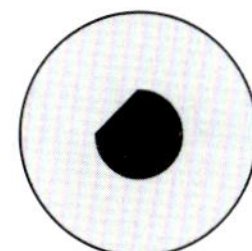
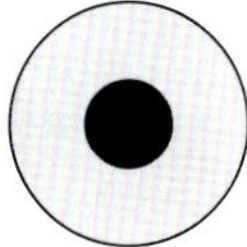

Bedeutung	Ohrgeräusche, Gleichgewichtsstörungen bei Erkrankungen des Labyrinths (Bourdiol) Akustische Wahrnehmungsstörungen, seelische Taubheit (Angerer) Störungen des Gleichgewichts auch in der Lebensführung (Rehwinkel & Wenske)

Untere Abflachung nasal

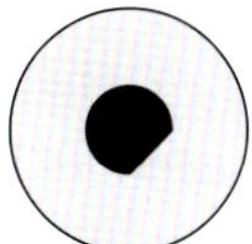
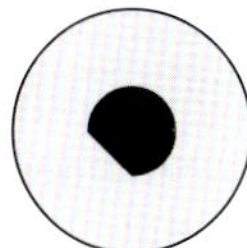

Bedeutung	Störungen des Lumbal-, Sakral- und Sexualplexus. Gynäkologische oder genitale Erkrankungen, Schwangerschaft (Bourdiol) Angerer unterscheidet: rechts funktionale asthenische Störungen, Sensibilitätsstörungen, sexuelle Schwäche, Erschöpfung, links sthenische Störungen mit Überreizung. Blaseninkontinenz (Rehwinkel & Wenske)

Untere Abflachung temporal

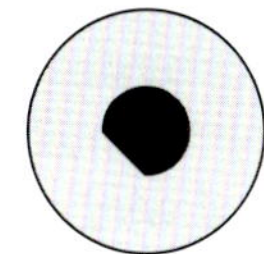
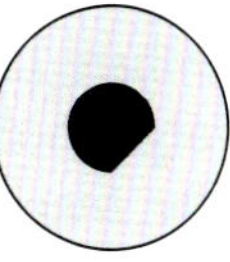

Bedeutung	Rechts: Dyskinesien im Leber-Gallesystem (Rehwinkel & Wenske); „Der missmutige Leberkranke" (Angerer) Links: Milz-Herz-Störungen, koronare Herzkrankheit (Rehwinkel & Wenske); „Der von Herzlähmung bedrohte angsterfüllte Apoplektiker" (Angerer) Hinweis auf Diabetes (Bourdiol)

Giebelpupille

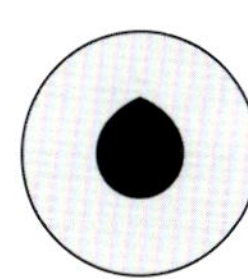
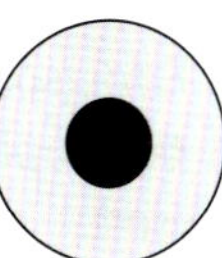

Bedeutung	Psychische Auffälligkeiten und Erkrankungen Nach oben zeigend: Größenwahn, Paranoia (Lindemann) (??) Nach unten zeigend: schwere neuropathische Erscheinungen (Lindemann) auf luetischer Grundlage (Schnabel) (??)

8.1.1 Verlauf

„Die Krausenrandführung gewährt uns einen besonderen Einblick in die räumlichen Konstellationsverhältnisse der Magen- und Darmabschnitte."

(Angerer 1984, S. 111)

„Die Verlaufsform der Iriskrause ist eine, für jedes Individuum einmalige genetische Prägform. An ihr sind Funktion, Adaption und Regulation wie an einem Programmablaufplan abzulesen."

(Hauser 2006, S. 58)

Abweichungen von der normalen Verlaufsform sind Zeichen für eine vegetative Störanfälligkeit. Die Stellen, an denen der gleichmäßige Verlauf gestört ist, verdienen besondere Beachtung (s. auch S. 61 f.):

- Gerader Verlauf
- Zick-Zack-Verlauf
- Partielle Entrundung
- Aussackungen
- Einziehungen

8.1.2 Struktur

Eine dünne, aufgefaserte, unterbrochene oder fehlende Iriskrause ist Zeichen für neurovegetative Labilität in Bezug auf Reizwahrnehmung (Sensibilität) und Reizbeantwortung (Irritabilität). Eine verdickte Iriskrause deutet auf reaktionsschwaches Verhalten des vegetativen Nervensystems (Broy 1992, S. 457) hin. Die Strichstärke muss im Vergleich zu den Irisfasern bewertet werden. Hinsichtlich der Struktur unterscheiden wir folgende Formen der Iriskrause, die im Bildteil ab S. 140 näher besprochen werden:

- Verdickte Iriskrause (Schnur-, Wollfaden-, Band- oder hyperplastische Krause)
- Doppelte Iriskrause (Krausenverdopplung)
- Aufgefaserte Krause
- Feine Iriskrause
- Unterbrochene (offene) Iriskrause
- Fehlende Iriskrause
- Abgehobene Iriskrause (Torbogen)
- Koch'scher Faden
- Schneebrett
- Vaskularisierte Iriskrause

8.1.3 Färbung

Die normale Färbung der Iriskrause entspricht der Farbe der Irisradiären. Als Abweichungen und Besonderheiten, die im Bildteil ab S. 81 besprochen werden, finden wir

- Helle Iriskrause (s. S. 147)
- Pigmentierte Krause (s. S. 148)

8.2 Krausenzone

Die Krausenzone ist das Reaktionsfeld der Nutritionsdynamik und wird daher auch Nutritionszone genannt.

„Kein anderer Aspekt gewährt uns einen so tiefen Einblick in die Ernährungspotenz des Menschen wie die Beobachtung der Krausenverhältnisse."

(Angerer 1984, S. 55)

▶ **Merksatz:** „Wo die Krause aus ihrer natürlichen Rundung herauskommt, wo sie wie ausgebeult oder eingezogen wirkt, müssen wir hinschauen!" (Josef Karl)

Kriterien für die Beurteilung der Krausenzone sind

- Architektur
- Relief
- Kolorit

Die normale Krausenzone reicht von der Pupille bis zur Iriskrause. Das Erscheinungsbild wird bestimmt vom Verlauf der Iriskrause. Sie teilt die Strecke vom Pupillensaum bis zum Ziliarrand im Verhältnis 1:2. Bei einer ausgeprägten Miosis oder Mydriasis sind Fehlbeurteilungen möglich. Faserstruktur und Färbung entsprechen in etwa den Verhältnissen in der Ziliarzone.

8.2.1 Architektur der Krausenzone

„Die Architektur der Krausenzone zeigt uns in der Mannigfaltigkeit ihrer Formen den Sensibilitätszustand der Nutritionsorgane."

(Angerer 1984, S. 55)

Die Größe der Krausenzone ergibt sich aus dem Verlauf der Iriskrause (s. S. 60) und signalisiert den genetisch angelegten Grundtonus des Vegetativums. Die aktuelle Situation kann sich natürlich davon unterscheiden und zeigt sich unter anderem in der Pupillengröße.

Weite Krausenzone (weite, ektasierte Krause)

Aussehen	Generelle Ausweitung der Krausenzone
Bedeutung	Überwiegend parasympathisch gesteuerter Typ: Vagusbetontes Ernährungsnaturell. Die totale, gleichmäßige Erweiterung weist auf eine Erschlaffung im gesamten Verdauungstrakt hin. Beschwerden des Gastrointestinaltrakts, z. B. Blähungen, Spasmen, (atonische) Obstipation Lokale Ausweitungen findet man in der Regel in den unteren Abschnitten und im linken Auge im Bereich des Colon descendens. Sie weisen dann auf Störungen im Kolon hin: gehemmte Peristaltik, Dysbakterie, Elastizitätsverlust der Bänder, verminderter Tonus der Bauchgefäße

Enge Krausenzone (enge Krause)

Aussehen	Generelle Einengung der Krausenzone
Bedeutung	Sympathikusbetonter Typ mit unökonomischer Energiebilanz („schlechter Futterverwerter"). Meteorismus und (spastische) Obstipation. Bei extremer Einengung Neigung zu Spasmophilie Lokale Einengungen weisen auf Störungen hin, die auch durch Druck von Organen der anliegenden Sektoren stammen können. (?)

Partielle Erweiterung

Aussehen	Teilweise Erweiterung der Krausenzone, typischerweise an den Eckpunkten (Quadratische Krause, Quadratkrause) und im Bereich des Sigmoids.
Bedeutung	Lokale Ausdehnung des Darmkanals durch nervale Atonie Kleine, rundliche oder ovale Ausbuchtungen: Veranlagung zu Divertikulose

Partielle Einziehungen des Krausenrandes

Aussehen	Teilweise Einziehung der Krausenzone
Bedeutung	Einengung des Darmkanals: Spasmen, konstitutionelle Anlage

8.2.2 Relief der Krausenzone

„Wenn die Architektur besonders die sensiblen Zustände im Verdauungstraktus schildert, so zeigt das Krausenrelief in hervorragendem Maße die motorische Dynamik."

(Angerer 1984, S. 57)

Beim normalen Krausenrelief ist die Struktur der Radiären in der gesamten Iris gleich, kann aber in der Krausenzone etwas verdickt sein.

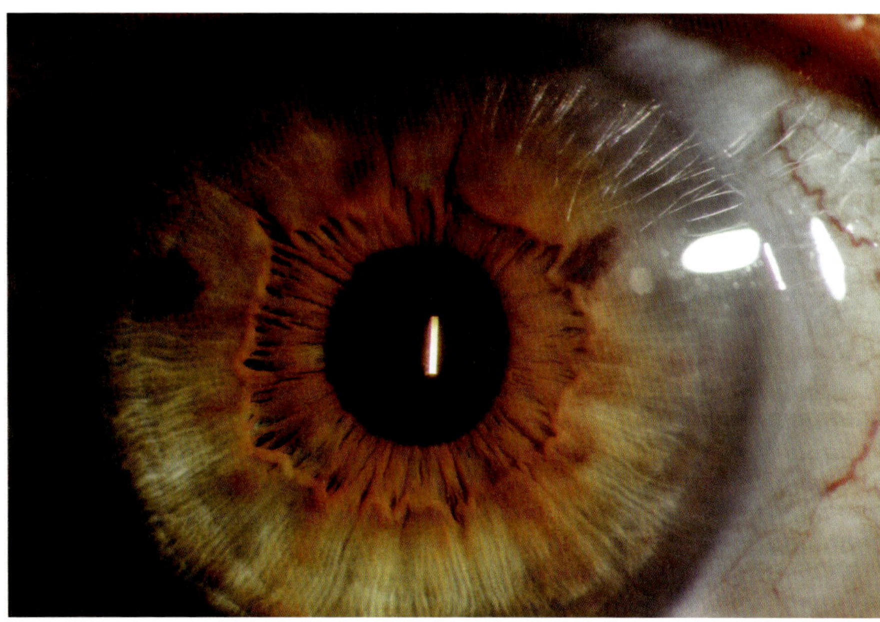

Abb. 34: Grobes Krausenrelief, rechtes Auge

Grobes Krausenrelief

Aussehen	Generell oder partiell strangartig verdickte Radiärstruktur
Bedeutung	Generelle Verdickung: konstitutionell Partielle Verdickung: lokale Bedeutung Langjährige Einschränkung der Peristaltik. Das führt zu Schleimhautveränderungen mit oder ohne Symptomatik, chronische Gastritis, Ulkus. *„Grundsätzlich ist jede Reliefbildung in der Krause(nzone) ein Warnruf."* *(Angerer 1984, S. 57)*

Abweichende Radiärstruktur

Aussehen	Aberrater Faserverlauf in der Krausenzone. Es sind immer mehrere benachbarte Radiären betroffen.
Bedeutung	Psychoneurovegetative Störungen (Broy 2003, S. 550) Veränderungen der Darmflora (Angerer 1984, S. 58)

8.2.3 Kolorit der Krausenzone

Die Farbgebung der Krausezone gewährt uns einen tiefen Einblick „in die fermentative Steuerung, in den Säftehaushalt der Verdauungsfunktionen." (Angerer 1984, S. 58)

▶ **Merksatz:** Jede Farbveränderung in der Krausenzone ist ein Hinweis auf Verdauungsstörungen.

Man unterscheidet
- Aufhellungen
- Abdunkelungen
- Heterochromien
- Nutritionsringe

Alle farblichen Veränderungen können die gesamte Krausenzone oder nur Teile davon betreffen.

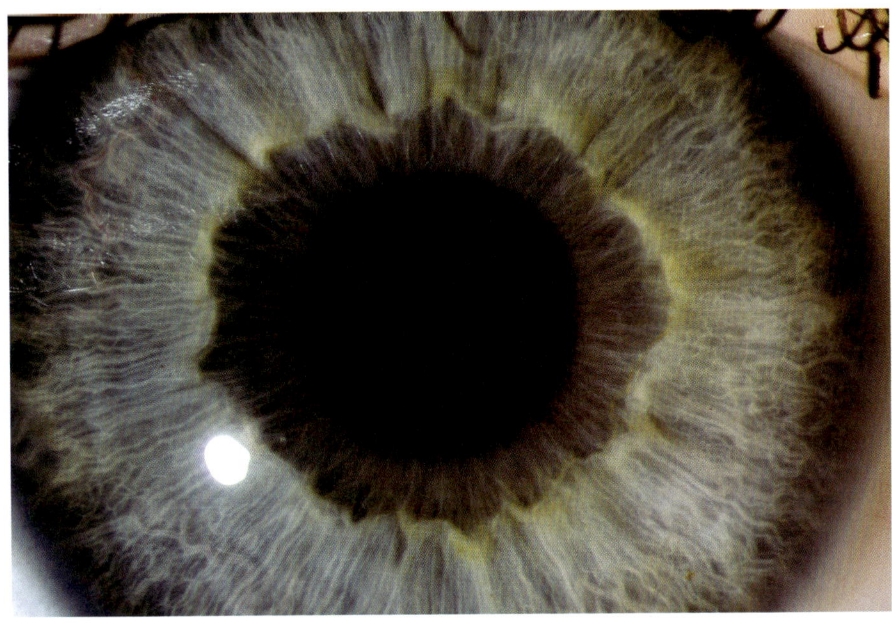

Abb. 35: Abgedunkelte Krausenzone

Aufhellungen und Abdunkelungen sind Zeichen eines erhöhten bzw. erniedrigten Reizzustandes. Direkt abhängig davon sind Anabolismus und Katabolismus mit den entsprechenden Symptomen.

Die verschiedenen Formen der Heterochromie werden im Kapitel 12.11.1 behandelt (s. S. 149 f.).

Nutritionsringe nach Josef Angerer
Es handelt sich um Farbveränderungen und Pigmentierungen, die von der normalen Irisfarbe abweichen.
Josef Angerer beschreibt neun Varianten, von denen aber nur die sechs nachfolgend beschriebenen häufiger vorkommen.

Begleitschatten

Aussehen	Dunkelgrau bis schwarz
Lokalisation	Begleitet den Pupillensaum wie ein schmaler Schatten, meist nur abschnittweise, häufig nasal
Bedeutung	Frühzeitige Reduzierung der Magen- und Darmbesaftung (Schleimhautatrophie)

Pepsinring

Aussehen	Farbe des Goldregens
Lokalisation	Leicht abgesetzt vom Pupillensaum, nimmt meist die ganze 1. kleine Zone ein
Bedeutung	Mangelhafte Aktivierung von Pepsin

Salzsäurering

Aussehen	Elfenbeinfarben bis weiß
Lokalisation	Nimmt meist die gesamte 1. kleine Zone ein
Bedeutung	Hyperazidität durch Salzsäureanreicherung

Labfermentring

Aussehen	Aluminiumfarben, grau bis schwarz
Lokalisation	Wie der Begleitschatten, aber deutlich breiter
Bedeutung	Mangelhafte Aktivierung von Labferment (Chymotrypsin) führt zu Unverträglichkeit von Milchprodukten, Gärungsdyspepsie, Dysbakterie.

Zuckerring

Aussehen	Längliche Pfeilspitzen in der Farbe des Neugolde
Lokalisation	Meist lokalisiert in der Mitte der Krausenzone
Bedeutung	Ptyalinmangel führt letztlich zu mangelhafter Glykogenspeicherung in der Leber und zu Diabetes.

Trypsinring

Aussehen	Dunkel-ockergelbe Verfärbung
Lokalisation	In der 1. kleinen Zone, unterschiedliche Breite
Bedeutung	Mangelhafte Aktivierung von Trypsin führt zu Eiweiß-Stoffwechselstörungen, Dysbakterie, Meteorismus.

9 Organe und ihre Zeichen

„Die Augendiagnose nach Dr. Ignaz von Péczely besteht in einer Beurteilung des körperlichen Zustandes des Menschen nach dem Befunde des äußeren Anblickes der Iris. Diese ist (...) Sache einer genauen topographischen Kenntnis der Iris, einer Kenntnis der Bedeutung ihrer Färbungszustände, ferner ist sie Sache einer langwierigen Beobachtung und Übung, damit einer Kunst."

(Schlegel 1924, S. 11)

Die Topografien geben immer wieder Anlass zu Missverständnissen. Ein wesentlicher Grund dafür ist der Versuch, die Gültigkeit der Topografien anhand einer klinischen Organdiagnose festzumachen. Das widerspricht aber völlig dem naturheilkundlichen Denkmodell, das hinter der Augendiagnose steht.

Topografien zeigen vielmehr Reflexstellen im Sinn von Somatotopien, wie sie auch andere Systeme kennen (Head'sche Zonen, Akupunkturpunkte, Fußreflexzonen usw.). Die „Organdiagnose aus der Iris" ist also zuallererst eine Organ-Funktionsdiagnose. Eine Krankheitsdiagnose im klinischen Sinn lässt sich deshalb nur unter Berücksichtigung von Anatomie, Physiologie und allgemeiner Pathologie erstellen.

Grundsätzlich gilt
- Organe der rechten Körperhälfte haben ihre Reflexstelle in der rechten Iris.
- Organe der linken Körperhälfte haben ihre Reflexstelle in der linken Iris.
- Organe, die in der Mittellinie des Körpers liegen, finden sich in beiden Iriden.
- Der Magen-Darm-Trakt hat seine Reflexstellen in der 1. großen Zone.
- Alle anderen Organe haben ihre Reflexstelle in den entsprechenden Sektoren der Ziliarzone.

Im Laufe der Zeit haben sich zahlreiche Topografien mit zum Teil unterschiedlichen Organlokalisationen herausgebildet. Die meisten dieser Tafeln haben heute nur noch historischen Wert. Einen wesentlichen Beitrag für die Sicherung der Organplätze hat Deck geliefert.

Inzwischen ist es auch gelungen, die Topografien soweit zu harmonisieren, dass es keine wesentlichen Widersprüche mehr gibt zwischen den heute gebräuchlichen Tafeln:

- Topografie nach Josef Angerer
  (Josef-Angerer-Institut, München)
- Topografie nach Josef Deck
  (Felke Institut, Gerlingen)
- Topografie nach Eva Flink
  (Institut für Augendiagnose, Schülp)
- Topografie nach Günter Jaroszyk
  (NESTMANN Pharma GmbH, Zapfendorf)

In der Praxis der Befunderhebung aus dem Auge stellen sich immer zwei Fragen:

1. Wo befindet sich das Zeichen? Antwort gibt die Organtopografie.
2. Welche Informationen können wir erwarten? Antwort gibt die Zeichenlehre.

Unumgänglich für die Deutung und Bedeutung der Zeichen ist das Wissen um typische Merkmale:

- Welche Zeichen setzt ein Organ bevorzugt?
- Welche Zeichen sind bei einer bestimmten Störung/Krankheit zu erwarten?

9.1 Organplätze in der Krausenzone

Die Organlokalisation in der Krausenzone ist auf den ersten Blick etwas unübersichtlich.

Die zirkulären Zonen sind hier oft deutlicher gezeichnet als die sektoralen Organplätze. Erschwerend kommt hinzu, dass die zur Verfügung stehenden Topografien zum Teil doch recht unterschiedliche Detailangaben machen.

▶ **Merksatz:** Alle Zeichen und Phänomene in der Krausenzone beziehen sich auf den Magen-Darm-Trakt. Berührungspunkte mit dem Pankreas sind möglich.

Die Seitenregeln gelten mit kleinen Einschränkungen, v. a. in Bezug auf den Magen.

Lokalisation	Generell stellt sich der gesamte Darmtrakt in der 2. kleinen Zone dar. Die Lokalisation des Dünndarms unterscheidet sich bei den verschiedenen Topografien zum Teil erheblich.
Zeichen	⦿ „Architektur der Krausenzone" (Angerer): Form und Größe ⦿ Grobes Relief der Krausenzone ⦿ Strukturzeichen, v. a. Krypten und Defektzeichen (Lakunen sehr selten) ⦿ Reflektorische Zeichen Reizfasern ⦿ Pigmentierung: Heterochromie ⦿ Fremdpigment ⦿ Nutritionsringe (Angerer)
Bedeutung	Das Kolorit der Krausenzone zeigt die Besaftungsverhältnisse. Die Form der Krausenzone zeigt die nervliche Komponente.

Die zentrale Bedeutung der Krausenzone in der iridologische Diagnostik beschreibt Josef Angerer so:

„Das magische Auge der Krause(nzone) beleuchtet die Nutritionsdynamik dem adaptierten Beobachter wie ein Zauberlicht. Er sieht die Kräfte im Dunklen schalten und walten, bekommt Einblick in die Werkstätte der menschlichen Natur, erschrickt vor dem Kampf, der sich im Verborgenen abspielt, sieht das Leid heraufziehen und hört den Tod an die Türe klopfen und beugt sich in Ehrfurcht vor den Schicksalsmächten, die Leben und Sterben verwalten."

(Angerer 1984, S. 64)

9.1.1 Magen

Lokalisation	Generell: 1. kleine Zone Die Lokalisation einzelner Magenabschnitte (Fundus, Kurvaturen) unterscheidet sich bei den Topografien.
Zeichen	⦿ Defektzeichen ⦿ Pigmente ⦿ Aufhellungen ⦿ Abdunkelungen

9.1.2 Cardia

Lokalisation	Hauptplatz links 45', Nebenplatz links 2'
Zeichen	⦿ Krypten ⦿ Defektzeichen ⦿ Pigmente

9.1.3 Pylorus

Lokalisation	Reicht häufig von der Magenzone in den Duodenalbereich hinein, schneidet gerne die Krause Hauptplatz rechts ca. 40', Rückwand rechts 22', Nebenplatz an der Iriskrause beidseits um 30' (Angerer)
Zeichen	⊙ Krypten, (kleine Lakunen) ⊙ Defektzeichen ⊙ Pigmente

9.1.4 Ösophagus

Lokalisation	Setzt seine Zeichen von der Iriskrause in die Ziliarzone hinein Rechts 15', links 45'
Zeichen	⊙ Krypten ⊙ Defektzeichen ⊙ Reizfasern ⊙ Pigmente

9.1.5 Duodenum

Lokalisation	Rechts 42'–45', im Anschluss an den Pylorus (ca. 40') bis 30'
Zeichen	⊙ Krypten ⊙ Defektzeichen ⊙ Pigmente

9.1.6 Dünndarm

Lokalisation	Für den gesamten Dünndarm wird die Topografie sehr unübersichtlich. Die einzelnen Anteile (Jejunum, Ileum) sind sehr schwer differenzierbar. Rechts 5'–30', links 35'–55'
Zeichen	⊙ Krypten ⊙ Defektzeichen ⊙ Aufhellungen ⊙ Abdunkelungen

9.1.7 Dickdarm

Lokalisation	Das Colon ist insgesamt und in seinen einzelnen Abschnitten gut bestimmbar durch den Verlauf der Iriskrause: Zu achten ist auf Einziehungen und Aussackungen. Colon ascendens: rechts 40'–55' Colon transversum: rechts 55'–5', links 55'–5' Colon descendens: links 5'–25' Sigma: links 25'–33' Rektum: links 33' (in und an der Iriskrause bis zum Ziliarrand)
Zeichen	⊙ Krypten ⊙ Defektzeichen ⊙ Reizfasern ⊙ Pigmente ⊙ Aufhellungen und Abdunkelungen

9.2 Organplätze in der Ziliarzone

Die Organlokalisation ist hier von der sektoralen Einteilung bestimmt. Manche Organplätze erstrecken sich über ein bis zwei kleine Zonen oder nehmen sogar den gesamten Sektor ein.

9.2.1 Herz

Lokalisation	Herzzeichen liegen an der Iriskrause. Rechts 45'–50', links 10'–16'
Zeichen	⊙ Lakunen ⊙ Krypten ⊙ Defektzeichen ⊙ Reizfasern ⊙ Pigmente (selten)

9.2.2 Lunge

Lokalisation	Lungenzeichen haben keinen Kontakt zur Iriskrause. Rechts 46'–49', links 11'–15' von der 4. kleinen Zone bis zum Ziliarrand
Zeichen	⊙ Lakunen ⊙ Waben ⊙ Krypten ⊙ Defektzeichen ⊙ Reizfasern ⊙ Tophi ⊙ Pigmente

9.2.3 Bronchien

Lokalisation	Rechts 45', links 15' (ganzer Sektor) Rechts 15', links 45' (ganzer Sektor)
Zeichen	⊙ Defektzeichen ⊙ Reizfasern ⊙ Abdunkelungen ⊙ Pigmente

9.2.4 Niere

Lokalisation	Beidseitig 25'–35' im gesamten Sektor Generell gilt die Seitenregel. Manchmal stellen sich die Nieren jedoch kontralateral dar. Auf hochgeschobene Iriskrause achten Parenchym eher nasal, Pyelon und ableitende Harnwege eher temporal
Zeichen	⊙ Lakunen ⊙ Waben ⊙ Krypten ⊙ Defektzeichen ⊙ Reizfasern ⊙ Abdunkelungen ⊙ Pigmente
DD	Die Sektoren von 25'–35' sind topografisch außerordentlich dicht besetzt: Pankreas – Niere – Nierenbecken – Appendix – Uterus – Ovar/Testis

9.2.5 Blase

Lokalisation	Rechts um 23', links um 37' in der 4./5. kleinen Zone
Zeichen	Die Blase ist nicht besonders zeichenfreudig. Hinweise gibt oft nur ein Leit- oder Tangentialgefäß. ⊙ Reizfasern ⊙ Aufhellungen ⊙ Abdunkelungen ⊙ Unterbrochene Zirkulärfurchen ⊙ Transversale ▸ **Merksatz:** Die Blase zeigt sich nicht durch Lakunen.
DD	Harnröhre, Prostata

9.2.6 Ovar/Hoden

Lokalisation	Rechts 35', links 25'
Zeichen	⊙ Lakunen ⊙ Krypten ⊙ Defektzeichen ⊙ Reizfasern ⊙ Transversale ⊙ Solitärpigment
DD	Appendix, unter Umständen Pyelon

9.2.7 Uterus

Lokalisation	Rechts 25', links 35' jeweils in der Mitte der Ziliarzone
Zeichen	⊙ Kleine Lakunen (meist krausenständig) ⊙ Waben ⊙ Krypten ⊙ Defektzeichen ⊙ Reizfasern ⊙ Transversale ⊙ Pigmente
DD	Appendix, unter Umständen Pyelon

9.2.8 Prostata

Lokalisation	Rechts 25', links 35' ganzer Sektor
Zeichen	⊙ Kleine Lakunen ⊙ Waben ⊙ Krypten ⊙ Defektzeichen ⊙ Reizfasern ⊙ Transversale ⊙ Pigmente
DD	Harnröhre, Blase, links Rektum

9.2.9 Leber

Lokalisation	Hauptplatz rechts um 40' am Ziliarrand Nebenplatz rechts um 20',links um 40' (Leberrückwand) am Ziliarrand
Zeichen	⊙ Pigmente (meist topolabil in der gesamten Iris, selten topostabil) ⊙ Abgedunkeltes Leberdreieck ⊙ Transversale ⊙ Sektorale Pupillenabflachung ▶ **Merksatz:** Die Leber stellt sich nie durch eine Lakune dar.
DD	Gallengänge (mittlere Ziliarzone) Gallenblase, Pankreaskopf, Pylorus (alle krausenständig)

9.2.10 Gallenblase

Lokalisation	Rechts bei 40', von der Iriskrause bis weit in die Ziliarzone reichend
Zeichen	⊙ Kleine Lakunen (krausenständig) ⊙ Krypten ⊙ Defektzeichen ⊙ Reizfasern ⊙ Transversale ⊙ Pigmente
DD	Pankreaskopf, Pylorus

9.2.11 Pankreas

Die Unterscheidung von exkretorischen und inkretorischen Anteilen ist nicht immer einfach.

Lokalisation	Hauptplätze rechts bei 40' (Pankreaskopf), links 20' (Pankreasschwanz) Zusätzlich rechts 20' und links 40' Nebenplätze in beiden Iriden bei 10' und 50' (Vorne-Hinten-Regel) Deck: in beiden Iriden von 20'–40' am äußeren Krausenrand
Zeichen	⊙ Lakunen ⊙ Waben ⊙ Krypten ⊙ Defektzeichen ⊙ Pigmente
DD	Wetterwinkel rechts 40': Pylorus, Gallenblase „Lakunenkranz" beidseits 20'–40': Testes, Appendix, Nieren, Sigma

9.2.12 Milz

Lokalisation	Hauptplatz links 20'–25' am Ziliarrand (6. kleine Zone) Zusätzlich rechts 20'–25' (Vorne-Hinten-Regel) zu beachten ist der gesamte Sektor Deck: in beiden Iriden von 20'–40' am äußeren Krausenrand
Zeichen	⊙ Pigmente (ockerfarben) ⊙ Aufhellungen, Reizfasern ⊙ Abdunkelungen („Milzdreieck") ⊙ Transversalen ⊙ Strukturzeichen (sehr selten, bei primärer Milzerkrankung)
DD	Ovar / Hoden

9.2.13 Nebenhöhlen

Lokalisation	Rechts 6'–10', links 51'–55'
Zeichen	Grundsätzlich alle Zeichen möglich Entzündung: helle Zeichen Funktionsschwäche: dunkle Zeichen Chronisches Geschehen: Pigmente ⊙ Kleine Lakunen ⊙ Waben ⊙ Krypten ⊙ Defektzeichen ⊙ Reizfasern ⊙ Transversale ⊙ Pigmente
DD	Nasennebenhöhlen, Kieferhöhlen und Stirnhöhle sind nicht immer sicher zu differenzieren.

9.2.14 Tonsillen

Lokalisation	Rechts 10'–12', links 48'–50'
Zeichen	⊙ Kleine, Lakunen (krausenständig, krausennah) ⊙ Krypten ⊙ Defektzeichen ⊙ Reizfasern ⊙ Pigmente
DD	Pharynx, Larynx, Nebenhöhle

9.2.15 Appendix

Lokalisation	Rechts ca. 34' (in der Iriskrause, äußerer Krausenrand)
Zeichen	⊙ Kleine Lakunen ⊙ Krypten ⊙ Defektzeichen ⊙ Reizfasern ⊙ Pigmente
DD	Ovar, Pankreas (Deck)

9.2.16 Ohr

Lokalisation	Rechts 51'–53', links 7'–9' ganzer Sektor
Zeichen	⊙ Kleine Lakunen, etwas abgerückt von der Iriskrause ⊙ Waben ⊙ Krypten ⊙ Defektzeichen ⊙ Reizfasern ⊙ Tophi ⊙ Aufhellungen ⊙ Abdunkelungen
DD	Pankreas (krausenständige Lakune)

9.2.17 Hypophyse

Lokalisation	Beidseits ca. 60‘ (nahe der Iriskrause bis in die 4. kleine Zone) Die Hypophyse hält sich nicht immer streng an die topografischen Grenzen.
Zeichen	⊙ Pigmente (hormonelle Regulationsstörung) ⊙ Kleine Lakunen ⊙ Krypten ⊙ Defektzeichen ⊙ Reizfasern
DD	Hypothalamus

9.2.18 Schilddrüse

Lokalisation	Rechts ca. 15‘, links 45‘ ganzer Sektor
Zeichen	⊙ Lakunen krausenständig oder krausennah ⊙ Krypten ⊙ Defektzeichen ⊙ Reizfasern ⊙ Pigmente (eher in der peripheren Ziliarzone)

9.3 Sichere Plätze und Problemstellen

Einige Organe sind sehr zeichenfreudig mit typischen Zeichen an gut lokalisierten Plätzen.

Andere (auch stoffwechselaktive Organe wie die Leber) stellen sich nur schlecht in der Iris dar. Die Gründe dafür sind nicht wirklich bekannt.

Sichere Zeichen an sicheren Plätzen finden wir für
- Herz
- Lungen
- Schilddrüse
- Nieren
- Genitale (Ovar/Uterus)
- Pankreas
- Tonsillen
- Milz
- Leber
- Gallenblase
- Magen
- Dickdarm und Rektum

Problemstellen sind
- das gesamte Cerebum
- Wirbelsäule als knöchernes Organ
- Jejunum und Ileum
- Mamma
- Zähne
- Der „Wetterwinkel“ rechts um 40‘ ist außerordentlich dicht besetzt. Daher ist die Differenzialdiagnose manchmal schwierig.

9.4 Funktionelle Zusammenhänge

Neben den Hinweisen auf die einzelnen Organfunktionen können wir auch systemische Vernetzungen erkennen. Dabei geht es um

- Organbeziehungen
- das Mesenchym

9.4.1 Funktionelle Organbeziehungen

Die Naturheilkunde erklärt eine (chronische) Krankheit nicht mittels (mono)kausaler Ursache-Wirkungsprinzipien, sondern als Folge von Störungen innerhalb eines vielfach vernetzten Systems. Es geht also weniger um die Erkrankung eines einzelnen Organs, sondern um Krankheitssyndrome. Die Kommunikationswege zwischen den Systemen sind zwar anatomisch-physiologisch noch nicht vollständig geklärt; aber das interdisziplinäre Forschungsgebiet der Psychoneuroimmunologie liefert genügend Hinweise, dass solche Wechselwirkungen stattfinden und letztlich alles mit allem zusammenhängt.

Das Prinzip des Gegenüberliegenden

Zwischen Organen, die in der Iris einander gegenüberliegen, besteht ein innerer Zusammenhang, der sich in den von Eva Flink so genannten harmonischen Verbindungslinien zeigt. Sichtbar werden sie, wenn entsprechende Funktionsstörungen in den jeweiligen Regelkreisen auftreten. Es kommt dabei nicht darauf an, dass diese Linien als durchgehender gedachter Strich gezeichnet sind. Aber wir müssen auf beiden Seiten Zeichen finden und die Linie so nachvollziehen können. Mögliche Zeichen sind Reizradiären, Faseraufhellungen, Abdunkelungen, Strukturzeichen (Lakunen, Waben Krypten), Pigmente usw. Ein Leitgefäß unterstreicht die Bedeutung der Funktionsachse.

Organsyndrome

Aus der Kombination verschiedener Irisphänomene schließen wir auf funktionelle Zusammenhänge zwischen verschiedenen Organen und Organsystemen, z. B. wenn eine Lakune die Iriskrause eindrückt. Auch aus der Pigmentlehre wissen wir um den Zusammenhang zwischen den Organen. So steht zum Beispiel ein Leberpigment im Nierensektor für ein hepato-renales Syndrom. Natürlich müssen in diesem Zusammenhang auch die verschiedenen Individualkonstitutionen Beachtung finden.

9.4.2 Mesenchym

Das Mesenchym ist schon seit langem in den Blickpunkt der biologischen Medizin gerückt. Mit der Erforschung des „Systems der Grundregulation" (Pischinger) wurden diese Erkenntnisse geradezu zur wissenschaftlichen Grundlage der Naturheilkunde. Auch die Irisdiagnose legitimiert sich gerne damit, dass sie den „Blick in das Mesenchym bzw. auf das Bindegewebe" ermöglicht. Wenn sogar die Ophthalmologie anerkennt, dass „die Iris [...] die einzige Stelle am Körper [ist, Verf.], bei der ohne vorherige Präparation direkt auf lockeres Bindegewebe geblickt werden kann" (Funk 2003 S. 561), dann fühlen wir uns bestätigt – wäre da nicht ein winziger, aber folgenreicher Unterschied in der Formulierung: Der Blick in das Mesenchym hier – und der Blick auf das Bindegewebe dort!

Tatsächlich finden wir in der Iris mit Ausnahme der Lymphgefäße alle Zellen, Strukturelemente und humoralen Faktoren des Mesenchyms. Eine Mesenchymdiagnostik ist in gewissem Sinn also möglich. Allerdings müssen dabei zwei Einschränkungen beachtet werden.

Die Problematik der Erkennbarkeit

Die Feinanatomie der extrazellulären Matrix ist so zart, ihre Bausteine sind so klein, dass sie im Lichtmikroskop nur nach intensiver Anfärbung sichtbar gemacht werden können – und auch dann nur bis zu einer etwa 2000-fachen Vergrößerung. Einen wesentlich tieferen Einblick ermöglicht das Rasterelektronenmikroskop. Aber es gibt auch hier Einschränkungen, weil die Objekte aus technischen Gründen abgetötet, chemisch fixiert, entwässert, getrocknet und mit einer hauchdünnen Metallschicht versehen werden müssen. Immerhin lassen sich Vergrößerungen bis zum Millionenfachen erzielen. Im lebendigen Auge sind die Feinstrukturen und das funktionelle Geschehen der extrazellulären Matrix (aus physikalischen und biochemischen Gründen) also gar nicht erkennbar.

Das Dilemma der Unveränderlichkeit der Iris

Das Grundgewebe ist an praktisch allen Funktionen des Organismus wesentlich beteiligt. Verbindungen bestehen unter anderem zum zentralen Nervensystem, zum Immunsystem, zum Hormonsystem und zur Mikrozirkulation. Die Fibroblasten als stoffwechselaktive Zentren („Mutterzellen") der Grundsubstanz verändern auf jeden Reiz hin deren Zusammensetzung und leiten so eine Gegenregulation ein. Neben Stoffwechselsubstanzen und Toxinen spielen hier u.a. hormonelle, elektrische und therapeutische Impulse eine Rolle. Obwohl also in der biologisch hochaktiven Grundsubstanz ständig Auf-, Um- und Abbauprozesse stattfinden, spiegeln diese sich nicht unmittelbar in der Irisstruktur wider, weil diese sich, wenn sie erst einmal ausgereift ist, im Prinzip nicht mehr groß verändert. Das hat Konsequenzen: Wenn wir mit dem Irismikroskop auf das Patientenauge blicken, erkennen wir die Farbe und (Oberflächen-)Struktur der Iris. Was sich darunter befindet und vor allem, was das bedeutet, können wir zwar nicht sehen – aber wir wissen darum. Neben dem Irismikroskop benötigen wir für den Einblick in den Mikrokosmos also eine Art virtuelles „Gedankenmikroskop". Augendiagnose geschieht demzufolge in zwei Schritten: Dem wahrnehmend-forschenden Blick in das Auge folgt der diagnostisch-deutende. Dabei geht die Augendiagnose weit über eine rein klinische Diagnostik hinaus. Mit der Einbeziehung des naturheilkundlichen Denkmodells betreten wir das Gebiet der Semiotik und Phänomenologie. Das bedeutet, dass wir unsere methodisch bedingten Erkenntnislücken durch Gedankengebilde ersetzen müssen. Kurz: Wir schließen von einem Modell auf die Wirklichkeit. Das muss aber nicht falsch sein, weil:

„Der traditionellen Heilkunde, in der sich […] die Wurzeln der Augendiagnose befinden, ist die strenge Trennung in Substanz – Substrat – Funktion fremd. Das gilt insbesondere für die matrizenähnliche Einteilung der Sachgebiete, wie Anatomie, Physiologie usw. Darum sind auch von der Augendiagnose keine klinischen Diagnosen im letzteren Sinne zu erwarten. Der iridologische Befund ist eher eine Zustandsanalyse, aus der in die klinische Terminologie übersetzt werden muß."

(Broy 1992, S. 32).

Natur- und Geisteswissenschaft: Vom Blick über den Einblick zur Einsicht

Die rein naturwissenschaftliche Physiologie „stellt ein typisches Ereignis einer besichtigenden Forscherhaltung dar; Besichtigung geht über eine Zurkenntnisnahme mechanischer Vorgänge nur selten hinaus" (Fritsche 1984, S. 59). Eine so gestellte klinische Diagnose soll nun keineswegs gering erachtet werden. Ein differenzierender diagnostischer Blick in das Mesenchym kann so durchaus gelingen. Die Naturheilkunde sucht aber darüberhinausgehend die funktionell-pathologische Deutung – und wagt dabei gelegentlich auch Grenzüberschreitungen hinein in geisteswissenschaftliches Gebiet. Was Fritsche in diesem Sinn über das Zellgeschehen sagt, kann man nahtlos auch auf das Mesenchym anwenden: Es „ist" nicht, es „geschieht". (Fritsche 1984, S. 53). Die Augendiagnose erlaubt einen Blick auf dieses Geschehen. Unsere diagnostische Aufgabe ist es, den so möglich werdenden Einblick in die Biodynamik therapeutisch zu nutzen. Manchmal – als besonderes Geschenk – erhalten wir damit auch tiefere Einsicht in das Leben selbst.

Wie das geschieht, hat Josef Angerer so beschrieben: Das Bindegewebe *„ist der Kontaktraum für den gesamten Stoffwechsel. Hier fluten die diversen Aufbaustoffe und Abbauprodukte aneinander vorbei, hier enden die vegetativen Systeme in etwa fünfhundert Billionen Schaltstellen, hier begegnen sich die letzten Ausläufer der Blutbahnen mit den zelligen Geweben, hier rollt der Transport der Hormone, Säuren und Basen, hier entladen sich die elektrischen Informationen und Spannungen zentraler Herkunft und von hier aus werden anfallende Impulse an das Gehirn gefunkt, hier ist der obskure Saft, in dem der Kampf um Leben, Krankheit und Tod ausgetragen wird".*

(J. Angerer, zitiert bei: Vogt 2002, S. 214).

10 Gefäßdiagnostik im Auge

„Die Gefäße der Conjunktiva bieten einen prachtvollen Einblick in das Blutgetriebe des Organismus."

Rudolf Schnabel

„Sehr aufschlussreich ist auch die Beobachtung der Wechselberieselung, der wirksamen Austauschfläche der Kapillaren, des großen ***Umschlaghafens des Stoffwechsels*** *in den Haargefäßen, in denen in vielfacher Hinsicht eine Umkehr des Gefäßsystems stattfindet. Abgesehen von der Möglichkeit, die Potenz des queren dynamischen Drucks, des arteriellen Drucks, des arteriellen Pulses auf die in der gleichen Bindegewebsscheide liegenden Vene zu qualifizieren, gibt uns die Gefäßform einen tiefgehenden Einblick in das Kreislaufgeschehen."*

(Angerer 1981 Bd. IA, S. 22)

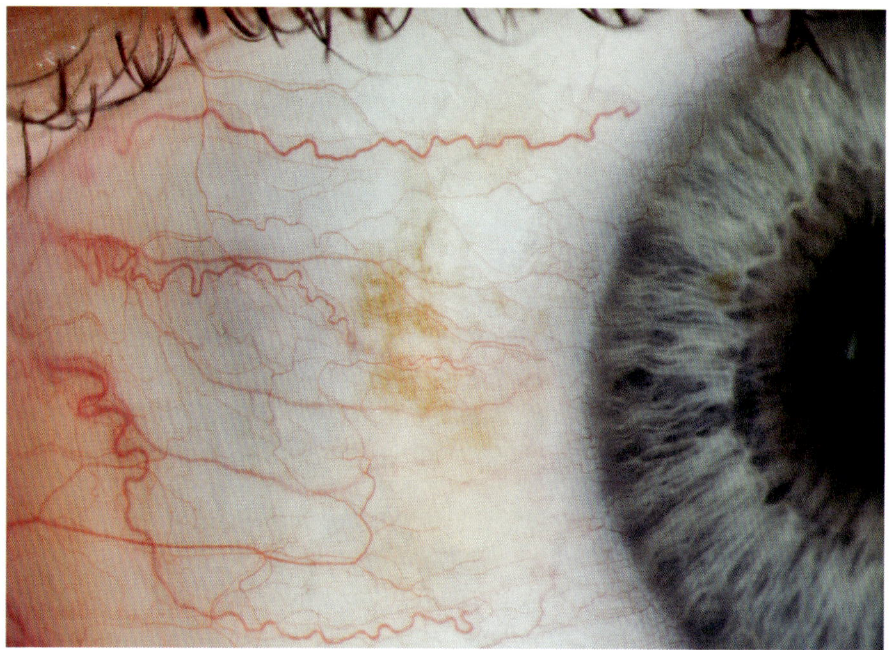

Abb. 36: Gefäße im Augenweiß

Die Gefäßbetrachtung im Auge liefert einen sehr einfachen, schnellen und unmittelbaren Hinweis auf die Gefäßverhältnisse – auch wenn man von den Gefäßen im Augenweiß mit ihrer gewissen Eigendynamik nicht einfach auf die allgemeine Gefäßsituation schließen darf. Eine klinische Abklärung kann im Einzelfall nötig sein.

Die Gefäßversorgung des Augapfels wurde in Kapitel 2.1.2 bereits besprochen.

Im gesamten Augenweiß, besonders auch am Limbus kann es zu einer vermehrten Blutfülle der Gefäße kommen. Sie ist als Symptom einer Irritation oder Entzündung (Konjunktivitis, Episkleritis, Iritis usw.) Gegenstand der Augenheilkunde.

Die augendiagnostische Gefäßdiagnostik ist zum Teil auch Kapillarmikroskopie. Sie liefert damit Hinweise auf die Strömungsverhältnisse. Über die reine Gefäßdiagnostik hinaus erhalten wir in Verbindung mit den Iriszeichen weitere Hinweise auf die gegenwärtige Situation des Patienten, seinen Standort in der pathogenetischen Reihe.

10.1 Normales Gefäßbild

Das normale Gefäßbild erscheint unauffällig:
- Die Gefäße sind gleichmäßig gefüllt (keine Aussackungen, Einschnürungen). Zu berücksichtigen ist, dass die Anzahl der sichtbaren Gefäße im Alter zunimmt.
- Die Gefäße verlaufen harmonisch (fast paralleler Verlauf von Arteriolen und Venolen, nur leichte Schlängelung).

Bei der Diagnostik achten wir auf
- Gefäßtyp
- Füllungszustand
- Gefäßverlauf
- sichtbare Strömung

- **Praxistipp:** Um einen möglichst vollständigen Überblick zu erhalten, lassen wir den Patient nach links, rechts, oben und unten blicken. Dabei soll das Oberlid angehoben und das Unterlid nach unten gezogen werden.

Bereits jetzt stellen sich drei Fragen:
- Handelt es sich noch um ein normales oder bereits ein pathologisches Gefäßbild?
- Sind die sichtbaren Gefäße gleichmäßig oder chaotisch verteilt?
- Finden wir Leitgefäße?

10.1.1 Gefäßtyp

Die Unterscheidung von venösen und arteriellen Gefäßen ist im Auge nicht immer leicht. Beide Gefäßtypen verlaufen häufig parallel, manchmal kreuzen sie sich auch.

Venolen	Oberflächlich, dicker, leicht geschlängelt
Arteriolen	Etwas tiefer liegend, dünner, geradliniger Verlauf
Kapillaren	Typische besenartige Verzweigung, limbusnah (Randschlingennetz)
Anastomosenbildung (s. Honigwaben S. 182)	Die Äste der episkleralen Gefäße bilden kaum Kapillaren, sondern zahlreiche arterio-venöse Anastomosen, die intensiv innerviert sind.

10.1.2 Füllungszustand

Die Füllung und auch das Kaliber der einzelnen Gefäße können stark variieren, abhängig von Blutdruck, peripherem Widerstand, Grunderkrankungen, Augenerkrankungen usw.

- Gefäßreichtum (s. S. 173)
- Kaliberschwankungen (s. S. 176)

10.1.3 Gefäßverlauf

Zu beachten sind alle Abweichungen von einem „normalen" Gefäßverlauf, im Besonderen lang gestreckte Gefäße, auffallende Schlängelung, Schlingenbildung und die Aufzweigung von Gefäßen.

10.1.4 Sichtbare Strömung

Es besteht ein enger Zusammenhang zwischen der Strömung des Blutes und den Kaliberverhältnissen der Blutgefäße: In großkalibrigen Gefäßen ist die Blutströmung normalerweise nicht sichtbar, in den engen Gefäßen kann sie leicht sichtbar gemacht werden, v. a. im Gebiet des Limbus.

Pulssynchrone Bewegungen der Blutsäule sind in kleinsten Gefäßen der Bindehaut nicht pathologisch zu werten. Wenn das Phänomen jedoch in größeren Gefäßen auftritt, muss analog der Arterienpulsation an der Papille an eine Aorteninsuffizienz oder ein sonstiges organisches Leiden gedacht werden.

Normal sind die oft zu beobachtende pendelnde Hin-und-her-Bewegung der Blutsäule und die besonders in kleinen Gefäßen sichtbare blitzartig schnell erfolgende Vorwärtsbewegung von kleinsten Blutpünktchen (Erythrozyten!) nach verschieden lang dauernden Pausen. Manchmal beobachtet man auch eine pulssynchron erfolgende ruckweise Strömung.

Beachte: Nur die wesentlich von der Norm abweichenden Strömungsverhältnisse dürfen als pathologisch bewertet werden.

Die Aggregation von Erythrozyten in Bindehautgefäßen (sludged blood, Sludge-Phänomen) muss beachtet werden. Sie kann durch Entmischung des Blutes in Plasma und Erythrozyten durch extrem fetthaltige Nahrung entstehen (Dys- und Paraproteinämie).

Verklumpungen bis hin zur Pseudothrombenbildung findet man bei Kindern diabetischer Mütter und bei erwachsenen Diabetikern signifikant häufiger als bei Gesunden.

▸ Merksätze:
- Aus einem kapillarmikroskopisch erhobenen Befund lässt sich keine bestimmte Erkrankung diagnostizieren.
- Eine körnige Strömung in Bindehautgefäßen ist häufig physiologisch (dünne Gefäße, langsame Strömung). Der auffallende Geschwindigkeitswechsel gilt jedoch bereits als pathologisch (oft bei jugendlichen Vasoneurotikern!).

10.2 Leitgefäße

Ein Leitgefäß tritt aus dem allgemeinen Gefäßbild hervor und fällt auf durch seine Dicke. Es lenkt den Blick auf den entsprechenden Teil der Iris. Dabei sind Leitgefäße umso bedeutsamer, je näher sie am Limbus verlaufen. Grundsätzlich unterscheidet man zwei Varianten

- Einfaches Leitgefäß
- Tangentialgefäß

Einfaches Leitgefäß

Das einfache Leitgefäß läuft mehr oder weniger gerade auf den Limbus zu und zeigt wie ein Finger auf den entsprechenden Sektor. Manchmal verzweigt es sich in zwei Äste und wird dann als Gefäßast oder Gabelgefäß bezeichnet. (s. S. 174)

Tangentialgefäß

Im Gegensatz zum einfachen Leitgefäß verläuft das Tangentialgefäß mehr oder weniger nah am Limbus entlang. Es ist deshalb ein sektorübergreifendes Hinweiszeichen. Der Verlauf ist meist gerade, kann aber auch Zick-Zack-Form annehmen. (s. S. 175)

▸ Merksätze:
- Der Sektor oder Quadrant verdient absolut eine Beachtung.
- Psychische Traumen, und seien sie noch so schwer, machen keine Leitgefäße.
- Das Gefäßbild bleibt bestehen – auch nach erfolgreicher Therapie.

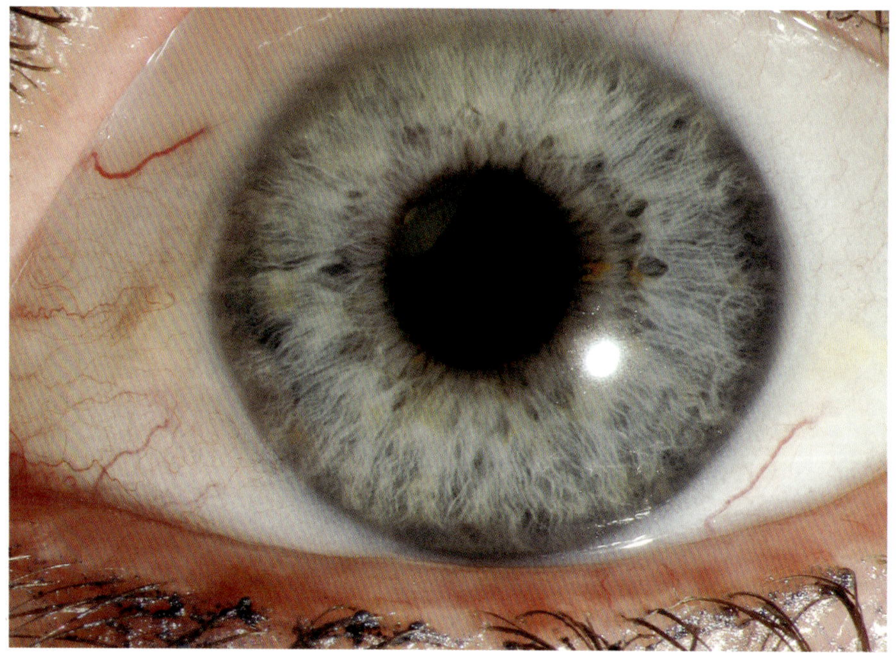

Abb. 37: Leitgefäße
Links 50': Einfaches Leitgefäß
Rechts 20'–25': Tangentialgefäß

10.3 Spezielle Gefäßformen

Die Diagnostik der Bulbus-Bindehautgefäße ist dankbar. Auch wer erst in die Augendiagnose einsteigt, findet hier ein umfangreiches Untersuchungsfeld. Im Bildteil ab S. 173 werden folgende speziellen Gefäßformen näher besprochen:

- Gefäßschlingen
- Angelhakengefäß
- Gefäßkonvolut
- Mäandergefäß
- Glomerulumgefäß
- Porzellangefäß
- Honigwabe
- Gefäßsträhne
- Hämorrhoidalgefäß
- Sägegefäß
- Allergiegefäße
- Dornenkrone
- Tümpelgefäß
- Spastisch-atonische Kaliberschwankung
- Körnige Strömung

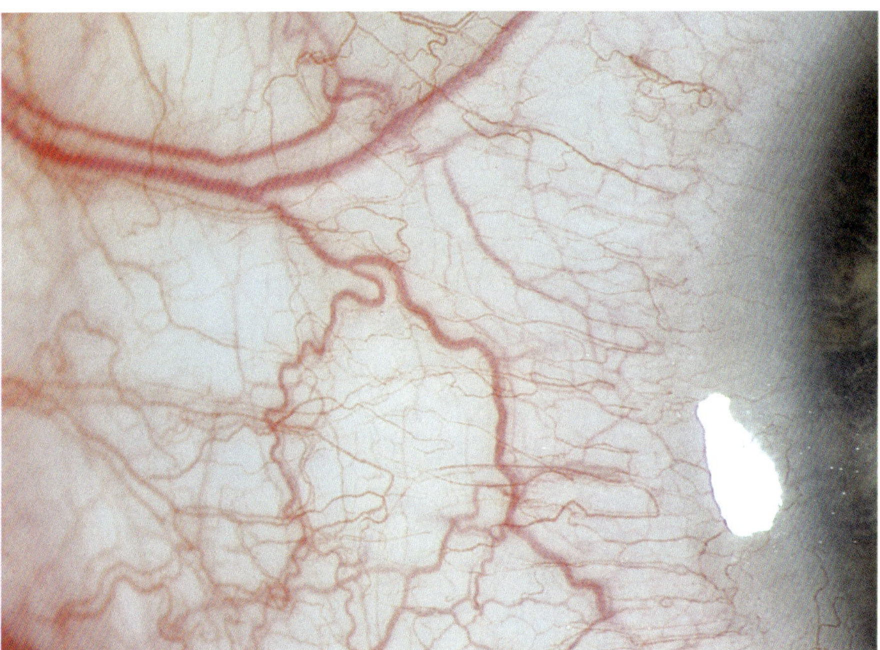

Abb. 38: Spezielle Gefäßformen

11 Ophthalmotrope Phänomenologie

„Die Evolution in der diagnostischen Schau ist auf der Wanderung von der Irisdiagnostik über die Augendiagnostik in die Augenumweltdiagnostik eingestiegen und versucht (...) damit den Blick in die genetische Prägung, in die Funktion und Kybernetik der Organsysteme, in die pathologische Reaktionsfähigkeit des Organismus und in die psychische Melodienwelt zu erweitern und dadurch der Therapie ein neues Straßennetz aufzuwerfen."

(Angerer 1986, S. 11)

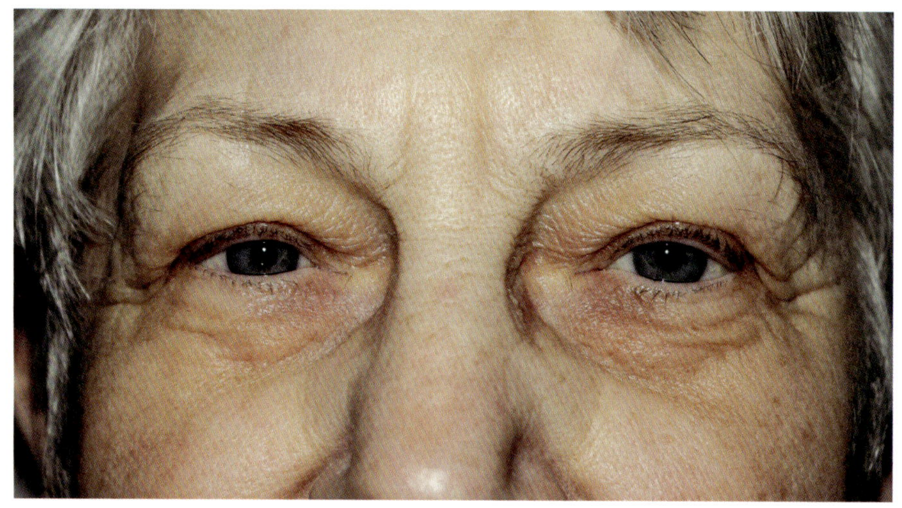

Abb. 39: Augenumfeld

11.1 Wimpern

Lange und glänzende Wimpern gelten als Zeichen der Jugendlichkeit.

Depigmentation und partielles Ausdünnen sind ein Zeichen für ein Nachlassen der Lebenskraft und des Alterns.

Angerer bringt Schwung und Dichte der Wimpern des Oberlids mit dem Traumleben in Verbindung: Wer nicht (?) oder „schlecht" träumt, dessen Wimpern verlieren ihre Elastizität und den Glanz.

Büschelwimpern

Aussehen	Wimpern sind überkreuzt, miteinander verklebt (Zusammensetzung der Tränenflüssigkeit verändert!) und haben so ein pinselartiges Aussehen
Bedeutung	Dysfermentie (?) Dysbiose (?)

Blepharitis

Aussehen	Verklebte Wimpern und Augenlider, führt zu Fremdkörpergefühl Lidrandschwellung mit Rötung und Juckreiz

11.2 Augenbrauen

Die Augenbrauen gelten seit eh und je als Hinweis auf Vitalität, Lebenskraft, Ausdauer und Widerstandskraft. Auch als Spiegel der hormonellen Reserven werden sie in diesem Sinn gedeutet. Zu beachten ist hier besonders die Ausdünnung der temporalen Behaarung im Alter.

Nach Gabler-Almoslechner zeigen sich starke Augenbrauen aber nur beim Ruhenaturell als Vitalitätszeichen (mündliche Mitteilung an Josef Karl).
Bewertet werden Länge und Dicke der Haare, Dichte, Buschigkeit, evtl. Struppigkeit, Schwung nach oben bzw. nach unten.

11.3 Augenlider

Bei Veränderungen im Bereich der Augenlider liegen meistens klinische Krankheitsbilder vor, die ophthalmologisch abgeklärt werden müssen.

Hordeolum (Gerstenkorn)

Aussehen	Schmerzhafte, anfangs diffuse Lid(rand)entzündung Später markanter Eiterpunkt (wie ein Pickel) Bakterielle Ursache (Staphylo- und Streptokokken)

Chalazion (Hagelkorn)

Aussehen	Meist schmerzlose Knotenbildung im Lid Verstopfung der Talgdrüsen führt zu Sekretstau. In der Regel keine bakterielle Beteiligung

Xanthelasmen

Aussehen	Helle plattenartige Einlagerung von Cholesterin im Bereich der Ober- und/oder Unterlider (Xanthelasma palpebrarum)
Bedeutung	Fettstoffwechselstörung (Hypercholesterinämie) Lebererkrankungen Kommt auch bei Gesunden vor – ohne pathologische Bedeutung

Lidptose

Bei diesen Lidphänomenen ist (v. a. wenn sie einseitig auftreten) auch an neurologische Erkrankungen zu denken. Eine Besonderheit ist das

Kappenphänomen

Aussehen	Temporal herabhängendes Oberlid Oft verbunden mit dünner, trockener „Pergamenthaut" des Oberlids
Bedeutung	Erschlaffung und Ermüdung des Myokards (Myodegeneratio cordis)

Epikanthus

Aussehen	Sichelförmige Hautfalte am inneren Rand des Lids, die sich vom oberen zum unteren Augenlid ausspannt und den inneren Lidwinkel verdeckt Merkmal der asiatischen Völker: „Mongolenfalte"
Bedeutung	In Europa: physiologisch für viele gesunde Neugeboren: flacher Nasenrücken, verschwindet meist mit der Aufrichtung des Nasenskeletts bis zur Vollendung des sechsten Lebensjahrs. Ein Merkmal bei Trisomie 21

Dennie-Morgan-Falte

Aussehen	Doppelte Unterlidfalte
Bedeutung	Atopiezeichen

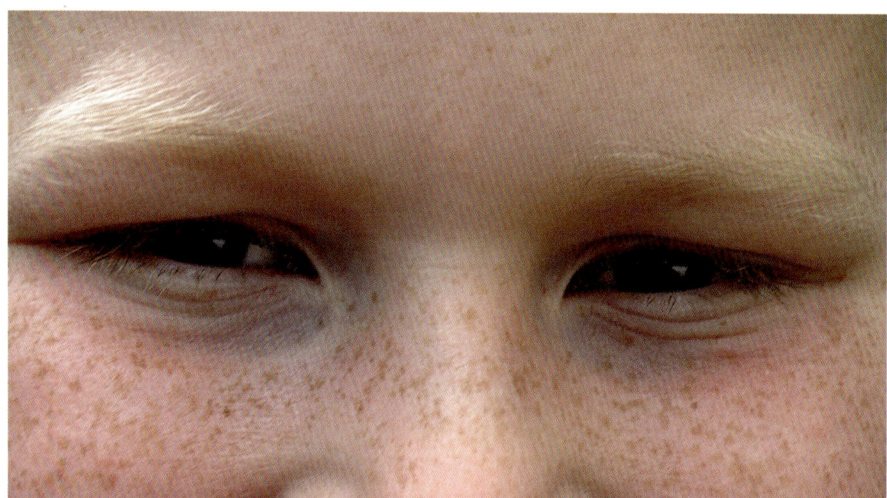

Abb. 40: Dennie-Morgan-Falte

Lidödeme

Können vielfältige Ursachen haben, die klinisch abgeklärt werden müssen. Bei einseitigem Auftreten ist an Verletzungen und lokale Entzündungen zu denken. Beidseitige Ödeme können Begleitsymptom zahlreicher Erkrankungen oder Medikamentenwirkungen sein, z. B. Allergie, Schilddrüsenerkrankungen, Nierenerkrankungen, Cortisontherapie …

11.4 Augenhöfe

Dunkle Schattenbildung um die Augen (Halonierung der periorbitalen Region) kann verschiedene Ursachen haben: z. B. Energie- und Sauerstoffmangel, Eisenmangelanämie, Alkohol und Drogen usw.

Bei akutem Auftreten sollte man auch an Allergien oder Schlafmangel denken.

- Dunkelbraune Verfärbung: Leber/Galle
- Graugelbe Blässe: Nieren

Bei hellhäutigen Typen kann das Unterhautgefäßnetz durchschimmern und führt zu einer bläulichen Verfärbung, die sich noch verstärken kann bei sauerstoffarmem Blut.

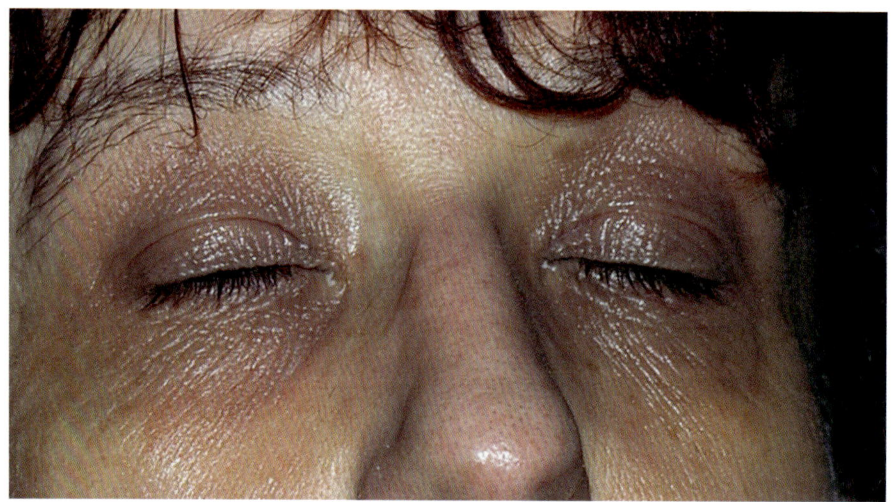

Abb. 41: Augenhöfe

12 Bildteil

12.1 Limbusphänomene

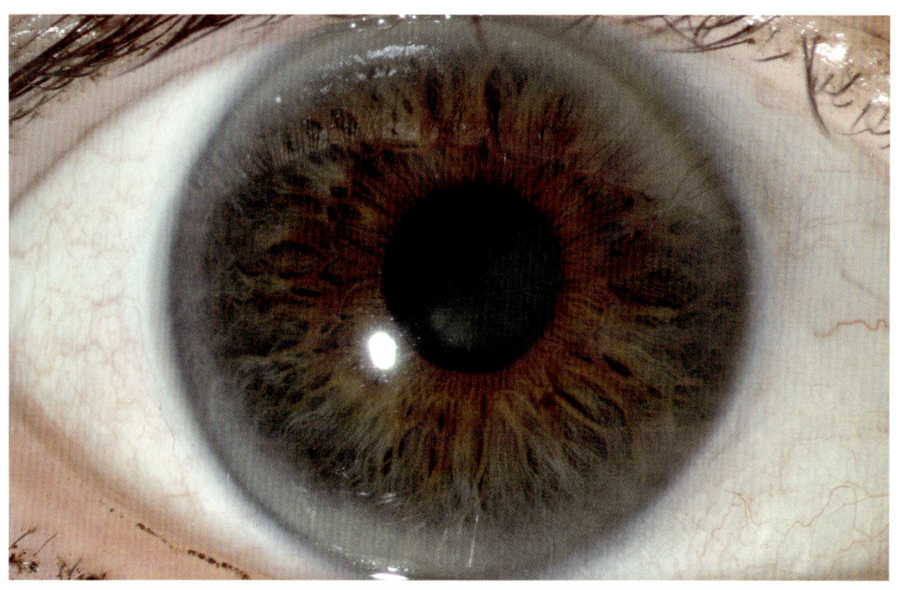

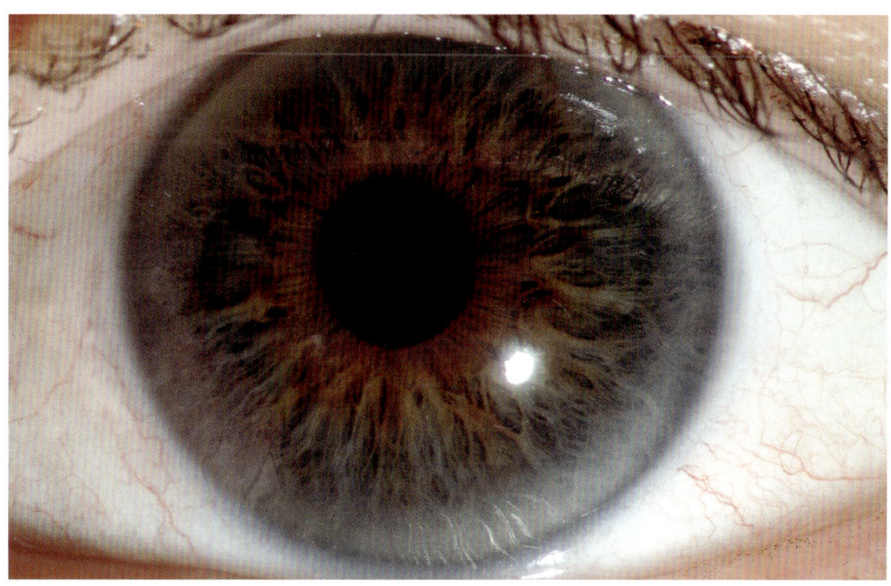

Lunula

Kennzeichen: Eine milchigweiße Verquellung im skleral-cornealen Grenzbereich. Man nennt sie Lunula, weil sie vom Aussehen her an die schmale Mondsichel erinnert.

⊙ Bedeutung für die ophthalmotrope Phänomenologie:
Labilität des Reizleitungssystems

Die Aussage Josef Angerers, dass die Lunula im linken Auge eine Sinustachykardie, im rechten Auge jedoch eine Sinusbradykardie anzeigt, ist so nicht zu halten. Schon deshalb nicht, weil wir das Zeichen gar nicht selten gleichzeitig in beiden Augen finden!

Abb. 42 (oben): Lunula temporal, rechtes Auge
Abb. 43 (unten): Lunula temporal, linkes Auge

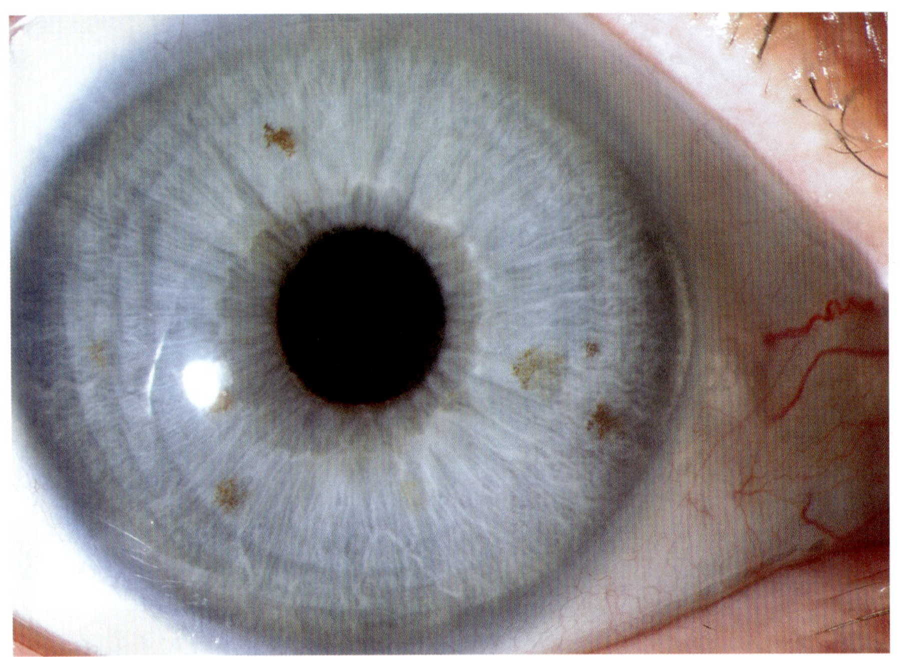

Spondylarthrosering

Synonym: Vogt'scher Limbusgürtel

Kennzeichen: Eine kristallin-weiße Einlagerung am Limbus, die temporal und/oder nasal auftritt.

Gelbweißliche Einlagerungen dieser Art werden bei 60 % aller älteren Menschen beobachtet. Schulmedizinische Aussage: „Eine Therapie ist nicht möglich und nicht erforderlich." (Krieglstein et al. 1999, S. 77)

⊙ Bedeutung für die ophthalmotrope Phänomenologie:

- Hinweis auf schwere Degenerationen im Wirbel- und Bandscheibenbereich (?)

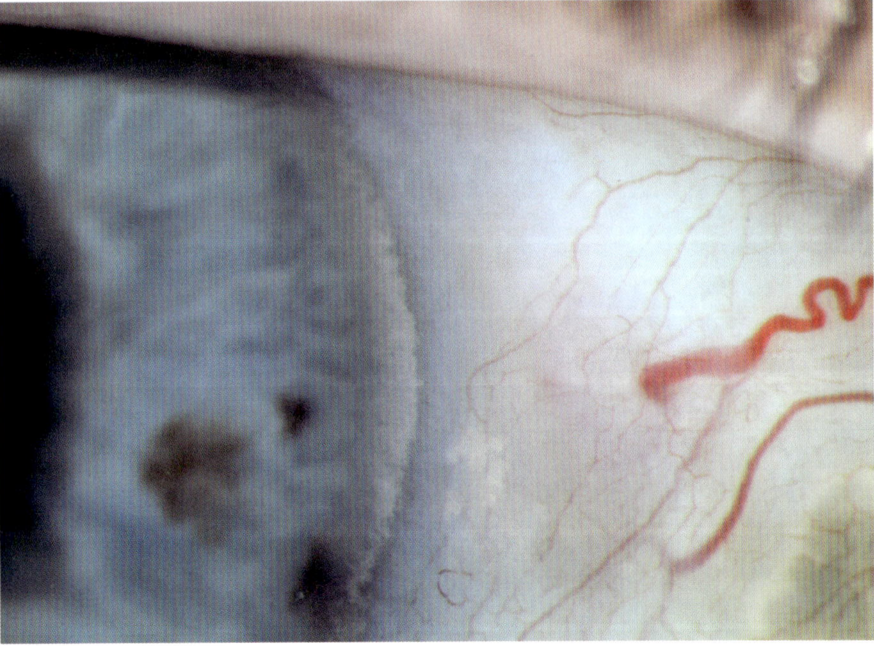

Abb. 44 (oben): Übersicht. Rechtes Auge
Abb. 45 (unten): Detailansicht

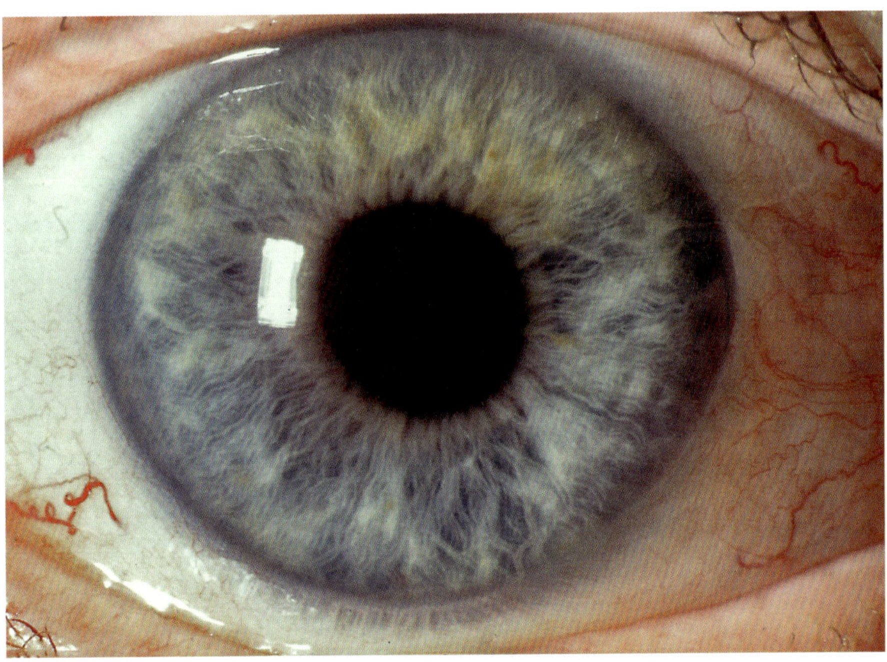

Staketen

Kennzeichen: Längliche, dicht aneinander gereihte „Bälkchen" am Limbus.

Eine Staketenserie wird als „Palisadenzaun" bezeichnet.

⊙ Bedeutung für die ophthalmotrope Phänomenologie:

- Farblos bis weißlich: Hinweis auf eine Intoxikation durch chronische Darmerkrankungen, aber auch Fokaltoxikosen: Auf die Mandeln achten!
- Braun pigmentiert: Chronische Belastung von Seiten der Leber (s. Pigmente S. 41)

Detaillierter schreibt Angerer:

„Das Lymphgitter am Rande der Hornhaut zeigt die Elastizität des Lymphapparates gegen Infektionen. Die Lymphstaketen sind entweder prall gefüllt, gestaut und aufgeschwollen und treten in der akuten Abwehr stark heraus. In der chronischen Abwehr färben sie sich ein. Erscheinen sie als trocken liegende Kanäle mit abgebauten Lymphscheiden, dann geben sie Bescheid über abgeklungen Lymphinfekte. Sind dagegen die Lymphstränge von hell leuchtenden Gefäßen begleitet, dann handelt es sich um fieberhafte, entzündliche Lymphprozesse in regionären Bereichen."

(Angerer 1981 Bd. 3, S. 74)

Abb. 46, 47, 48 (von links oben nach rechts unten)

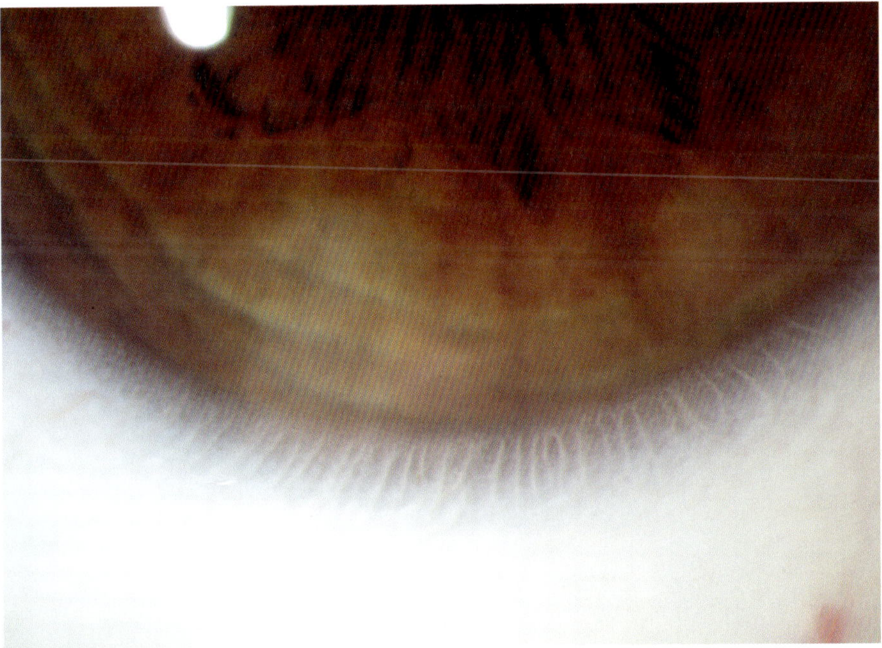

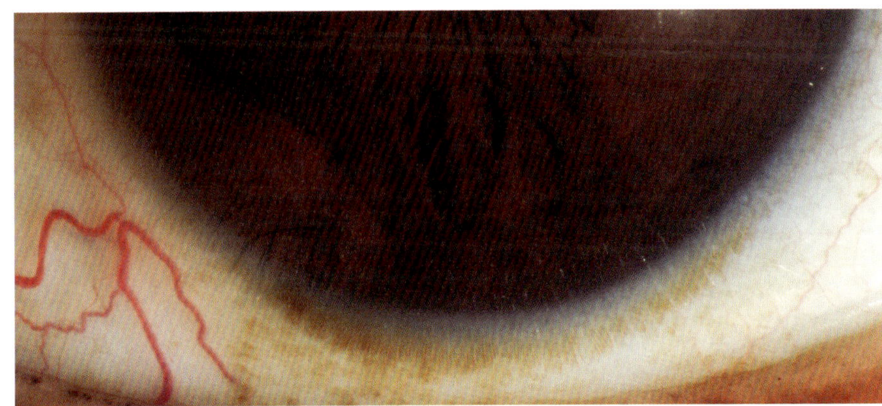

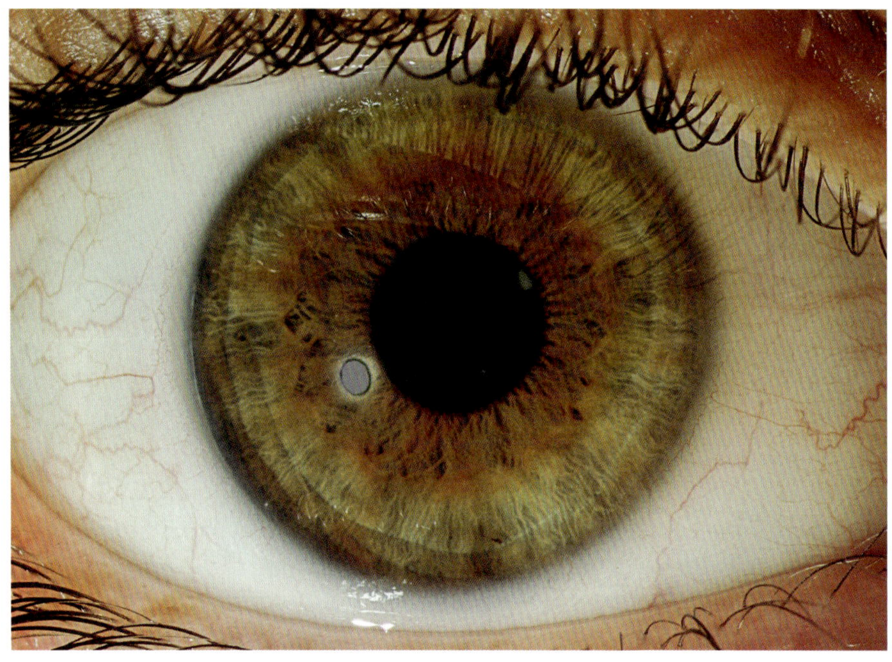

Stehkragen

Kennzeichen: Eine grauweiße, sehr schmale „Randverdichtung" des sklerokornealen Übergangs.

In der Literatur wird der Stehkragen (meines Erachtens fälschlicherweise) als Hornhautphänomen so definiert:

- Einlagerung in der Bowmann-Membran: externer Stehkragen
- Einlagerung in der Descemet-Membran: interner Stehkragen

⊙ Bedeutung für die ophthalmotrope Phänomenologie:

- Das Phänomen ist selten, die Bedeutung entsprechend ungewiss.
- externer Stehkragen: Folge eines Schädeltraumas mit Disposition zu erhöhter Reflexbereitschaft (auf den Sektor achten!) und gesteigerter Empfindlichkeit gegen Sinneseindrücke wie Schall, Licht, Berührung, Geruch und Geschmack
- Interner Stehkragen: Folge einer Impfschädigung

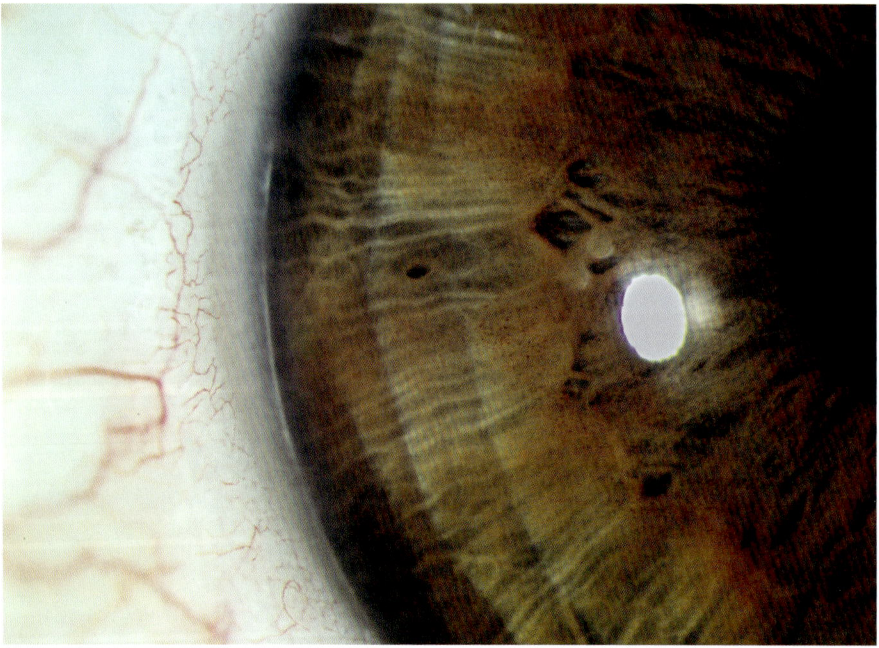

Abb. 49 Übersicht
Abb. 50 Detailansicht

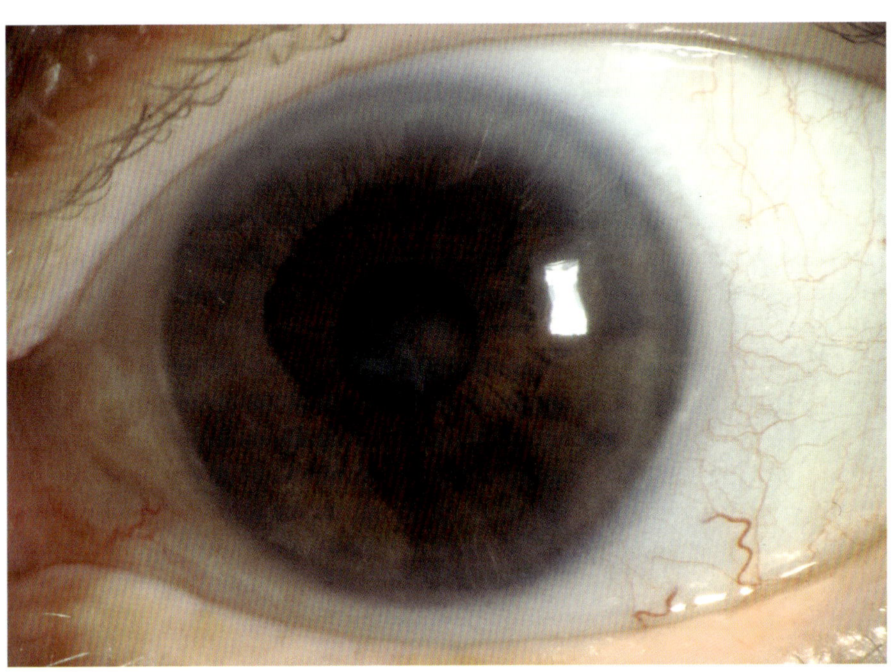

Limes romanus

Kennzeichen: Die Lederhaut, möglicherweise auch nur die Episklera, wölbt sich wallartig im Bereich des Limbus.

Das Zeichen ist selten zu finden.

⊙ Bedeutung für die ophthalmotrope Phänomenologie: sehr unterschiedliche Aussagen

- Nervliche Psychosen, Affektengramme, Zwangszustände im seelischen Bereich (Angerer)
- Belastung des Halssympathikus und Myogelosen, dadurch muskuläre Herzbelastung (Angerer)
- Störung ausgehend von Th7, HWS-Myogelosen durch rheumatische Belastungen, Roemheld-Syndrom (Markgraf)

Abb. 51

12.2 Hornhautphänomene

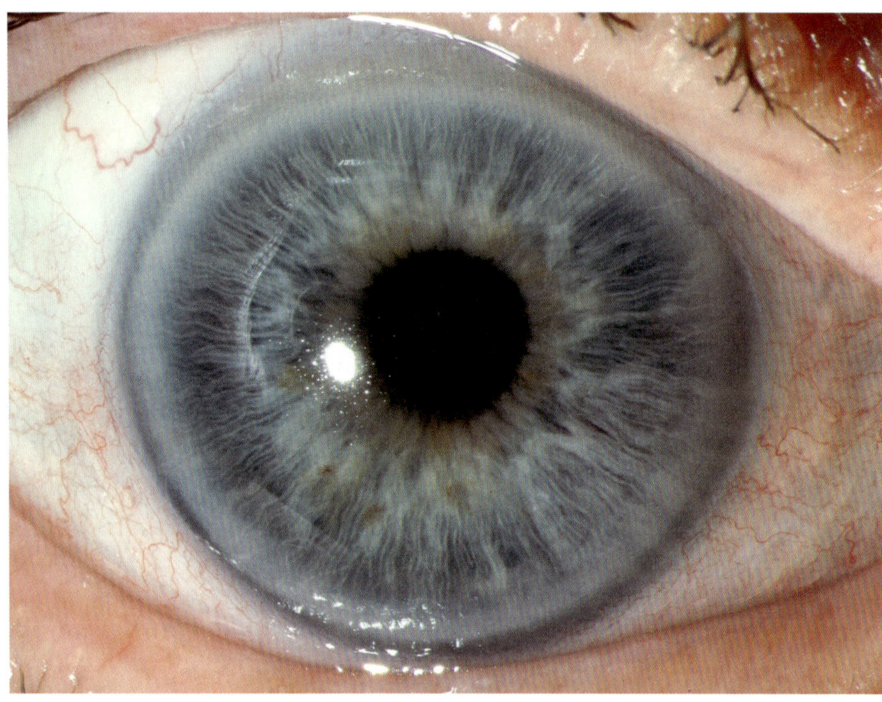

Arcus lipoides (Arcus senilis)

Kennzeichen: Ein schmaler, grauweißer Ring, der anfangs vom Limbus durch eine klare Randzone, das so genannte lucide Intervall, getrennt ist. Es handelt sich beim Arcus lipoides um eine Lipoid-Einlagerung in das Hornhautstroma, die vorwiegend bei älteren, selten bei jüngeren Patienten beobachtet wird. Das Zeichen entsteht nur, bei entsprechend durchlässiger Membran und wird daher häufig als Alterszeichen und Zeichen der Degeneration gewertet.

⊙ Bedeutung für die ophthalmotrope Phänomenologie:

- Hinweis auf eine Fettstoffwechselstörung

Zu beachten ist, dass eine Hyperlipidämie nicht zwingend vorliegt und auch keine Aussage über die Höhe des Cholesterin- oder der Triglyceridspiegels im Blut möglich ist.

Abb. 52 (links oben): Arcus lipoides im blauen Auge
Abb. 53 (links unten): Arcus lipoides im braunen Auge
Abb. 54 (rechts): Arcus lipoides mit dem typischen luziden Intervall

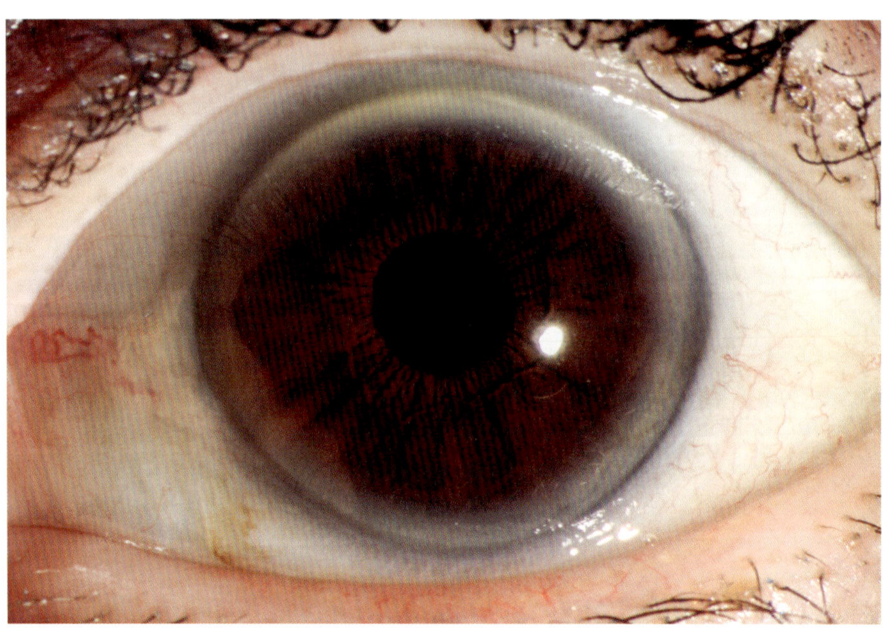

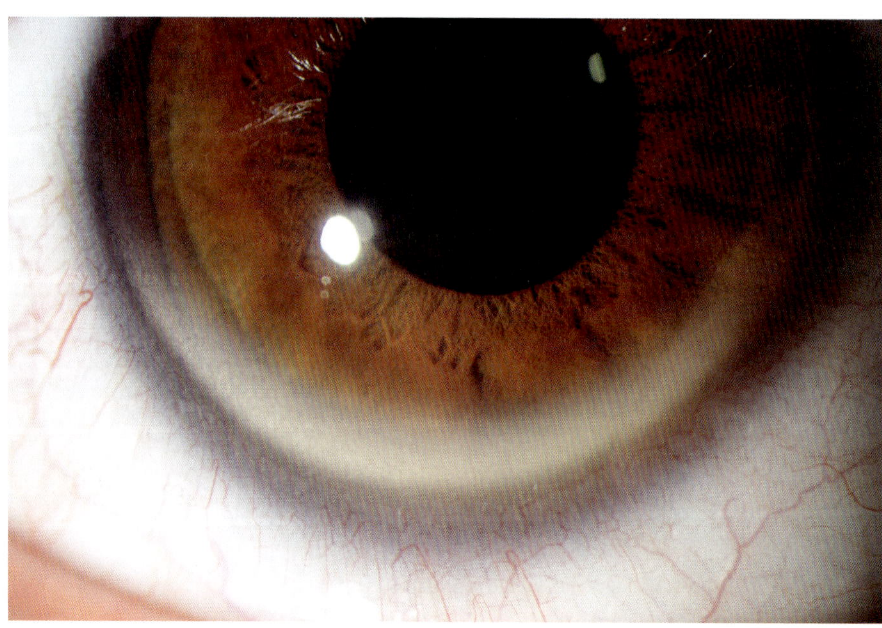

12.3 Phänomene im Augenweiß

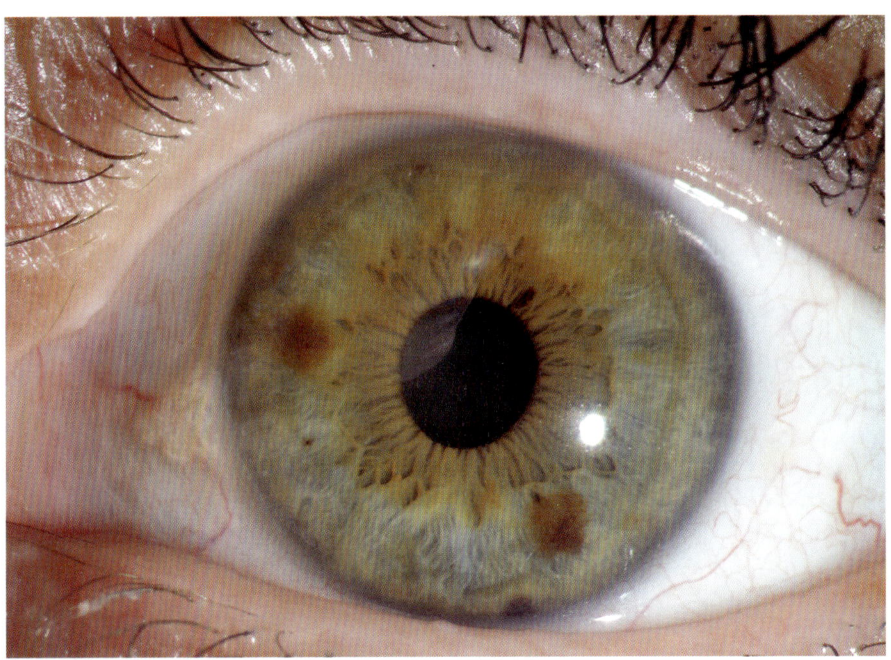

Pinguekula („Lidspaltenfleck")

Kennzeichen: Leichte Vorwölbung der Bindehaut durch degenerative Veränderungen mit Einlagerung von hyalinem Material. Sie ist im nasalen oder/und temporalen Lidspaltenbereich lokalisiert und tritt vorzugsweise im Alter auf.

⊙ Bedeutung für die ophthalmotrope Phänomenologie:

- „Harmlose Veränderung, keine Therapie erforderlich" (Krieglstein et al. 1999, S. 49; Klassifikation nach ICD-10: H11.1)
- Weißlich-kristallines Aussehen: Hinweis auf Eiweißstoffwechselstörung
- Gelblich-bräunlich verfärbt: Hinweis auf Fettstoffwechselstörung
- „Müllhalde Konjunktiva"

Abb. 55 (links oben): Übersicht
Abb. 56 (links unten): Detailansicht aus Abb. 55
Abb. 57 (rechts): Braun gefärbte Pinguekula

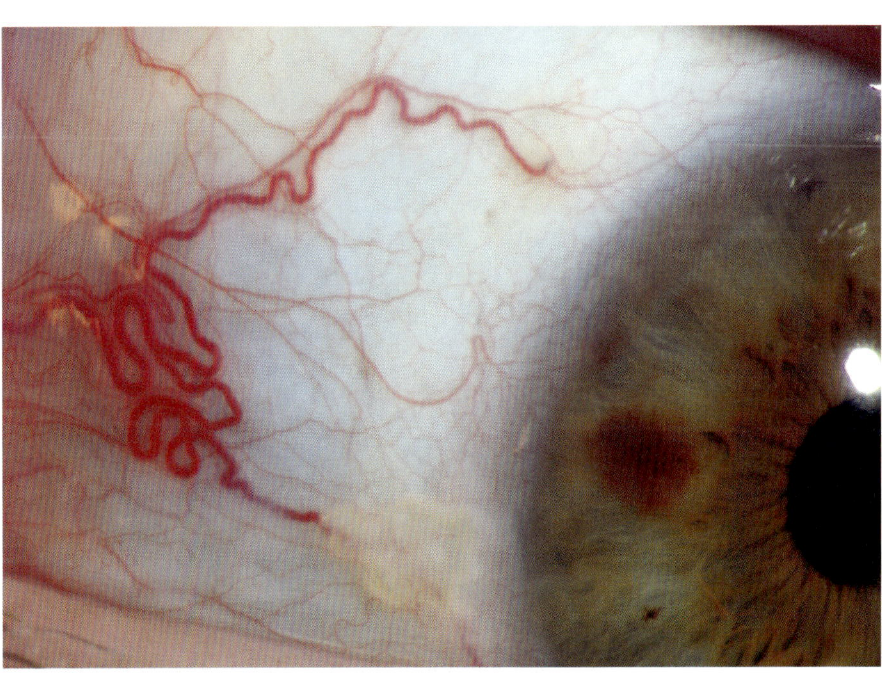

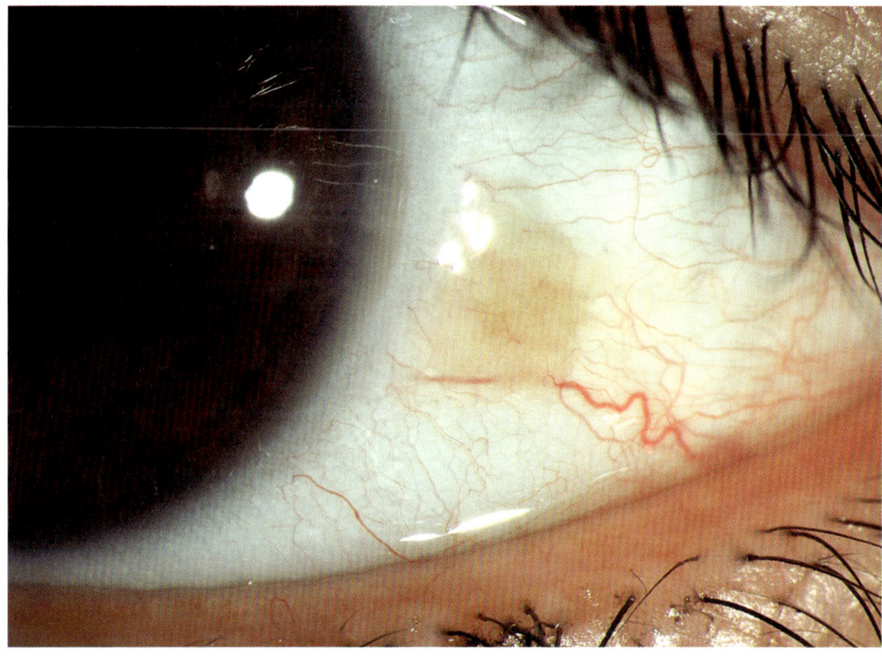

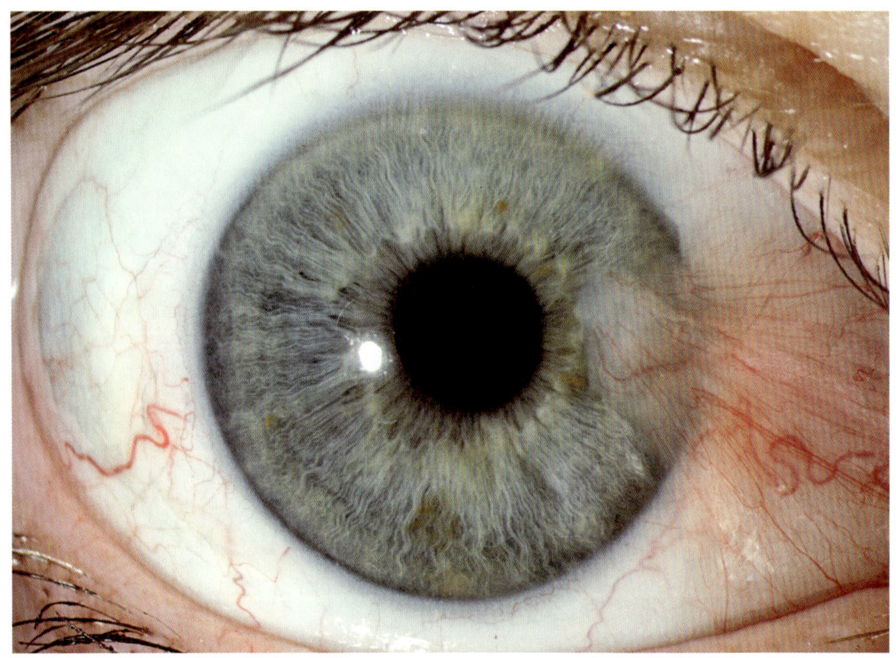

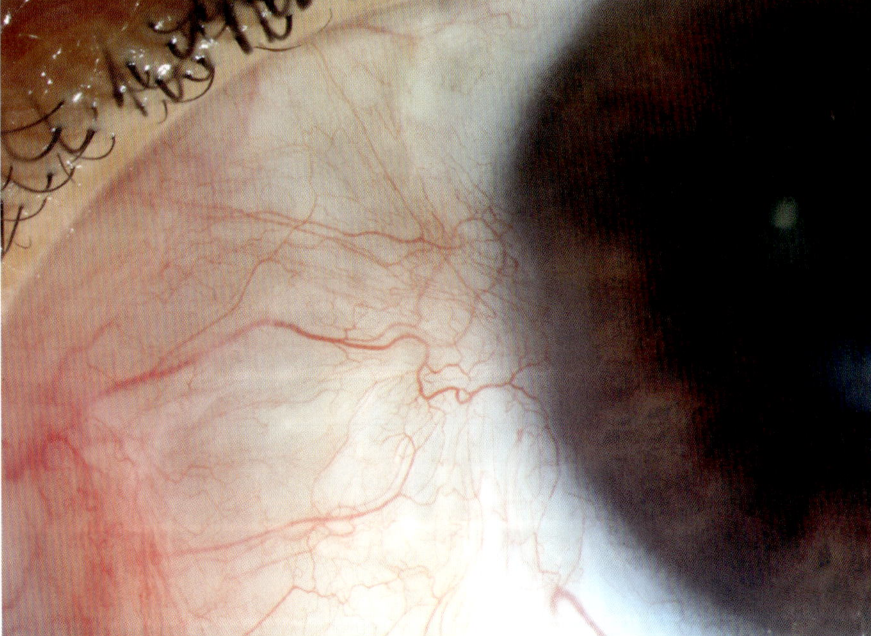

Pterygium („Flügelfell")

Kennzeichen: Dreieckige Bindehautwucherung – meist im nasalen Lidspaltenbereich, die später auf die Hornhaut übergreift. Starke UV-Belastung scheint die Entwicklung zu fördern.

⊙ Bedeutung für die ophthalmotrope Phänomenologie:

- Angerer: Grenzstrangaffektion (?), Darmempfindlichkeit (?)

Abb. 58 (oben): Pterygium unbehandelt
Abb. 59 (unten): Pterygium nach Operation

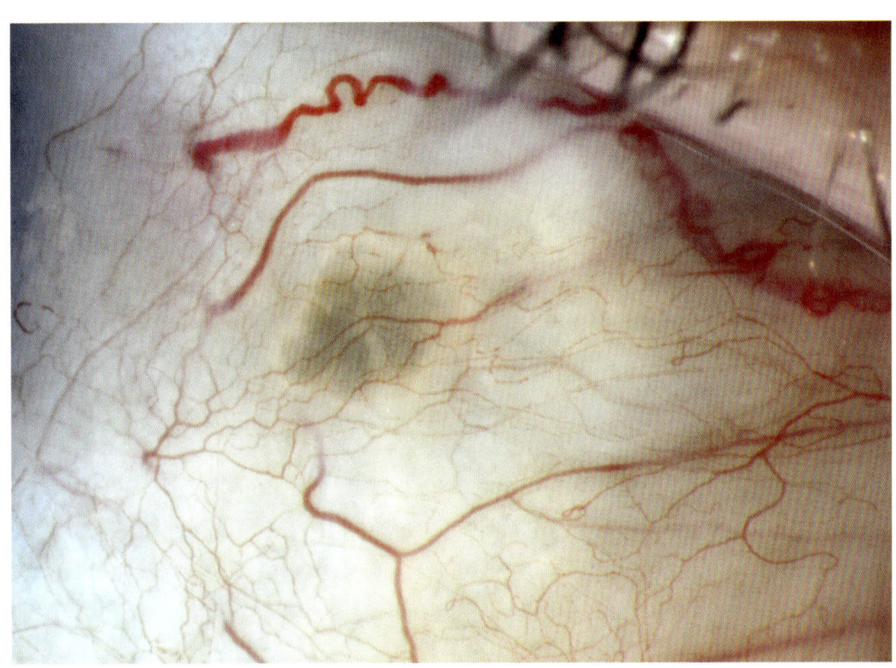

Skleralfleck (Seniler Skleraplaque)

Kennzeichen: Ovale graue Altersveränderung, die durch Strukturveränderungen der Sklera entsteht.

⊙ Bedeutung für die ophthalmotrope Phänomenologie:

- Hinweis auf Hyperazidose und Kristallose (Angerer)

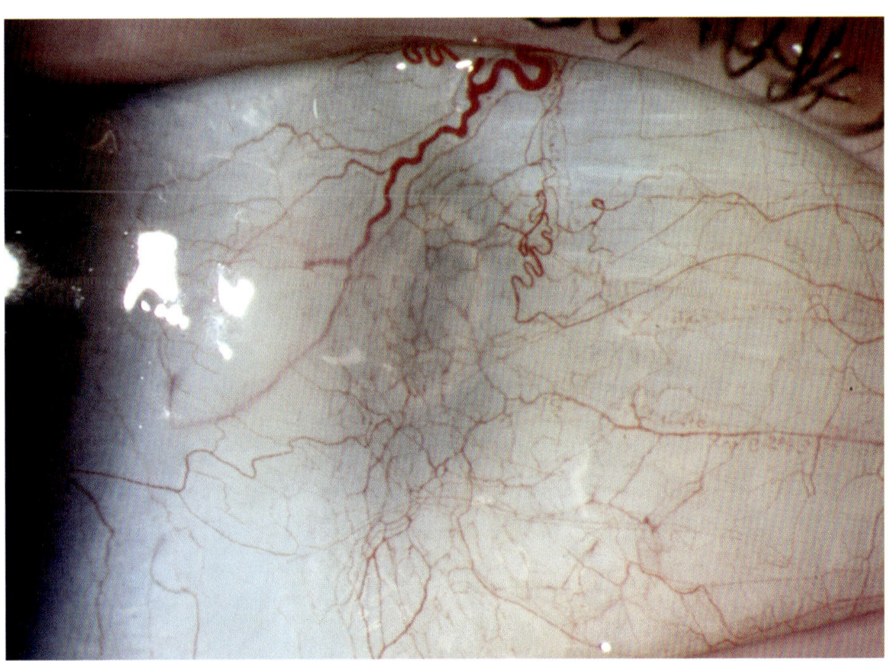

Abb. 60 (oben)
Abb. 61 (unten)

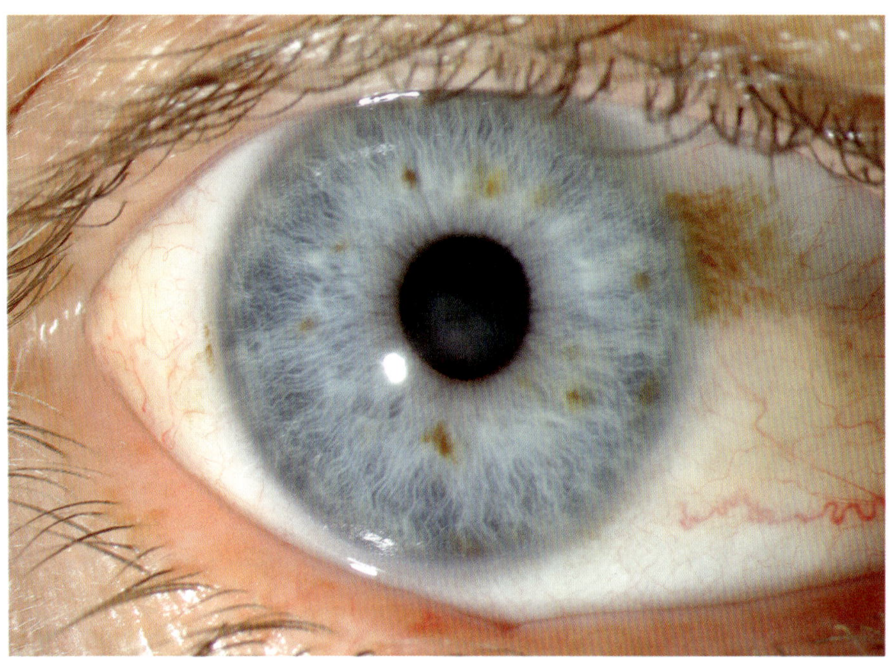

Leberschollen

Kennzeichen: Dachziegelartige oder flächige Pigmentierung der Sklera/Episklera.

⊙ Bedeutung für die ophthalmotrope Phänomenologie:

- Hinweis auf Leberschädigung

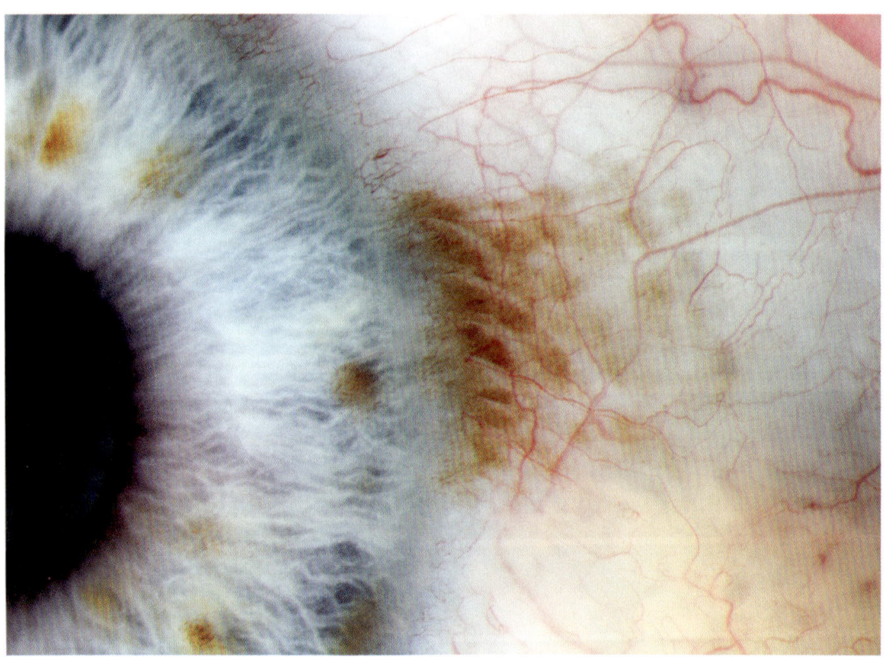

Abb. 62 Übersicht
Abb. 63 Detailansicht

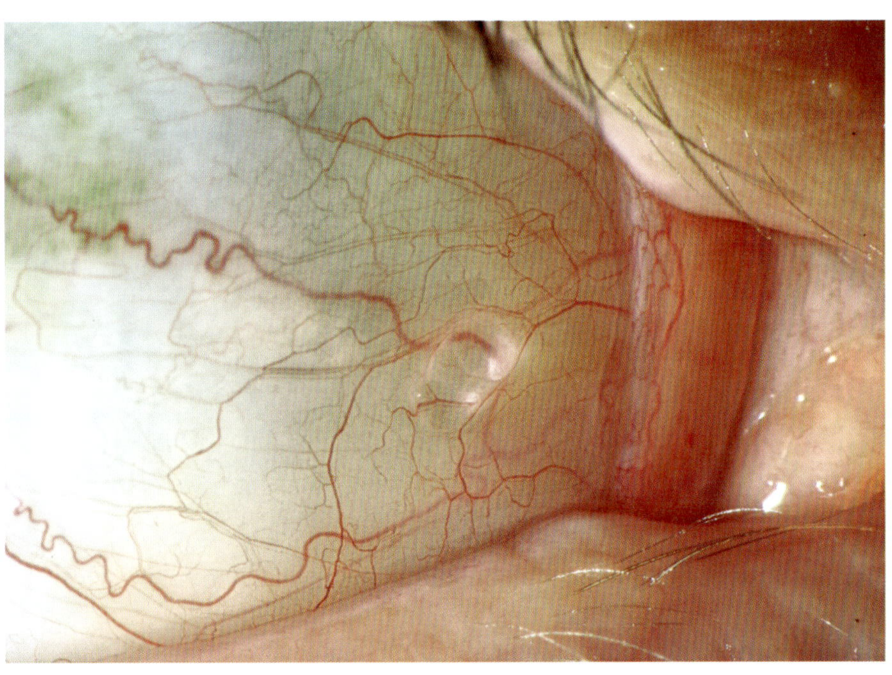

Schleimhautzysten

Kennzeichen: Mit klarer Flüssigkeit gefüllte Bläschen, die von Josef Angerer auch als Polypenbläschen bezeichnet wurden.

Beschwerden entstehen erst bei lokaler Reizung durch starke Vorwölbung.

⊙ Bedeutung für die ophthalmotrope Phänomenologie:

- Erworbene Lymphgefäßerweiterungen

„Sie beruhen auf einer Verlegung der abführenden Lymphwege, also auf einer Lymphstauung, die auf der Grundlage wiederholter akuter oder chronischer Entzündungen sentstanden sind."

(Angerer 1981 Bd. 1A, S. 125)

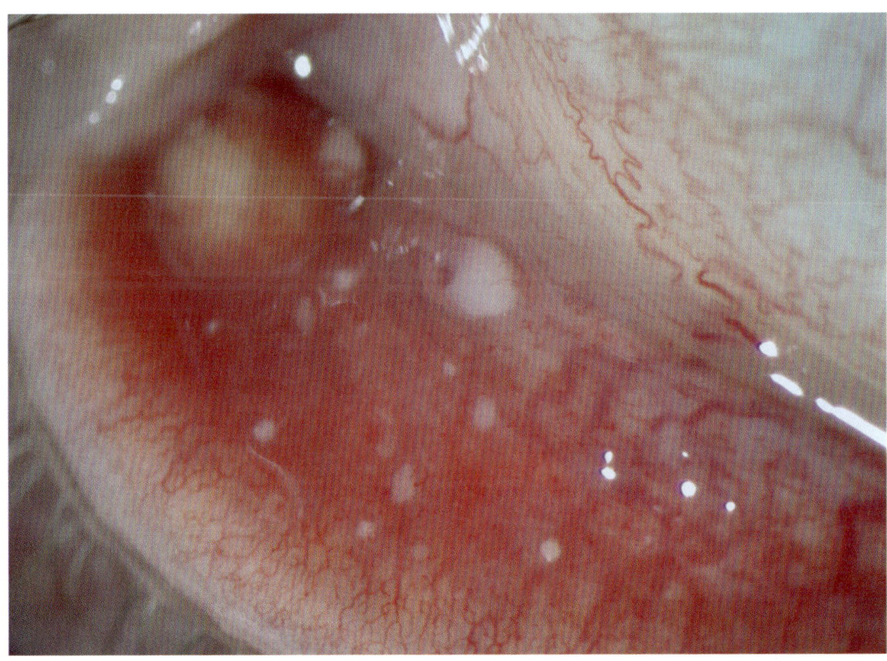

Abb. 64 (oben)
Abb. 65 (unten)

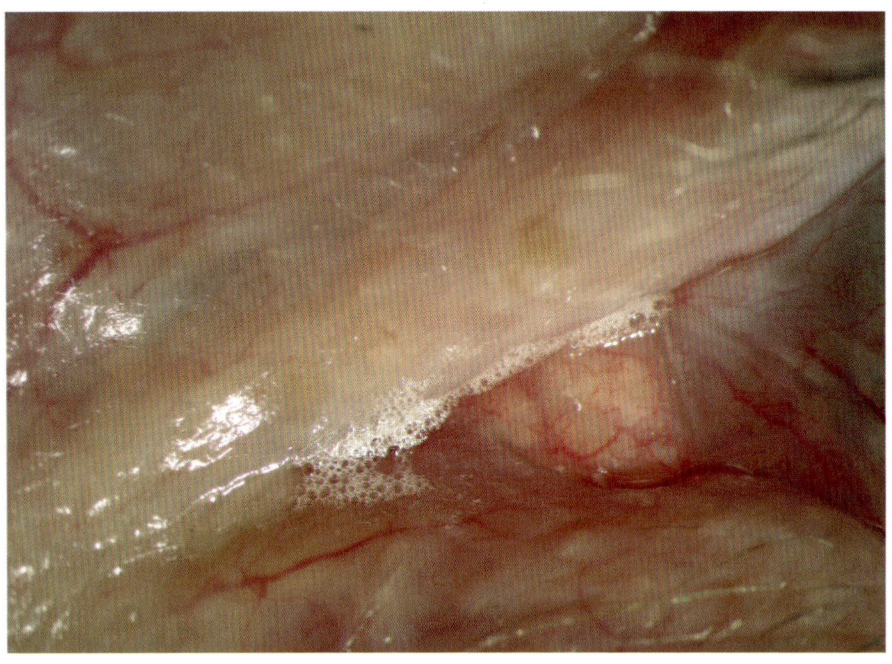

Schaumkugeln

Kennzeichen: Die schaumartige Ansammlung kleiner Kugeln mit wässrig-glasig erscheinendem Inhalt hat diesem Phänomen seinen Namen verliehen. Größe und Lokalisation können sich verändern.

⊙ Bedeutung für die ophthalmotrope Phänomenologie:

- Schleimhautbelastung vor und nach Infekten (bleiben nach Antibiotikagabe oft lange bestehen)
- Nasal: Hinweis auf Lunge – Bronchien (?)
- Temporal: Hinweis auf Magen-Darm-Schleimhaut (?)

Abb. 66 (links oben): Schaumkugeln nasal
Abb. 67 (links unten): Schaumkugeln nasal
Abb. 68 (rechts): Schaumkugeln temporal

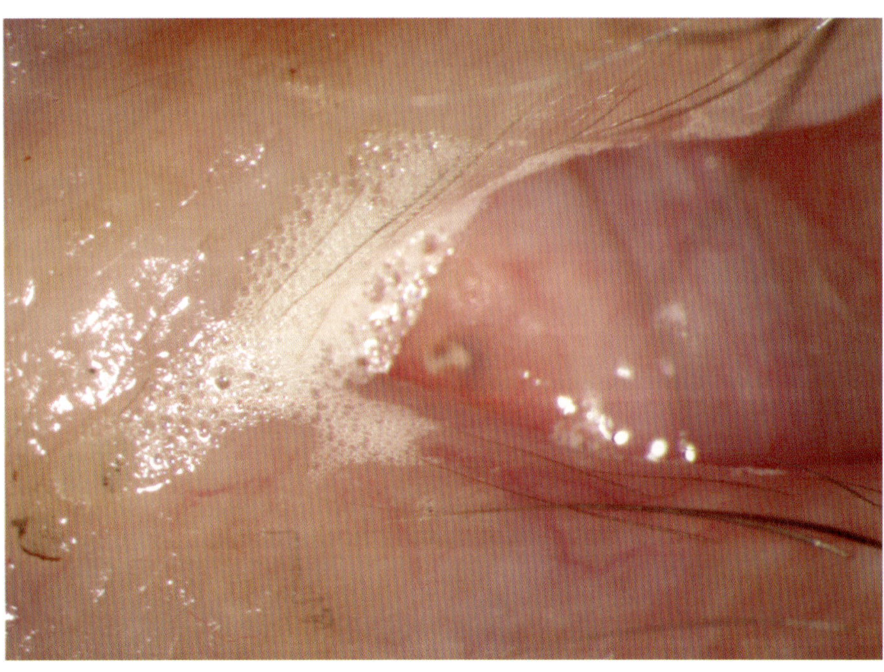

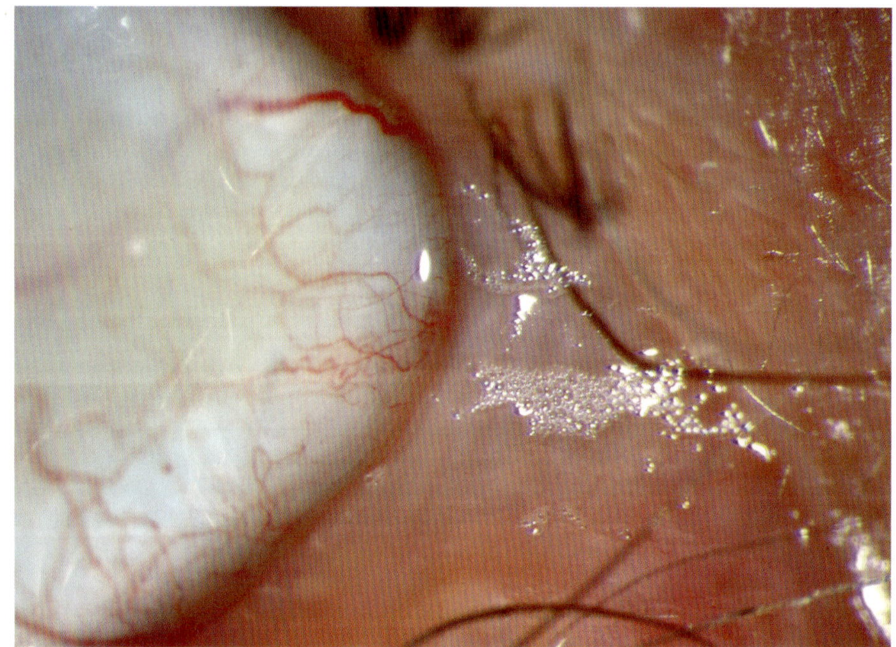

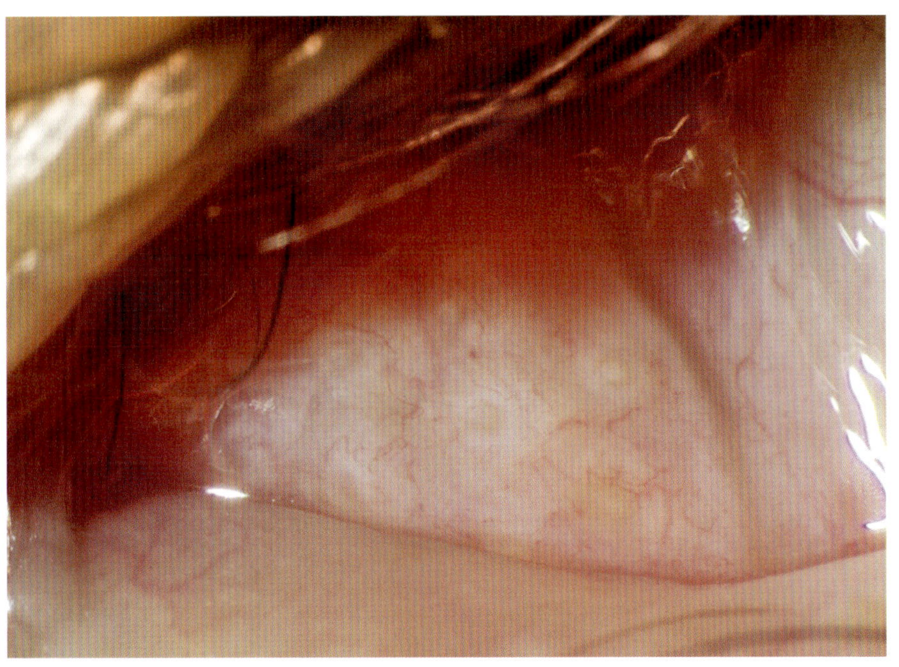

Karunkelphänomene

Kennzeichen: Alle Abweichungen von einer normalen Karunkel wie Schwellung, stippchenartige Einlagerungen, erhöhte Gefäßfüllung.

⊙ Bedeutung für die ophthalmotrope Phänomenologie:

- Verfärbungen der Karunkel als Ausdruck der Stoffwechselbelastung
- Ausschwitzungen und Ablagerungen der Schleimdrüsen als Hinweis auf die Abwehrlage
- Karunkula duplicata (gespaltene Karunkel): Hinweis auf Schilddrüsen-überfunktionen (Angerer)

Abb. 69 (links oben)
Abb. 70 (links unten)
Abb. 71 (rechts)

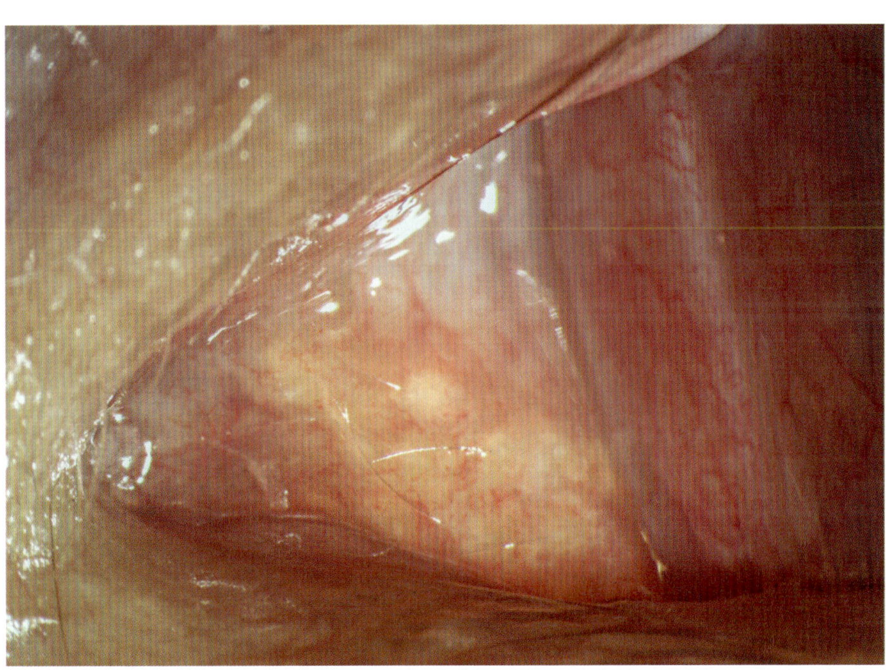

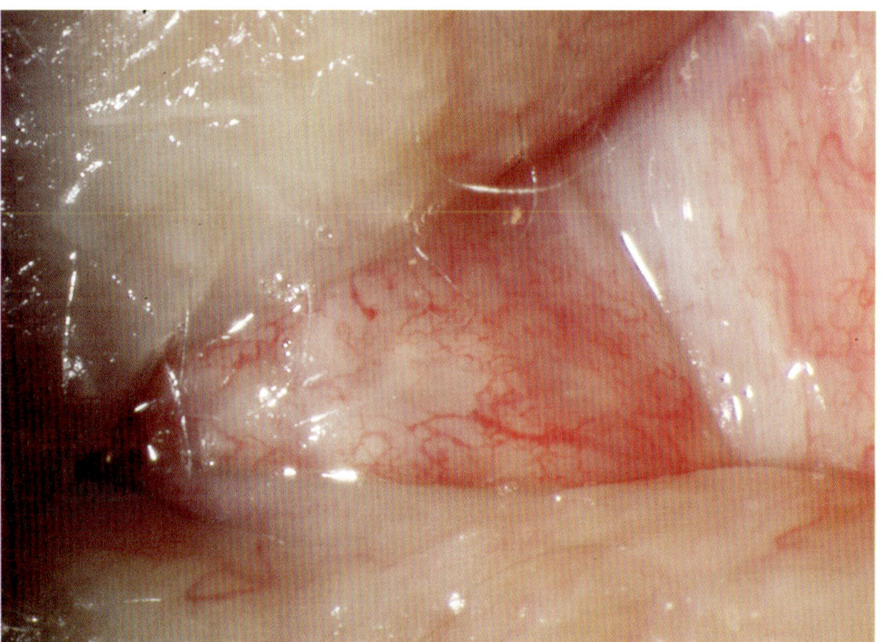

12.4 Linsenphänomene

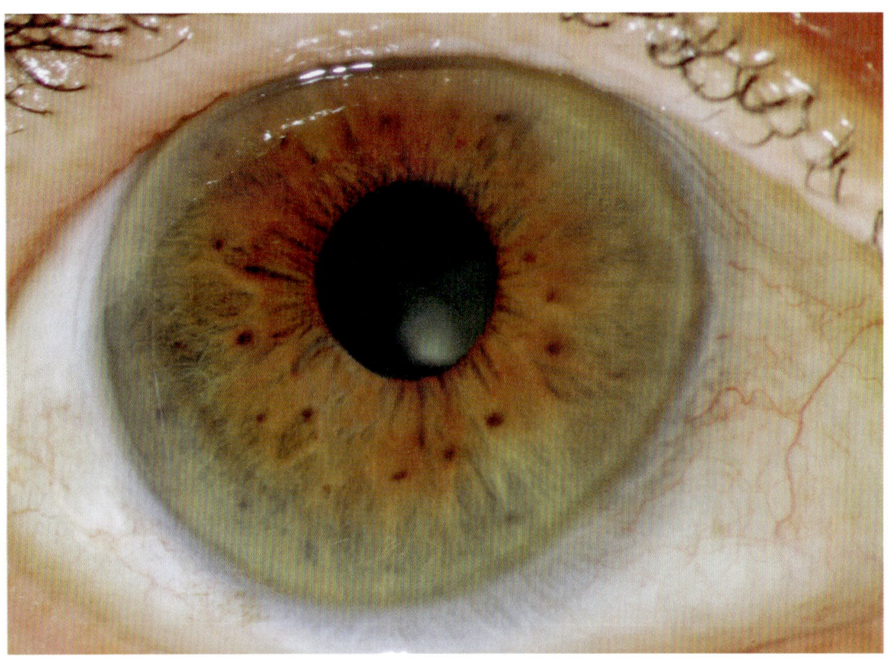

Katarakt (Grauer Star)

Kennzeichen: Eintrübung der Linse.

Man unterscheidet die verschiedenen Kataraktformen anhand von

- Lokalisation (Polstar, Kapselstar ...)
- Aussehen (Rosettenkatarakt, Kranzstar ...)
- Primärer Ursache (Genetik, physiologische Alterung, Diabetes, Medikamente ...)

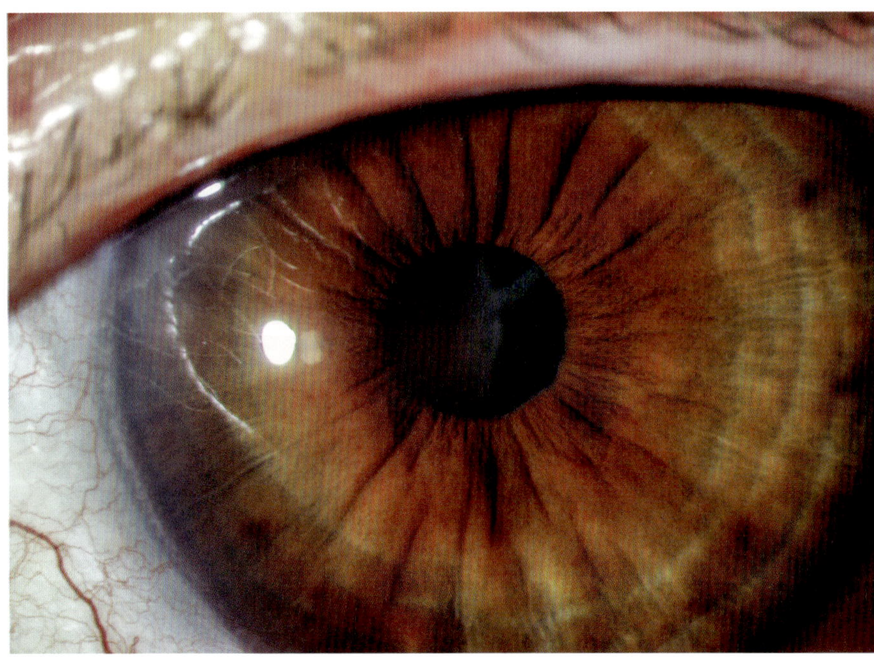

Abb. 72 (oben): Einfache Katarakt
Abb. 73 (unten): Suturenkatarakt

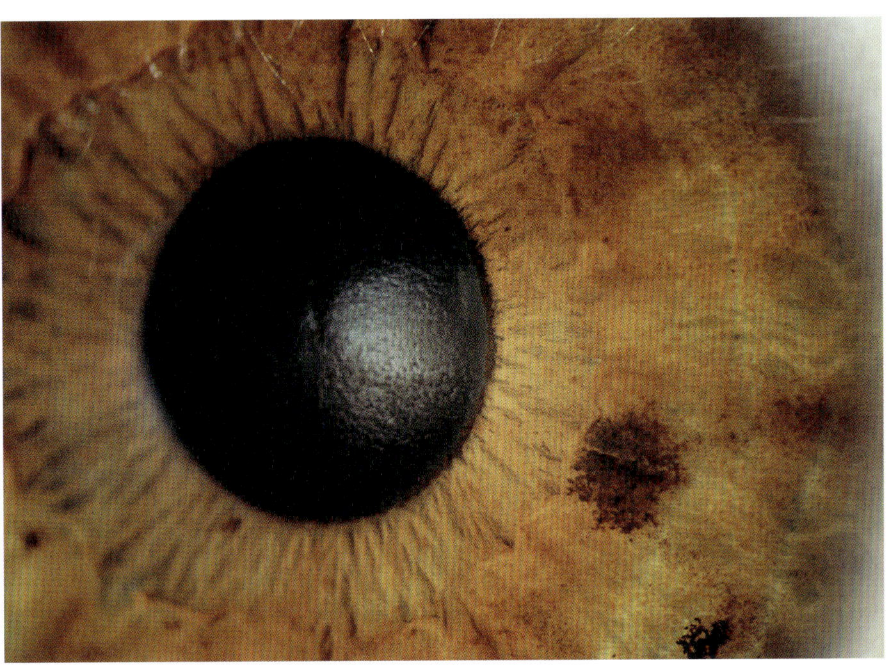

Linsenchagrinierung (Wachstuchlinse)

Kennzeichen: Eine genetisch vorgegebene, höckerig-narbige Veränderung der Linsenvorderfläche.

Angerer erklärt ihre Entstehung mit dem Eindringen von Kammerwasser in die vordere Linsenkapsel. Die Chagrinierung würde so durch Wasserspaltenbildung hervorgerufen (?). Wasserspaltenbildungen betreffen jedoch den Linsenkern. Eine Progression ist auch bei langjähriger Beobachtung nicht festzustellen, und ophthalmologisch gibt es keine besonderen Hinweise.

⊙ Bedeutung für die ophthalmotrope Phänomenologie:

- Wird zu den luetischen Zeichen gezählt
- Endokrine Schwäche mit arteriosklerotischer Belastung
- „Gewebsalterung"

Abb. 74

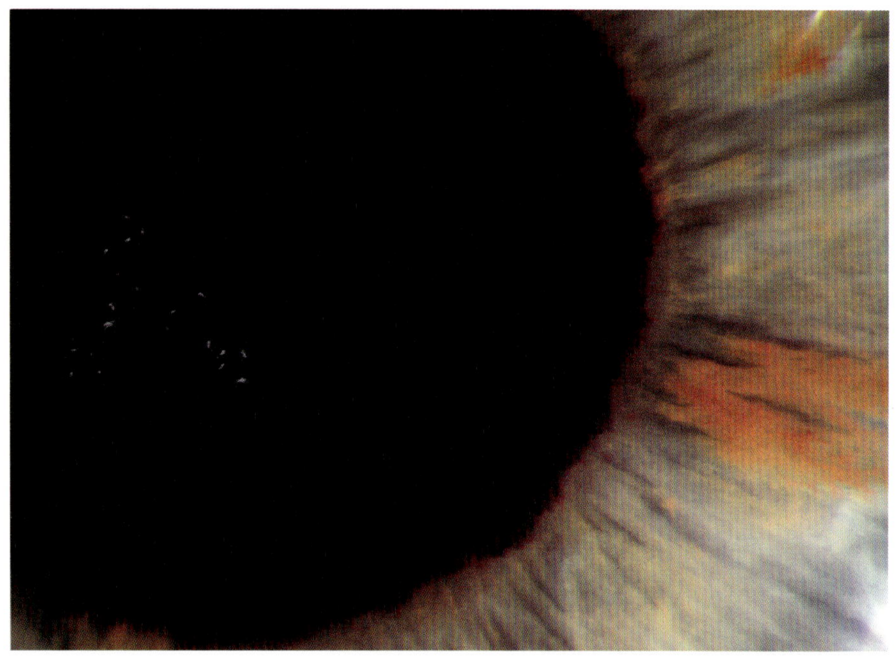

Cholesterinsternchen

Kennzeichen: Genetisch angelegte (angeborene?) kleine, sternchenförmige Einlagerungen in der Linse von unterschiedlicher Farbe: weiß, gelblich-bräunlich. Sie führen nicht zu einer Sehbehinderung.

⊙ Bedeutung für die ophthalmotrope Phänomenologie:

- Gallengrieß oder Gallensteine in der Aszendenz, meist in der mütterlichen Linie
- Disposition zu Cholelithiasis beim Träger

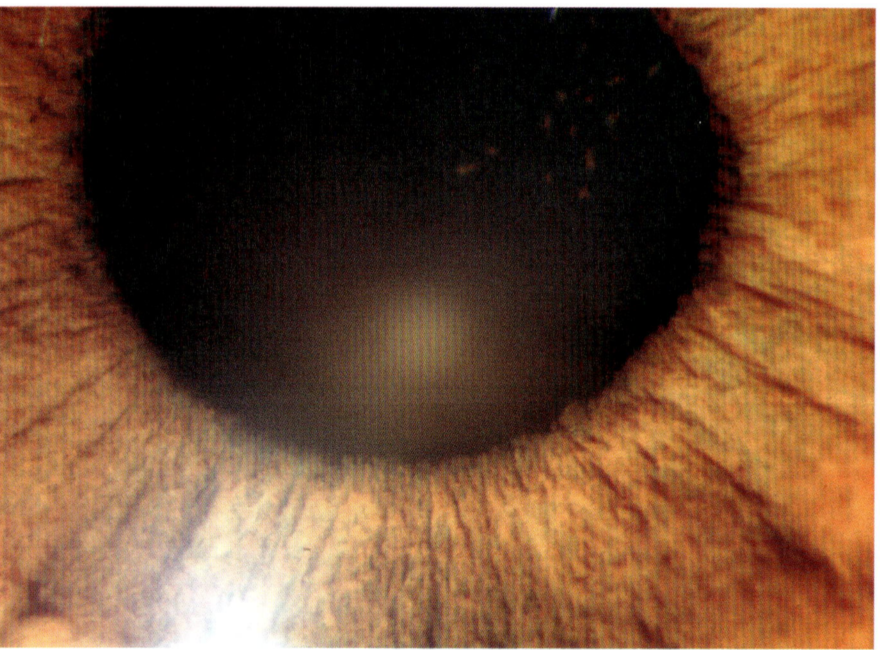

Abb. 75 (oben): Weiße Cholesterinsternchen
Abb. 76 (unten): Braune Cholesterinsternchen

12.5 Strukturzeichen

12.5.1 Lakunen

Lakunen treten in verschiedenen Formen auf. Beschrieben werden hier die einfache Lakune als Grundmuster und verschiedene Varianten, die sich durch ihr Aussehen voneinander unterscheiden.

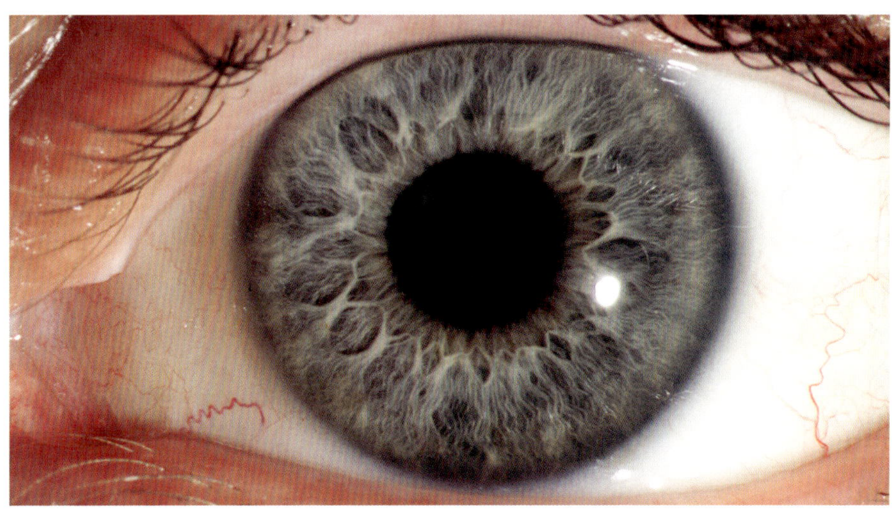

Einfache Lakune (Grundmuster einer Lakune)

Aussehen	Oval mit vollständiger Randbegrenzung
Größe	Unterschiedlich
Bedeutung	Genetisch angelegtes Organschwächezeichen

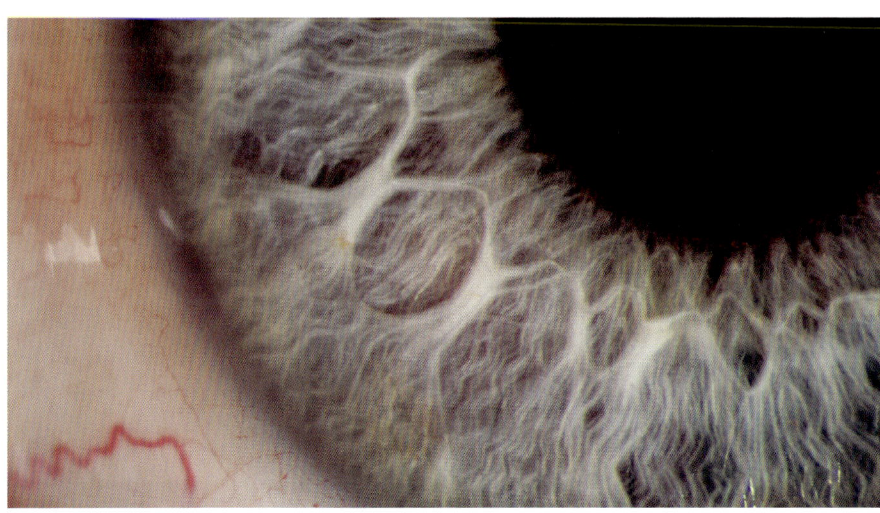

Abb. 77 Übersicht
Abb. 78 Detailansicht

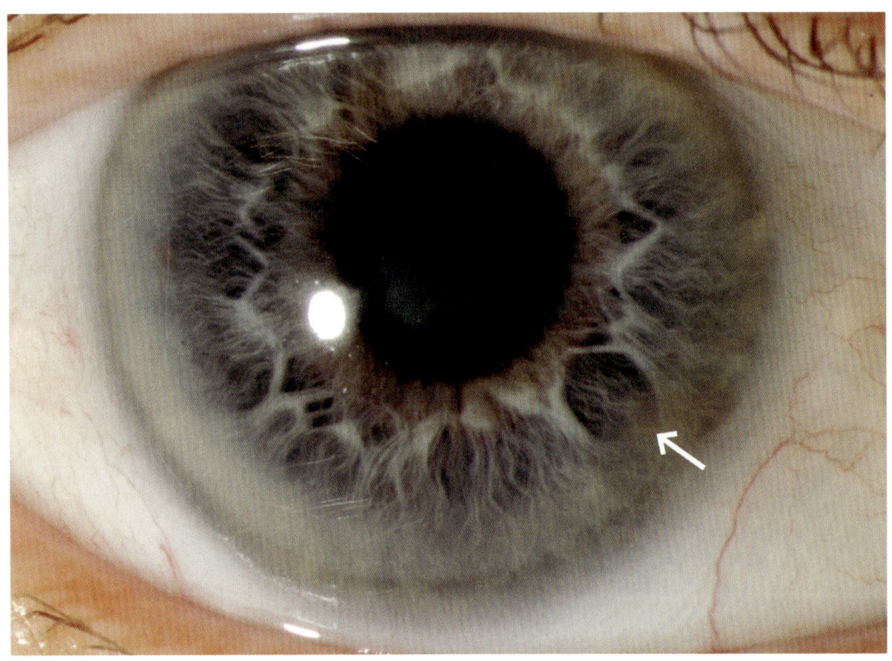

Offene Lakune

Aussehen	Unvollständige Randbegrenzung, meist mit Öffnung zum Ziliarrand hin
Bedeutung	Organinsuffizienz, „muss behandelt werden" (Lindemann) Trophische Störungen und Entzündungen mit erschwerter Ausheilung

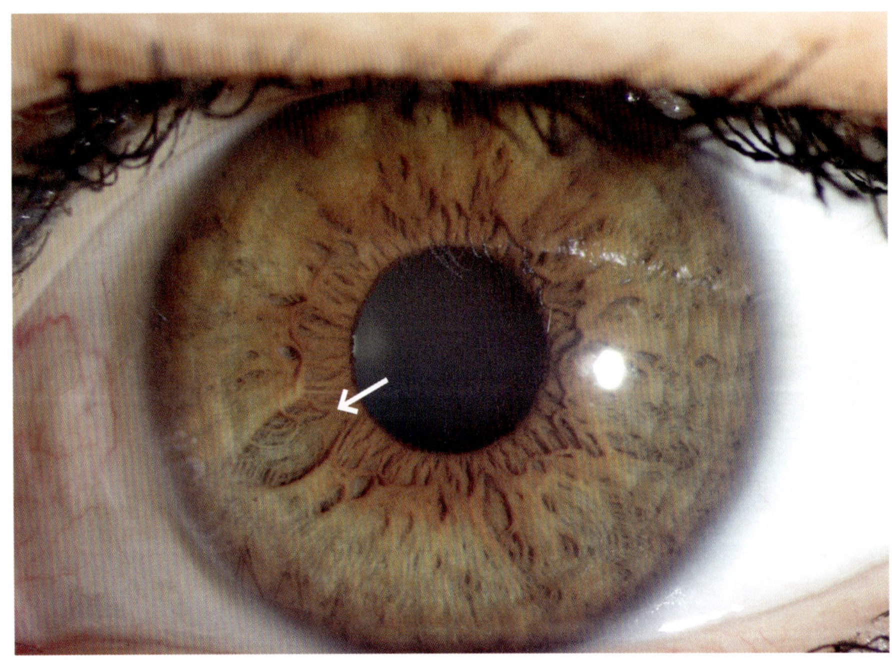

Abb. 79 (oben): Nach außen offene Lakune
Abb. 80 (unten): Nach innen offene Lakune

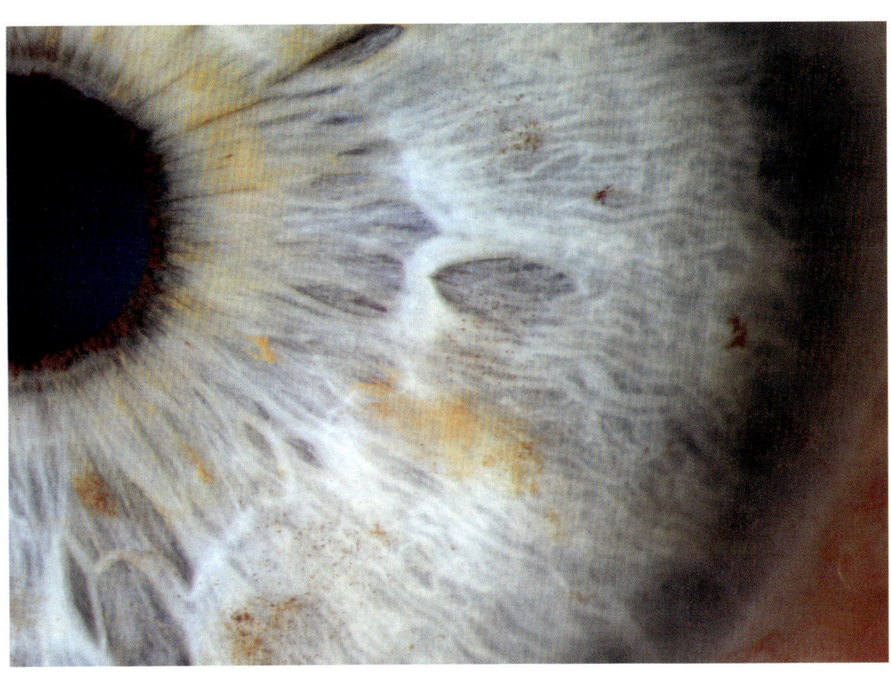

Halbseitenlakune

Aussehen	Randbegrenzung nur einseitig vorhanden
Bedeutung	Organinsuffizienz, „muss behandelt werden" (Lindemann) Trophische Störungen und Entzündungen mit erschwerter Ausheilung

Abb. 81

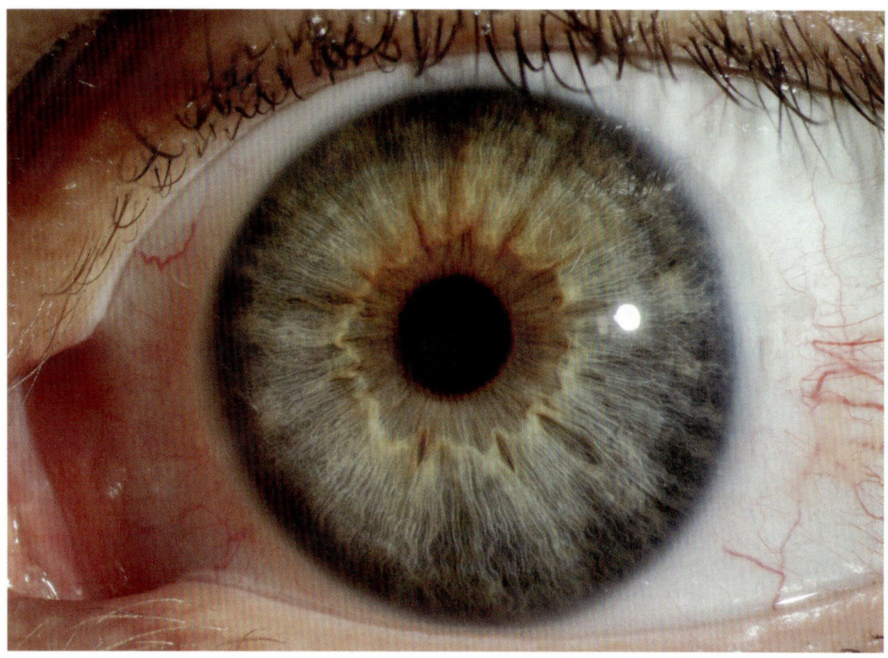

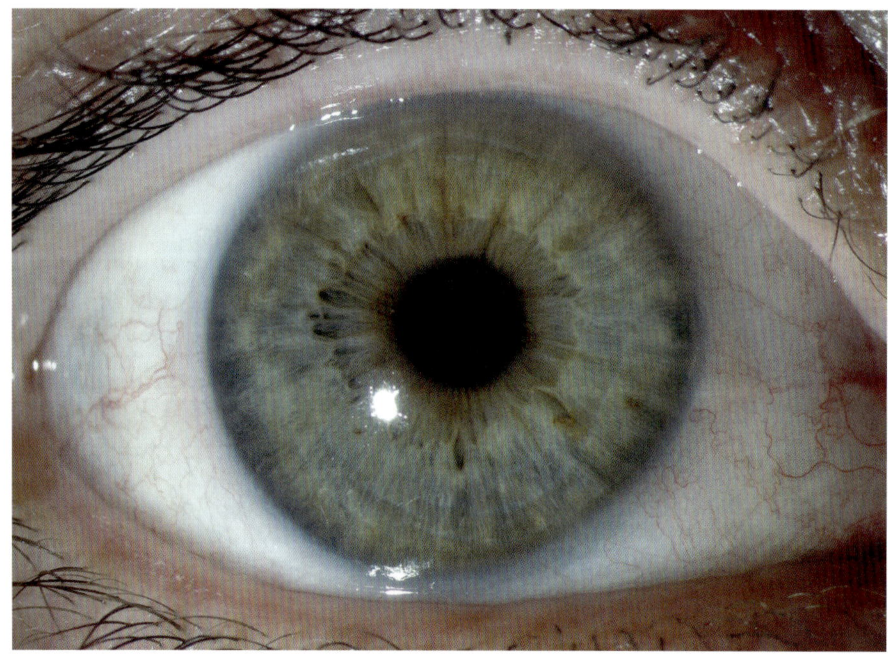

Torpedolakune

Aussehen	Länglich, spitz
Lokalisation	Am äußeren Krausenrand, den sie auch durchstoßen kann Achtung: Das Vordringen in die Krausenzone gilt als Erschwernis- und Warnzeichen.
Bedeutung	Geschwüre, Neoplasmen (besonders der drüsigen Organe)

Abb. 82 (oben)
Abb. 83 (unten)

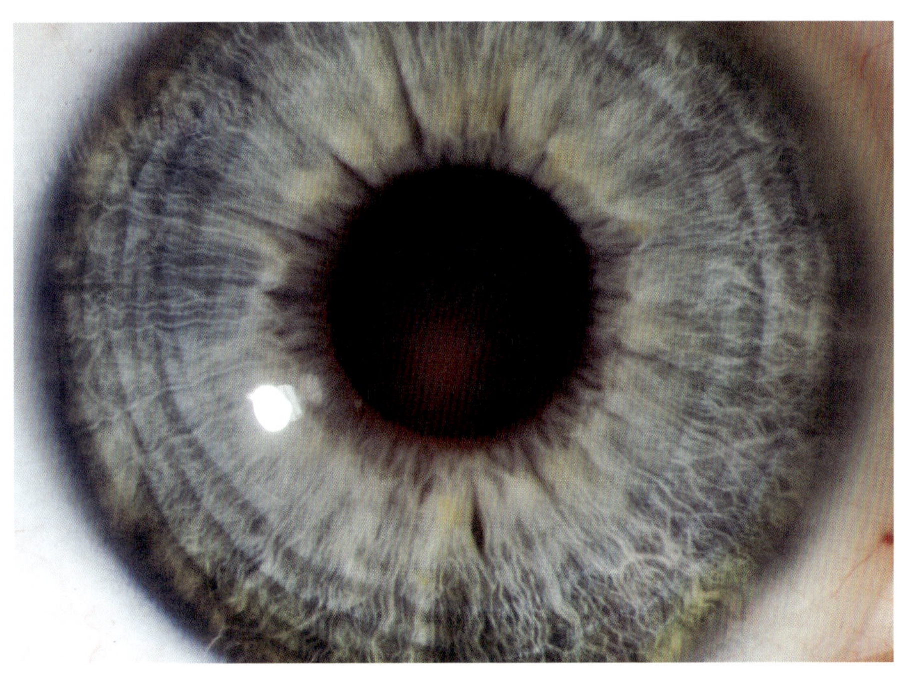

Lanzettlakune

Aussehen	Ähnlich wie Torpedolakune, aber eher schmal, lanzettförmig
Lokalisation	Am äußeren Krausenrand, kann in die Krausenzone eindringen
Bedeutung	Gewebsverhärtungen, Geschwüre, Neoplasmen

Abb. 84

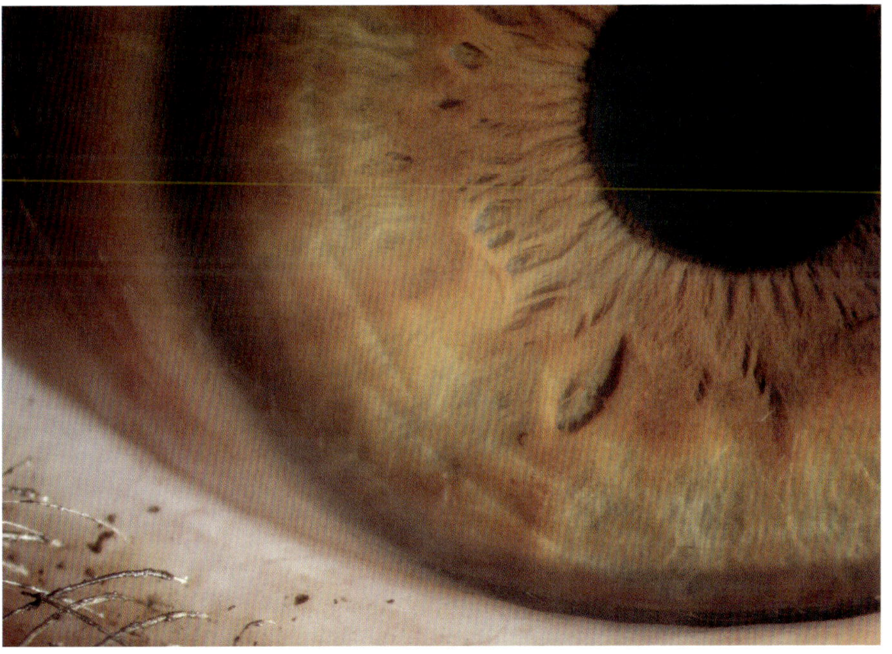

Schnabellakune

Aussehen	Eine Spitze schnabelartig geformt (gerade oder gekrümmt)
Lokalisation	Am äußeren Krausenrand, drückt den Krausenrand ein, häufig im Urogenitalsektor
Bedeutung	Vegetativ-hyperkinetische Syndrome, Präkanzerose

Abb. 85: Rechtes Auge

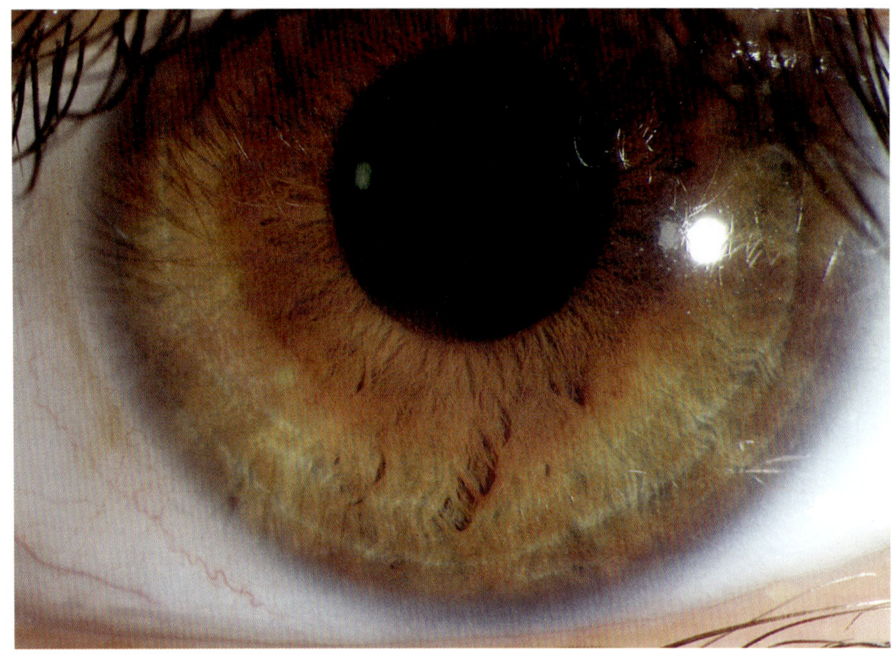

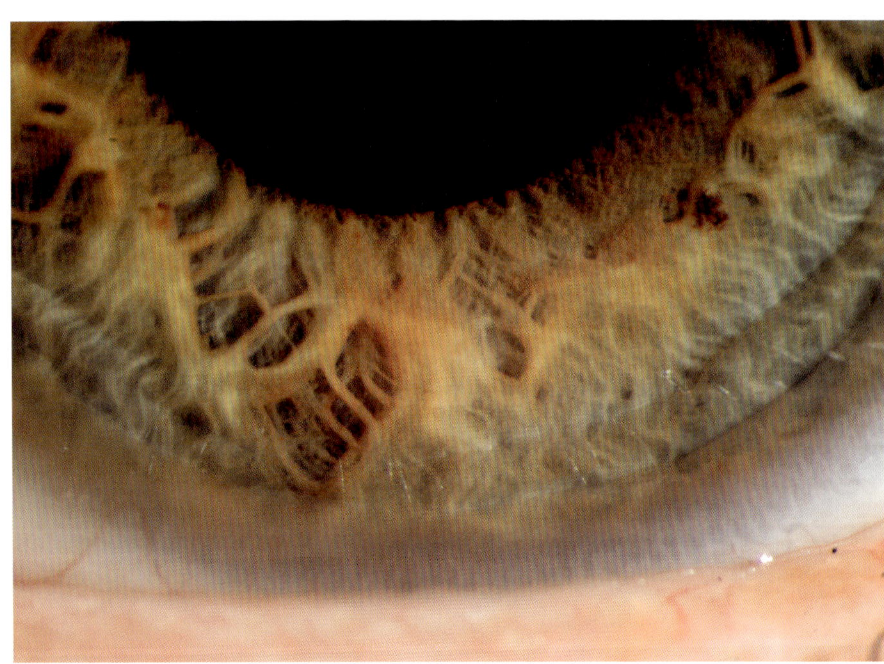

Leiterlakune

Aussehen	Leiterförmige Anordnung mehrerer Lakunen Lakune mit leiterförmiger Unterteilung (seitliche „Holme" und Sprossen)
Bedeutung	Disposition zu malignem Geschehen?

Abb. 86 (oben): Linkes Auge
Abb. 87 (unten): Linkes Auge

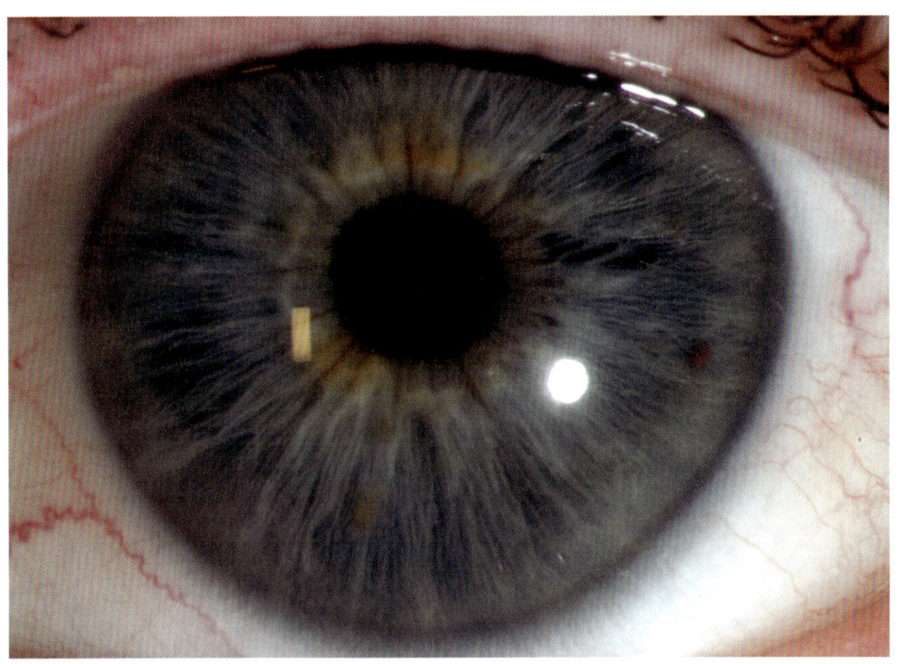

Staffellakune

Aussehen	Mehrere, meist kleine, leiterartig hintereinander gestaffelte Lakunen
Lokalisation	Im Bereich der Iriskrause, kann aber in die Krausenzone bzw. Ziliarzone hineinreichen Man findet sie häufig in der Dickdarmzone.
Bedeutung	Familiäre Anlage zu Neoplasmen

Abb. 88: Rechtes Auge

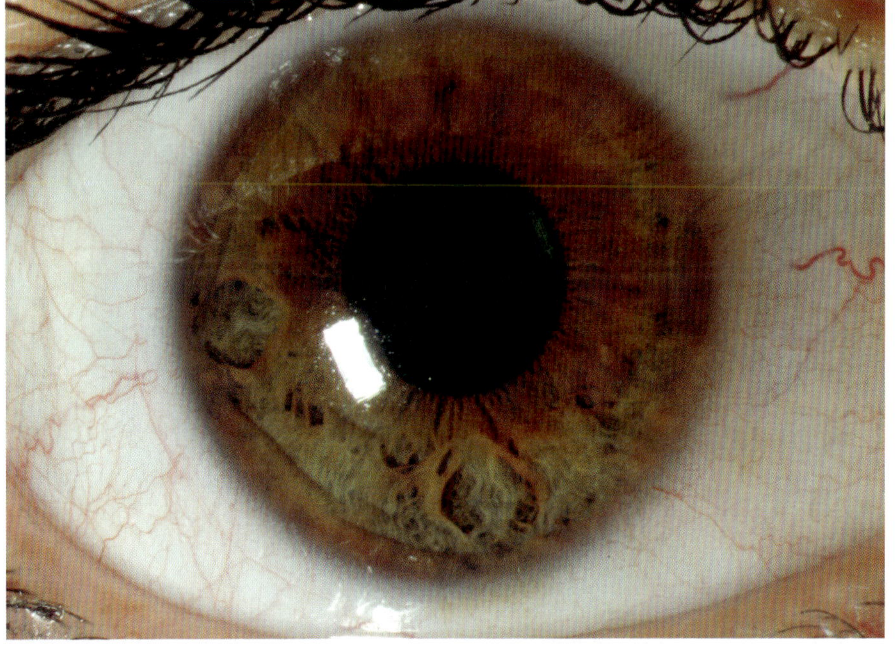

Riesenlakune

Aussehen	Übergroße Lakune, die von der Iriskrause bis fast an den Ziliarrand reichen kann
Bedeutung	Allgemeine Resistenz- und Leistungsschwäche Familiäre Disposition zu Pankreasinsuffizienz (Diabetes) (topolabil)

Abb. 89: Rechtes Auge

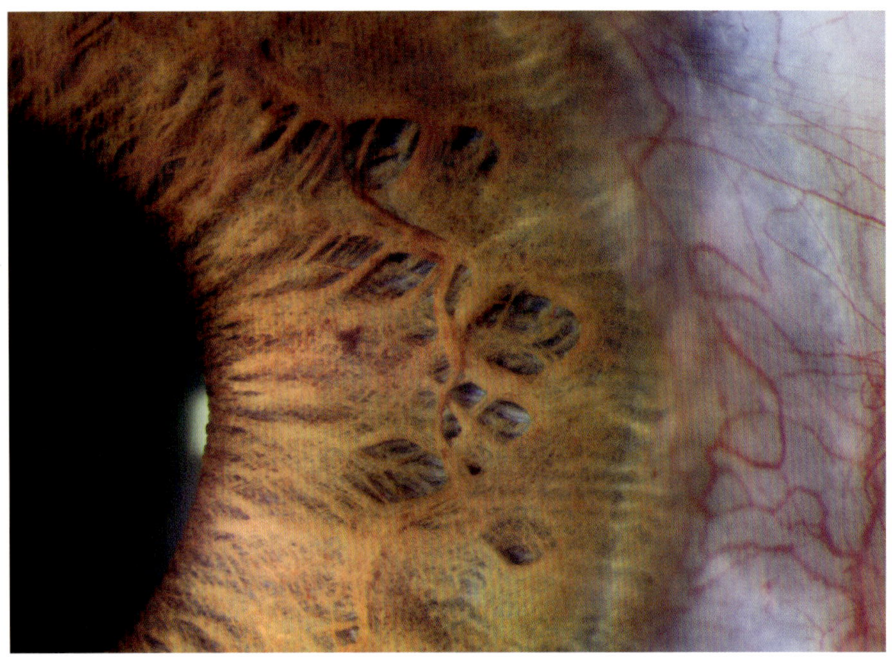

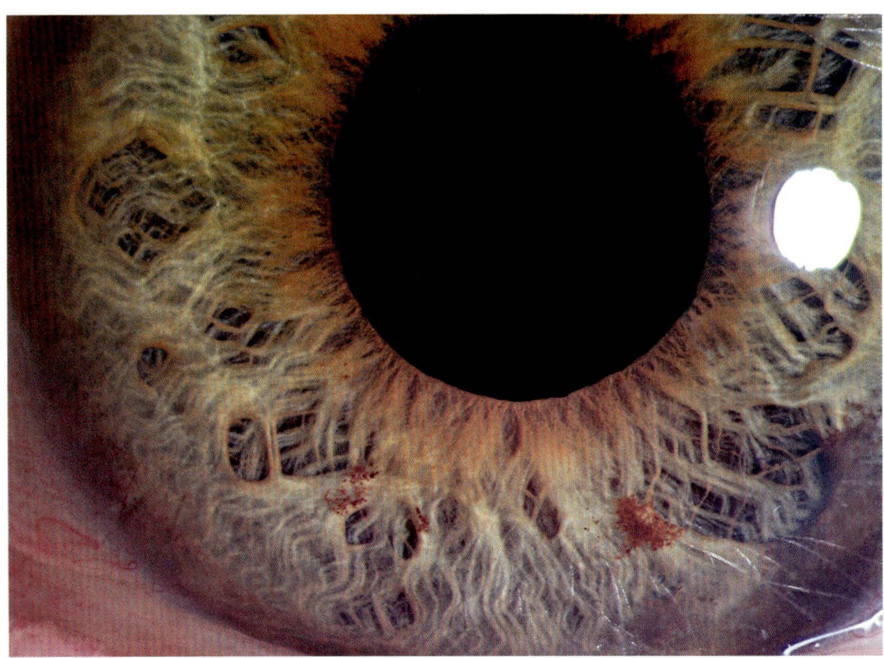

Wabenlakune

(uneinheitliche Bezeichnung: Bienenwabenzeichen, Rhomboidlakunen)

Aussehen	Lakune mit polygonalen Lücken Lakune mit wabenartiger Innenstruktur (vgl. Blattrippenlakune S. 105)
Bedeutung	Hereditäre Belastung des entsprechenden Organs (Topografie) Auch ohne manifeste Organerkrankung

Abb. 90 (oben): Linkes Auge
Abb. 91 (unten): Linkes Auge

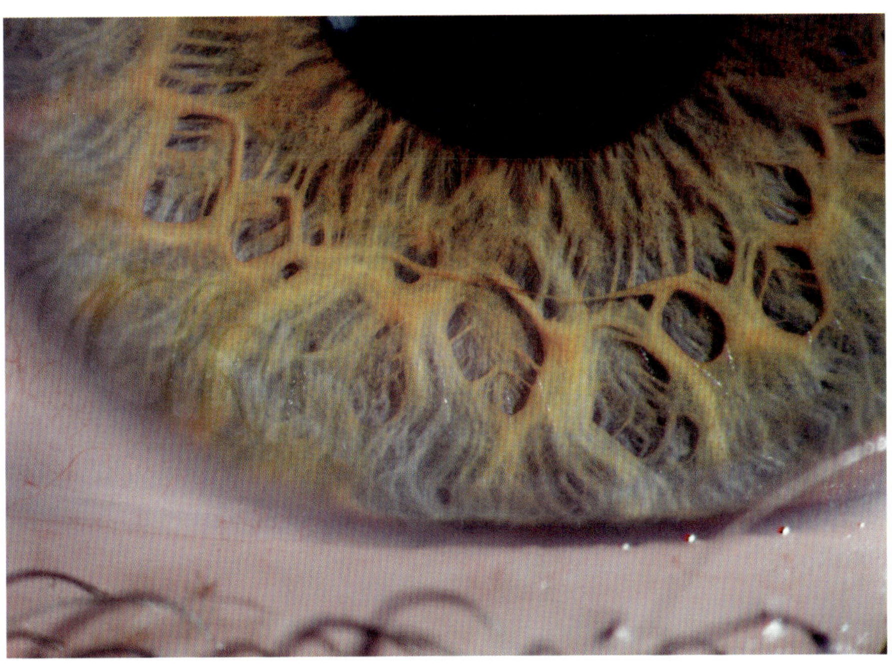

Blattrippenlakune

Aussehen	Lakune mit blattrippenartigen Stegen im Lakuneninnern
Bedeutung	Unspezifische Störung endokriner Drüsen

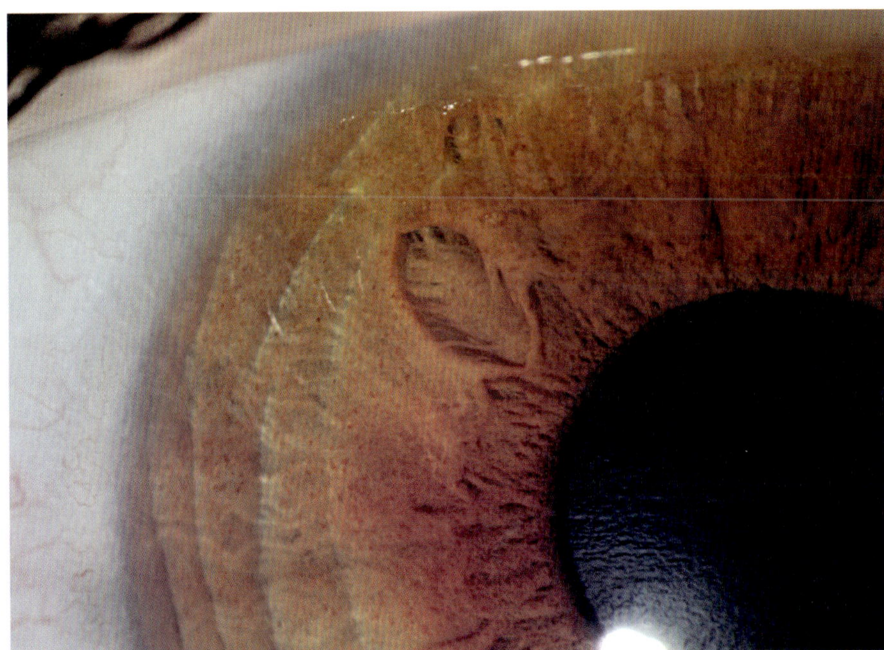

Abb. 92 (oben)
Abb. 93 (unten): Rechtes Auge

12.5.2 Waben

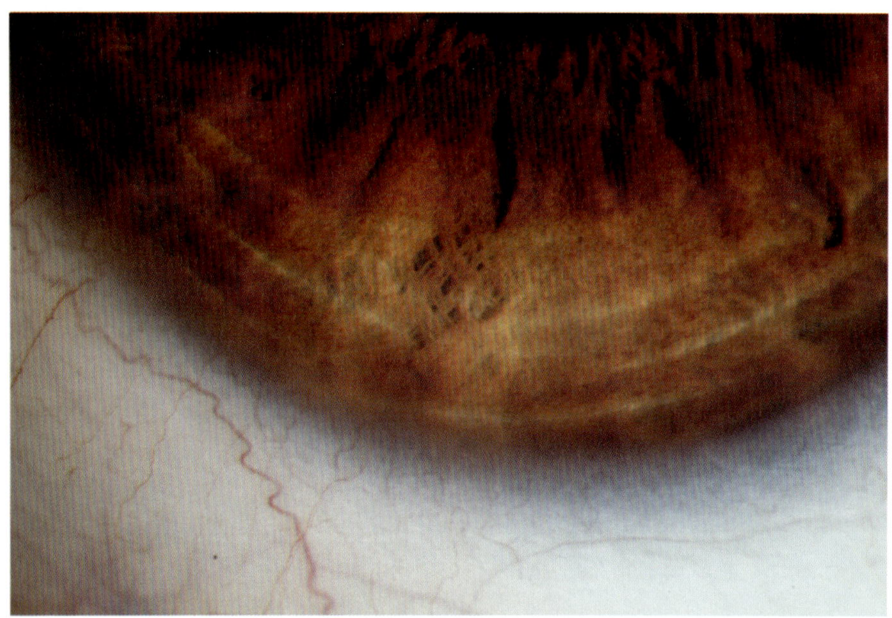

Aussehen	Mehr oder weniger weit in die Tiefe des Irisgewebes reichende Lücken Lakunen mit wabenartiger Innenstruktur Kleine tiefreichende Lücken und Auflockerungen des Irisstromas
Lokalisation	Gehäuft finden wir sie im Lungensektor, sie kommen aber auch in anderen Sektoren vor.
Bedeutung	Hereditäre Belastung eines Organs: Organstörung, gestörte Trophik Hinweis auf verringerte Leistungsfähigkeit (Belastungsgrenze wird schnell erreicht), führt zu verschiedenen Energiemangelsyndromen

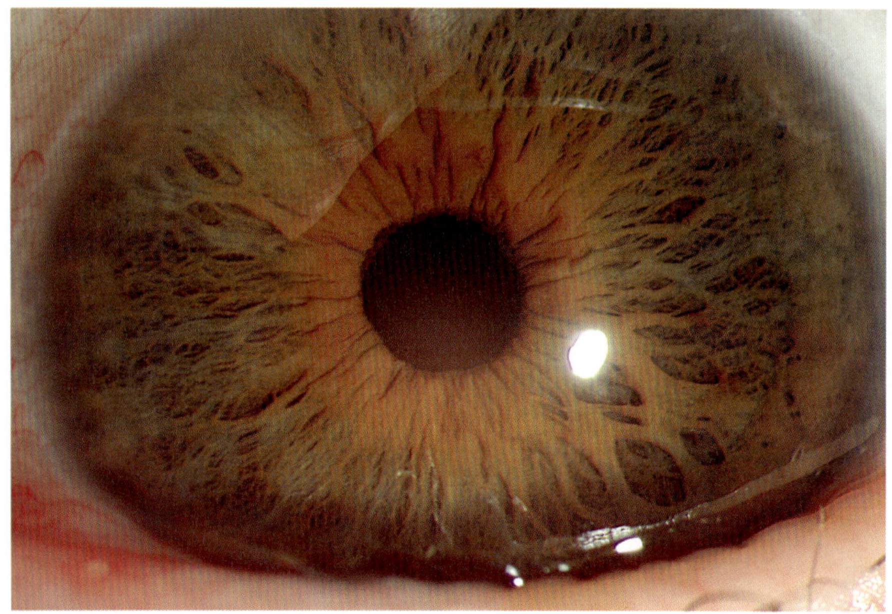

Abb. 94 (oben): Wabenstruktur
Abb. 95 (unten): „Morsches Holz“

12.5.3 Krypten

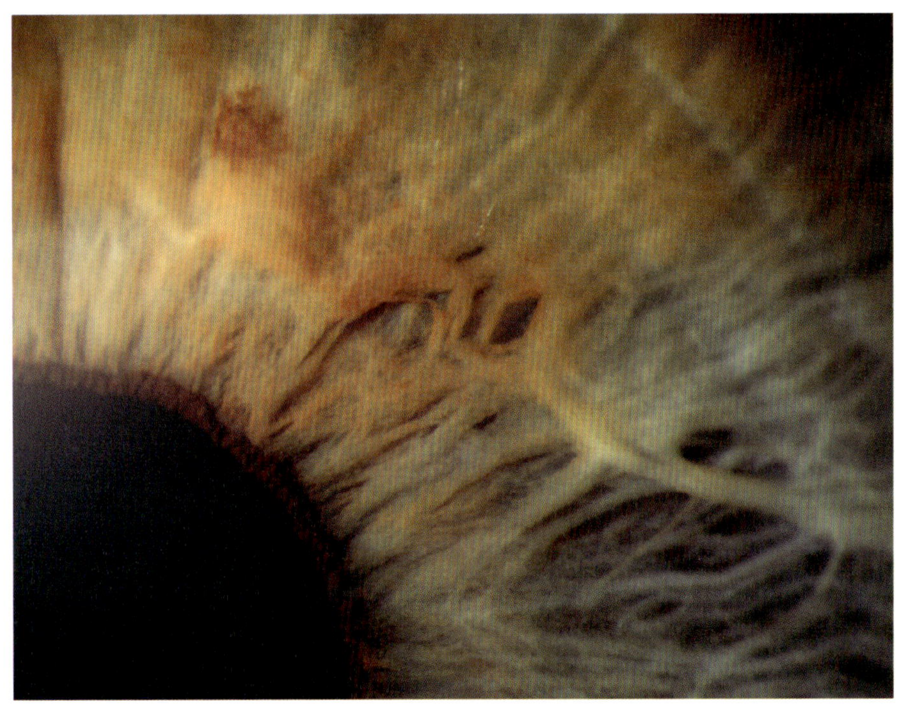

Aussehen	Kleine, tiefe, dunklere, scharf begrenzte rautenförmige Zeichen Auf perifokale Zeichen (Pigment, Reizfaser, Hellung) achten
Lokalisation	Können in der gesamten Iris auftreten, manchmal auch innerhalb einer Lakune
Bedeutung	Genetisches Organzeichen (wie Lakune) Gewebsschädigung, Gewebsumbau, Ulzeration, Entartung Solitäre Krypte: organbezüglich zu werten (Topografie) Multiple Krypten: konstitutioneller Faktor Besonders zu beachten: Lokalisation in der Krausenzone, v.a. Colon descendens – Sigmoid – Rektum

Abb. 96 (links oben): Einfache Krypte, linkes Auge
Abb. 97 (links unten): Rhomboides Fenster, linkes Auge
Abb. 98 (rechts): Rhomboidlakune, linkes Auge

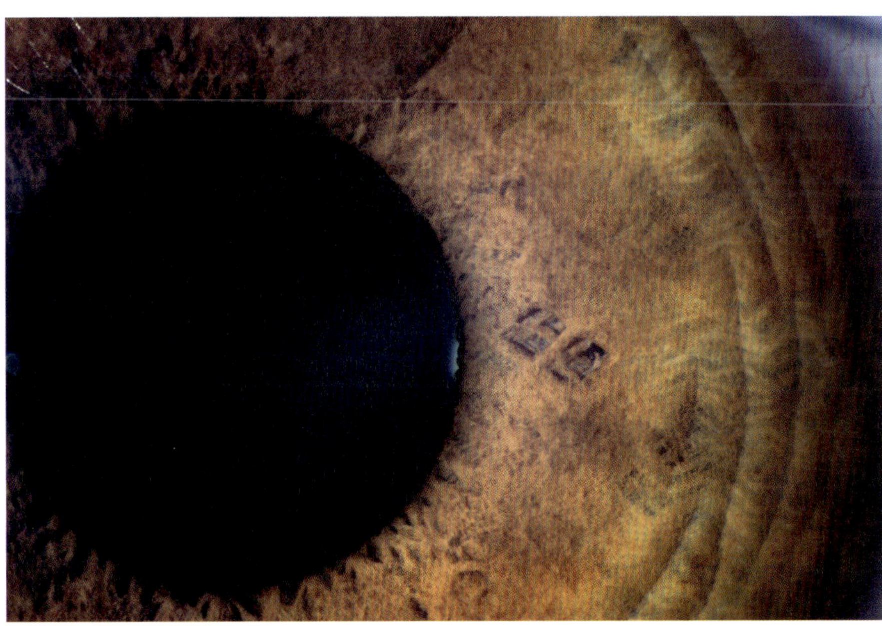

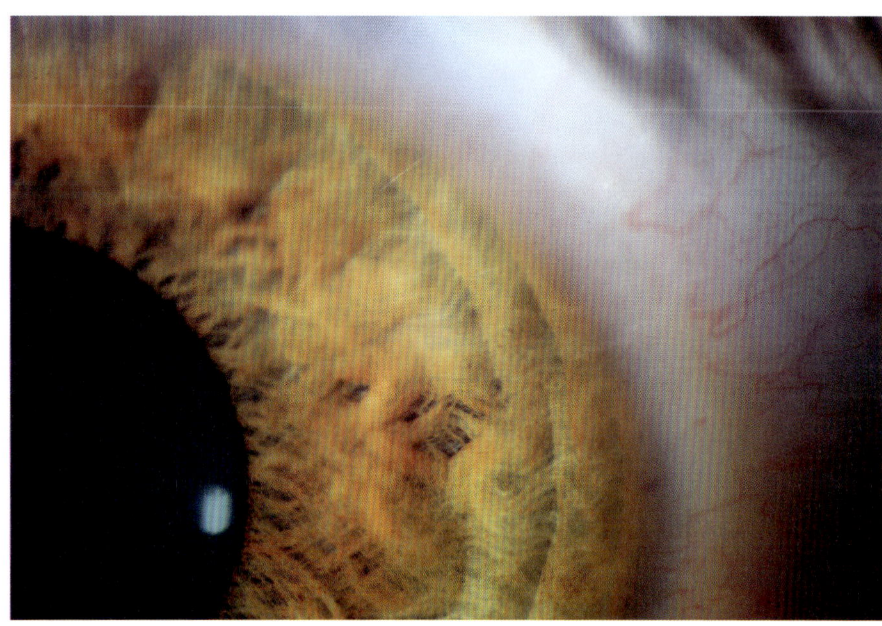

12.5.4 Defektzeichen

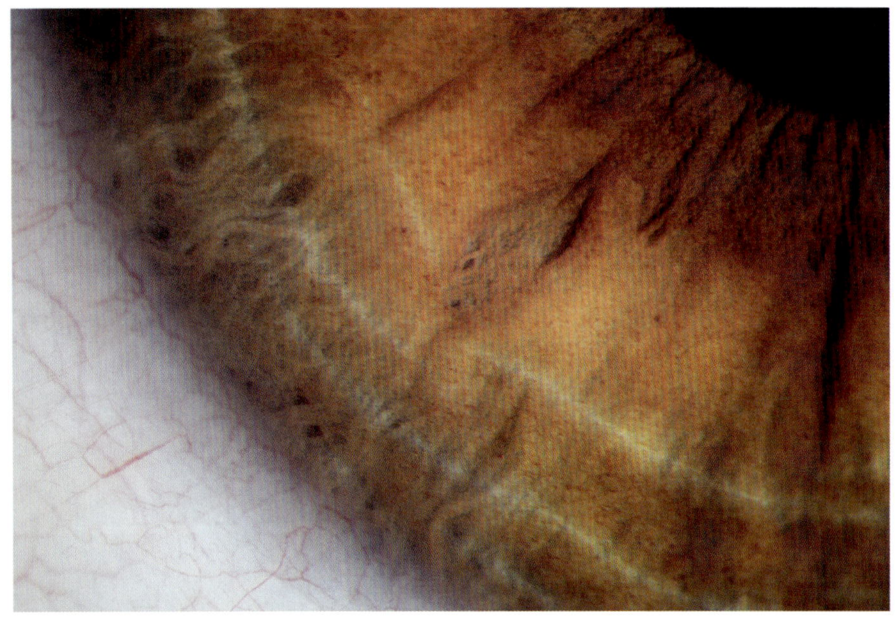

Aussehen	Umschriebener tiefer Stromaverlust, klein, dunkel bis schwarz
Lokalisation	Überall in der Iris, häufig in der Krausenzone, aber auch innerhalb einer Lakune
Bedeutung	Lokaler Gewebsumbau, Narbe, Gewebszerstörung, Nekrose Ca-Latenz-Zeichen (Deck)

Abb. 99 (links oben): Einfache Defektzeichen, rechtes Auge
Abb. 100 (links unten): Rissförmige Defektzeichen, linkes Auge
Abb. 101 (rechts): Rissförmige Defektzeichen, linkes Auge

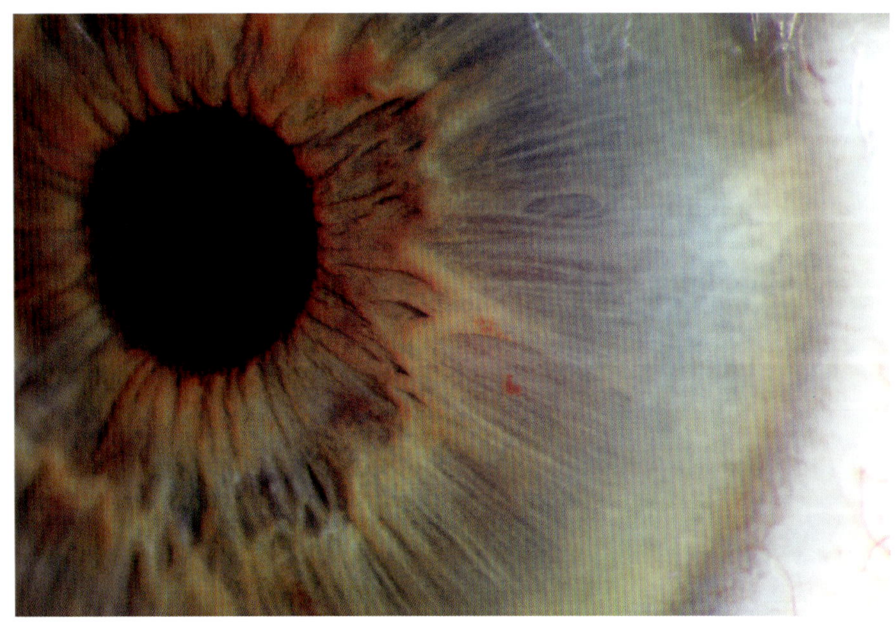

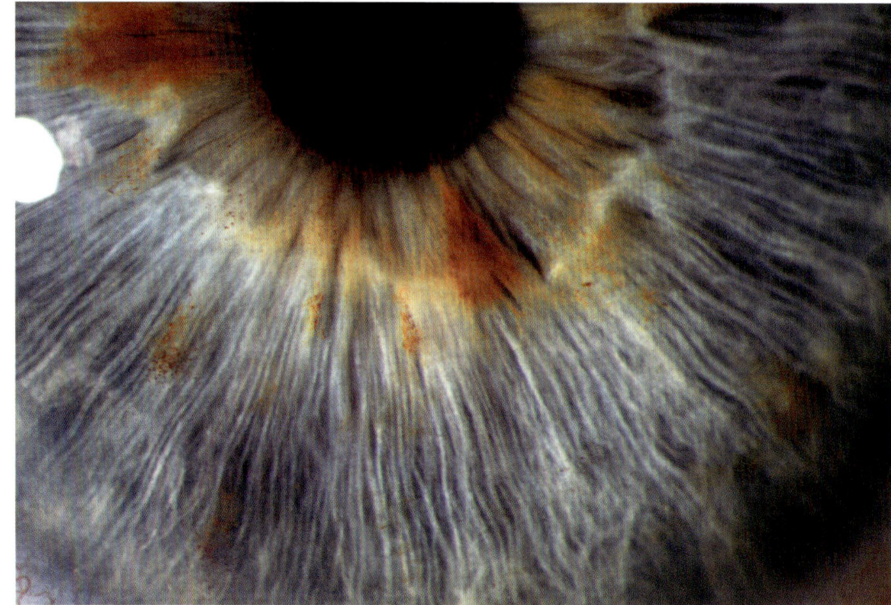

12.6 Reflektorische Zeichen

12.6.1 Aufhellungen und Abdunkelungen

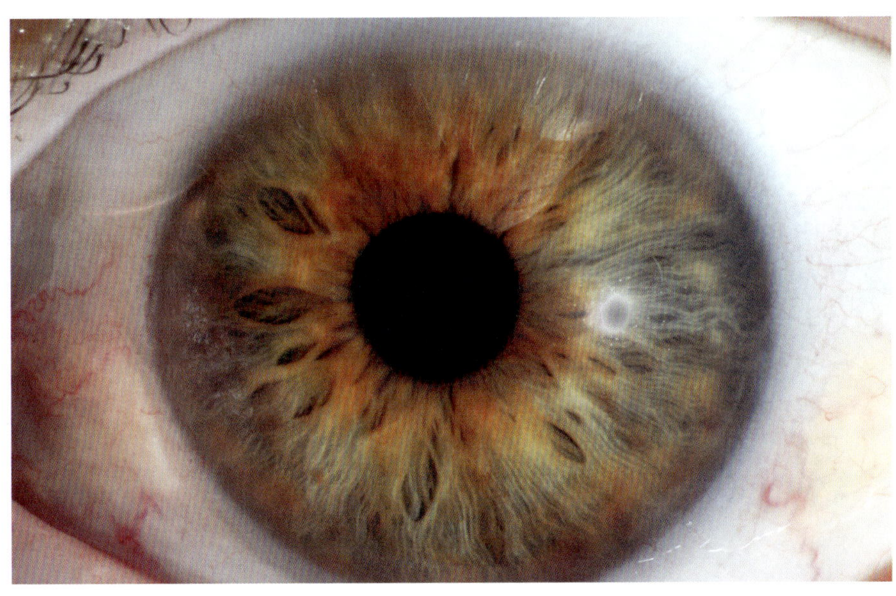

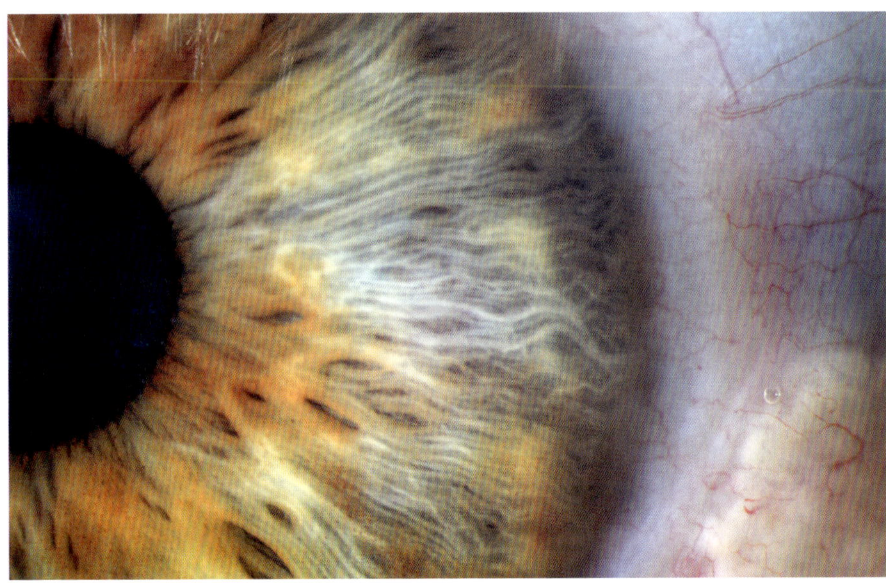

Sektorale Aufhellung

Aussehen	Aufhellung eines Sektors
Lokalisation	in der gesamten Iris möglich
Bedeutung	vermehrter Säftezustrom, erhöhter Energieverbrauch, Reizung bis hin zu Entzündungen

Abb. 102 Übersicht
Abb. 103 Detailansicht

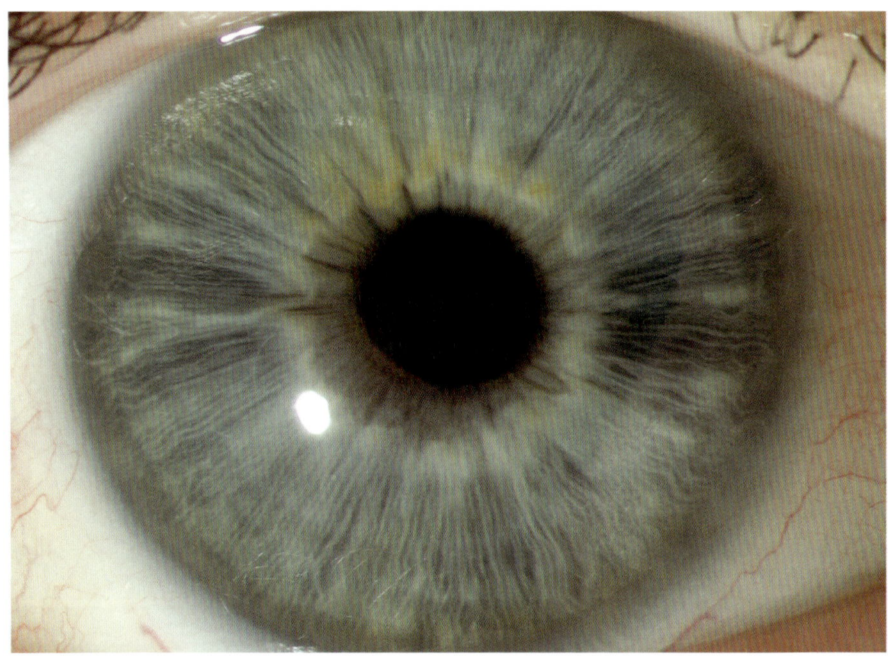

Sektorale Abdunkelung

Aussehen	Abdunkelung eines Sektors
Lokalisation	in der gesamten Iris möglich
Bedeutung	verminderter Säftezustrom, Energiemangel

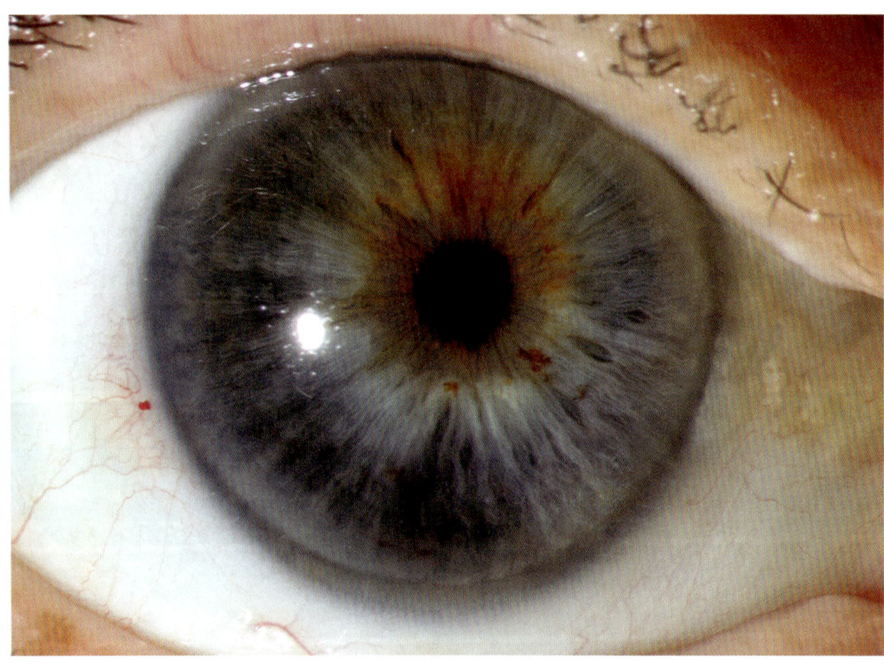

Abb. 104 (oben): Linkes Auge
Abb. 105 (unten)

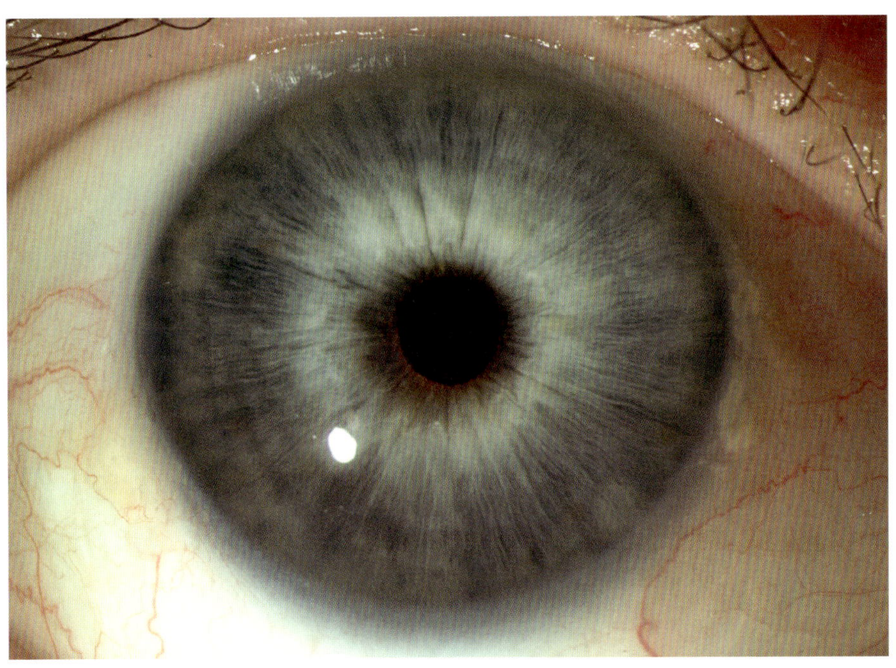

Regionäre Aufhellung

Aussehen	Aufhellung einer Zone/Region
Lokalisation	in der gesamten Iris möglich
Bedeutung	vermehrter Säftezustrom, erhöhter Energieverbrauch, Reizung bis hin zu Entzündungen

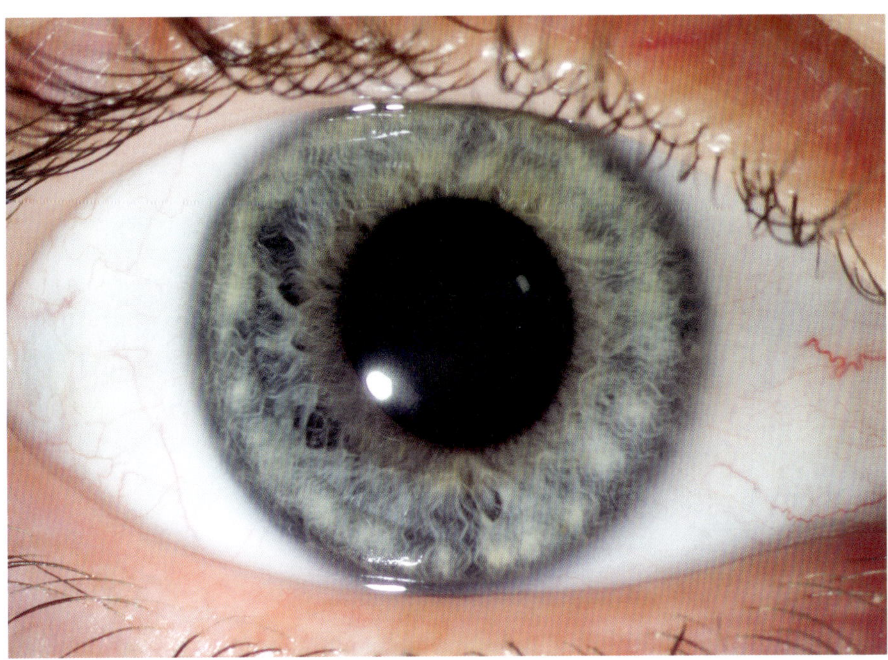

Abb. 106 (oben)
Abb. 107 (unten)

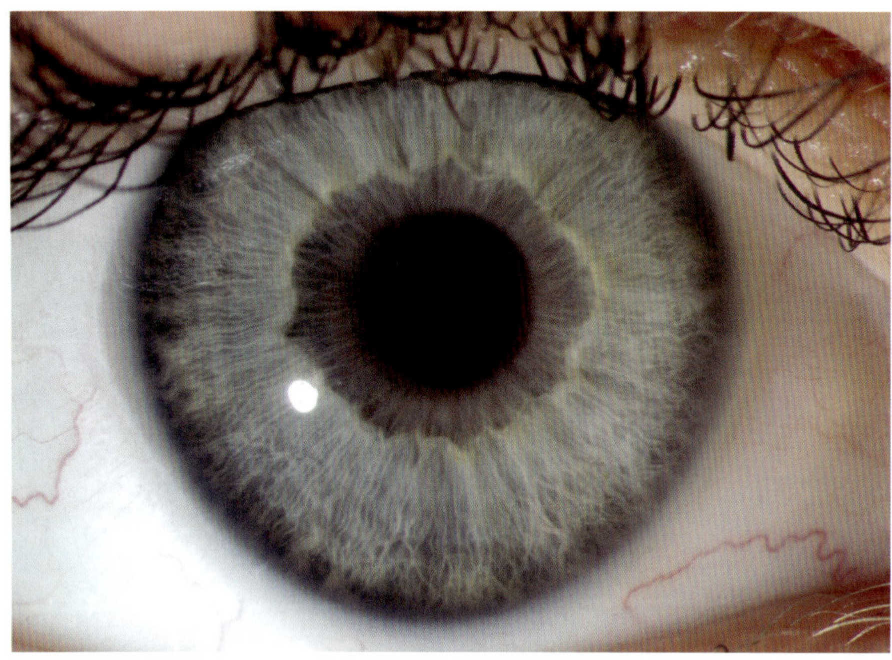

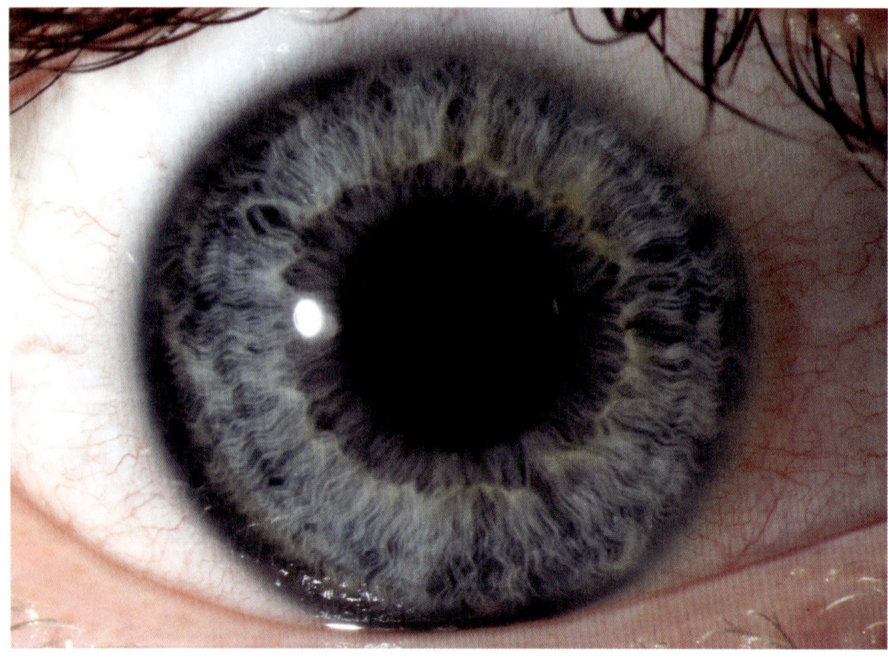

Regionäre Abdunkelung

Aussehen	Abdunkelung einer Zone/Region
Lokalisation	in der gesamten Iris möglich
Bedeutung	verminderter Säftezustrom, Energiemangel

Abb. 108 (oben)
Abb. 109 (unten)

12.6.2 Radiärstrukturen

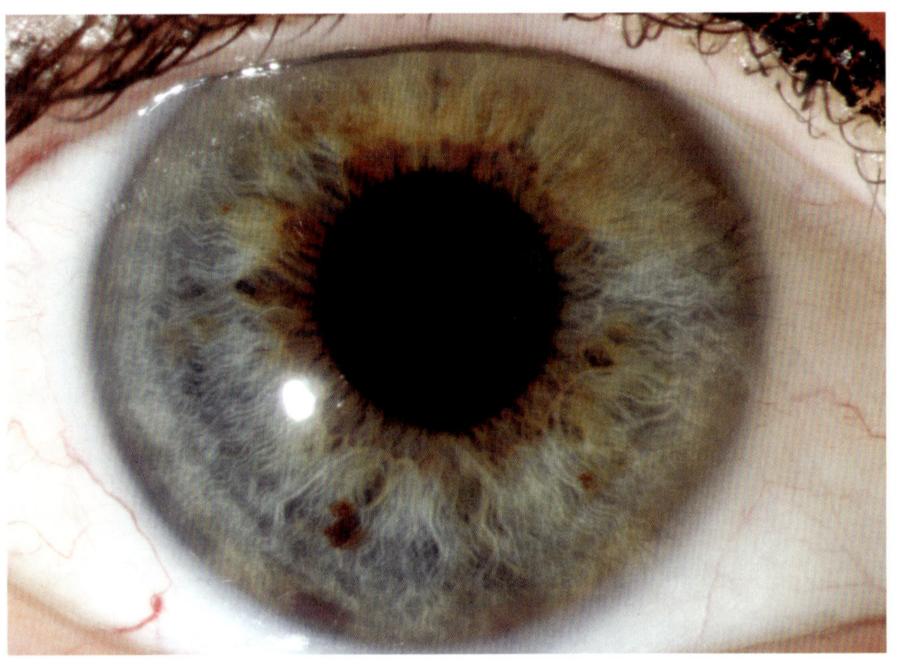

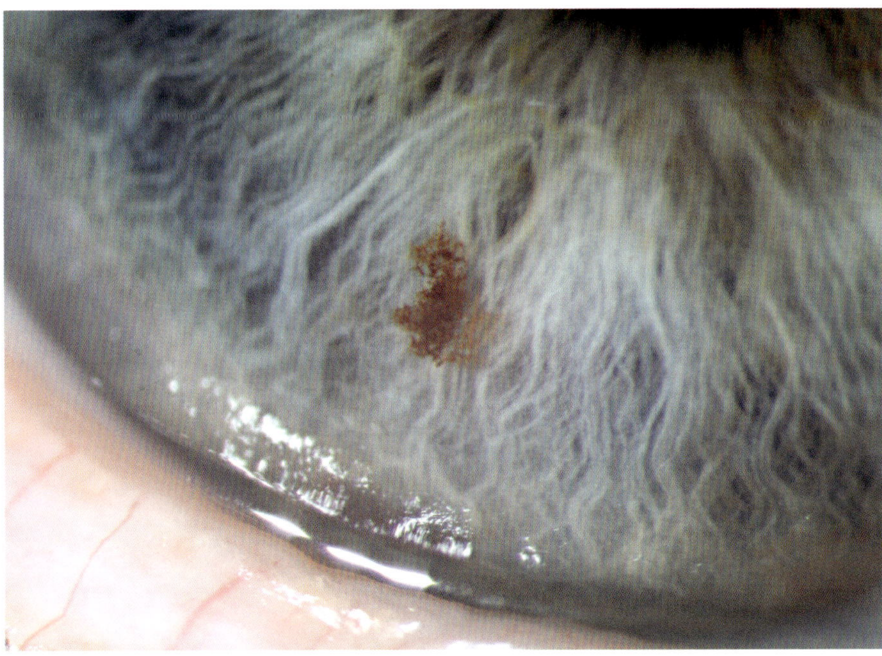

Reizradiäre

Aussehen	Auffallend helle Irisfaser Manchmal vaskularisiert
Lokalisation	Kann überall in der gesamten Iris vorkommen
Bedeutung	Generell: sektorales Reizzeichen • Dickere, plumpe Faser: Stoffwechselreiz • Zarte und Zick-Zack-Faser: Nervenreiz • Solitär: topografisch wertbar • Multipel: systemisch zu werten. Skrofulosezeichen (mit erhöhter Infektanfälligkeit)

Abb. 110 (oben): Übersicht (Rechtes Auge)
Abb. 111 (unten): Detailansicht. Differenzialdiagnose Appendix - Ovar

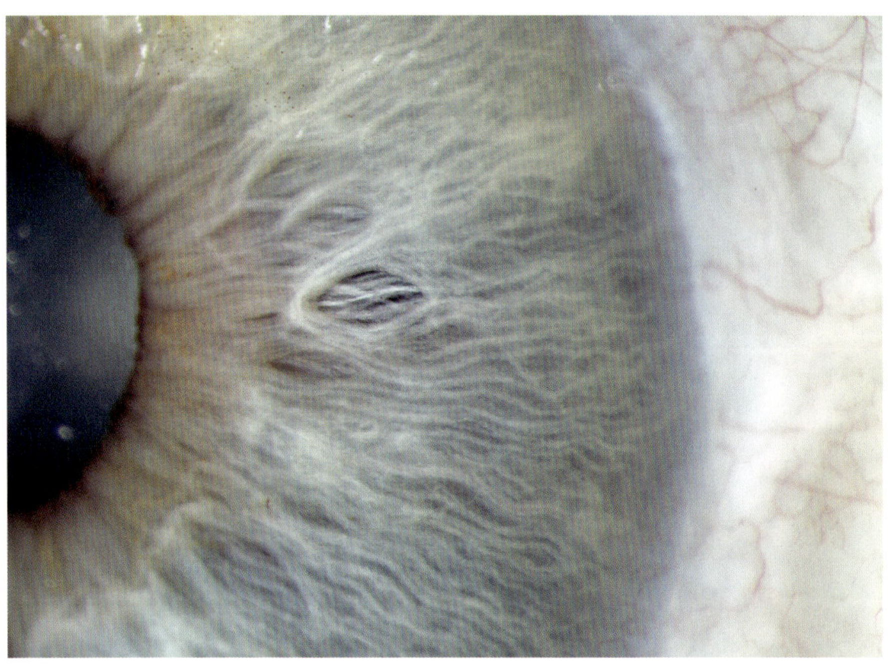

Silberfaden

Aussehen	Dünne, silberhelle Reizfaser
Lokalisation	Kann überall in der gesamten Iris vorkommen, häufig am Grund von Lakunen
Bedeutung	Unspezifisches Reizzeichen, Schmerzen, Entzündung, lokale Eiterung (?)

Abb. 112: Schilddrüsensektor, rechtes Auge

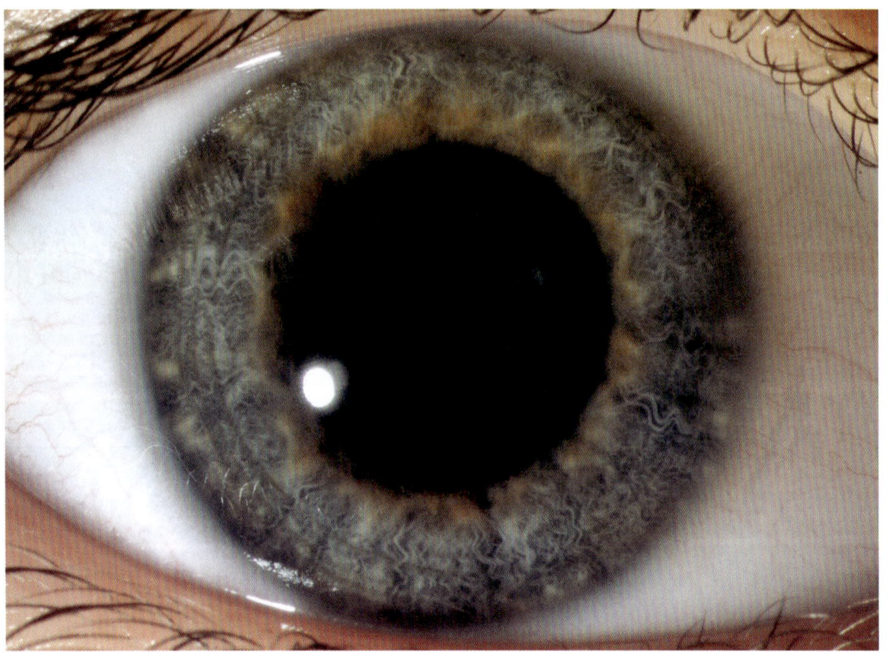

Wellenlinien

Aussehen	Auffällig gewellte Fasern
Lokalisation	Können überall in der gesamten Iris vorkommen
Bedeutung	Lokale, schmerzhafte Spannungssymptome (?)

Abb. 113

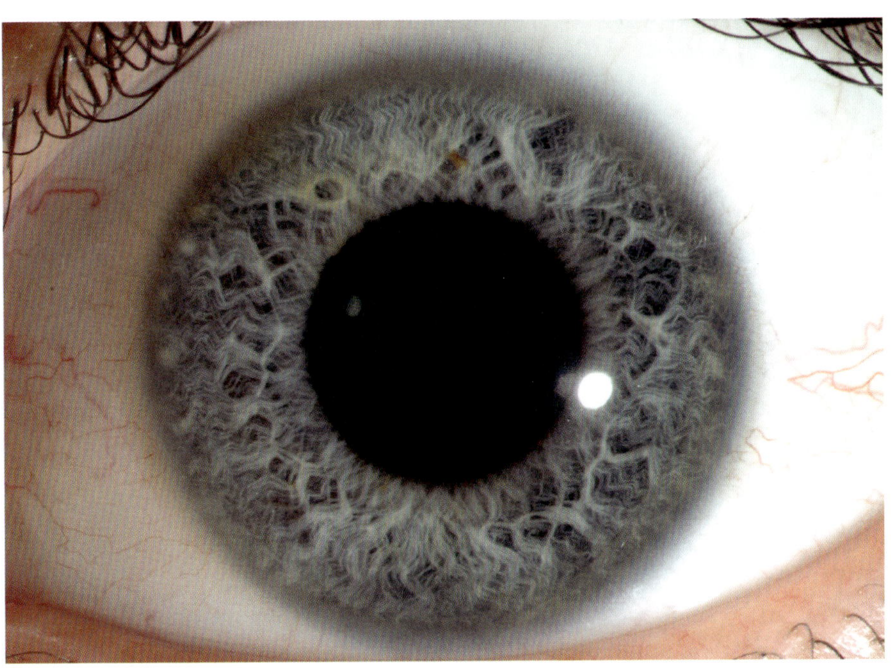

Gekämmtes Haar

Aussehen	Mehrere parallel laufende, geschwungene Fasern, dazwischen dunkle Lücken
Lokalisation	Kann überall in der gesamten Iris auftreten
Bedeutung	Tuberkuline Disposition Verminderte Resistenz des RES im Knochenmark, Entzündungsanfälligkeit auf die Lokalisation achten

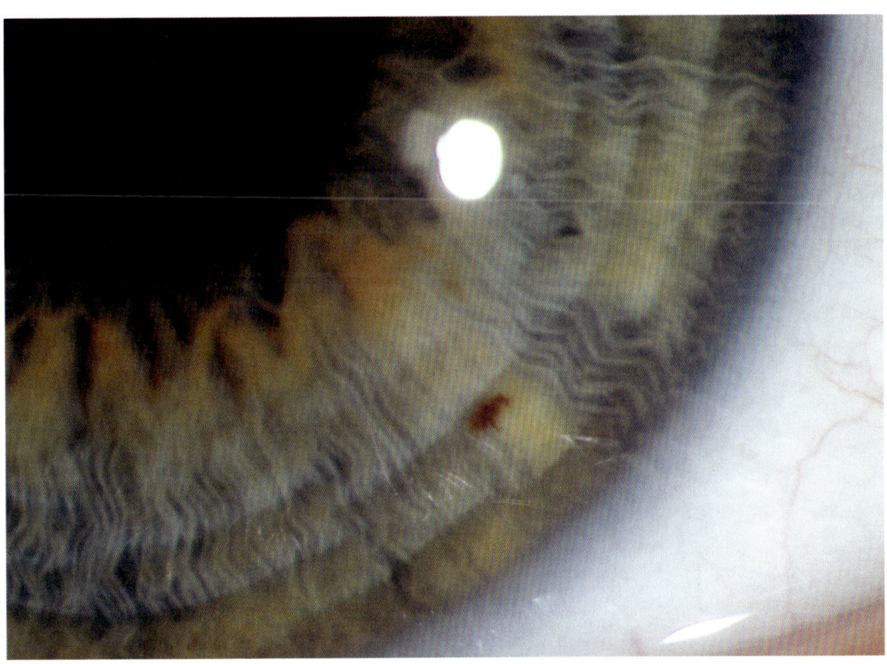

Abb. 114 (oben): Gekämmtes Haar bei 55‘, rechtes Auge
Abb. 115 (unten): Milzsektor, linkes Auge

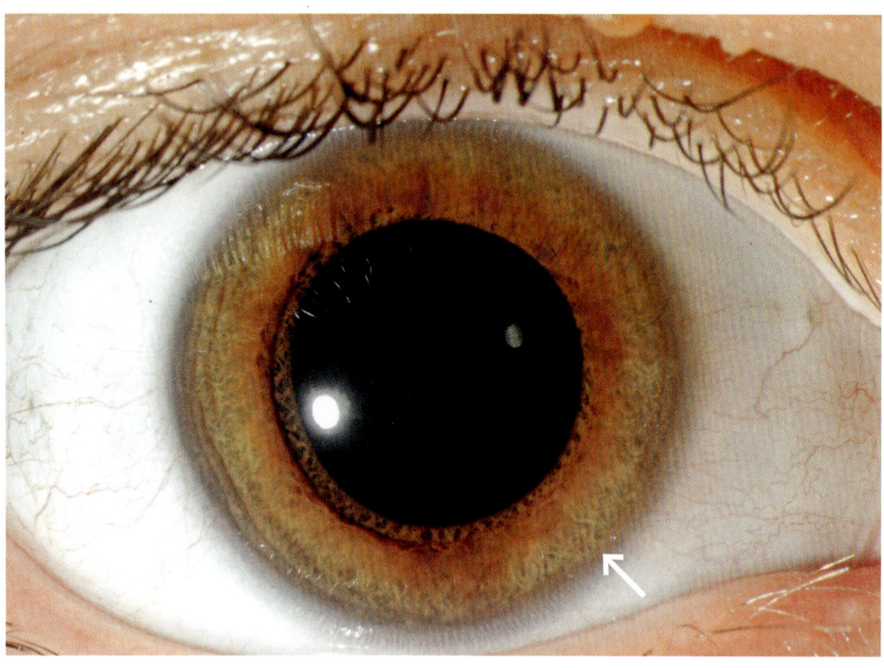

Zick-Zack-Radiären

Aussehen	Eckig gezackte Fasern
Lokalisation	Können überall in der ganzen Iris vorkommen
Bedeutung	Hinweis auf lokale, schmerzhafte Spannungssymptome

- **Grundsatz:** je heller und je weiter ausholend, umso bedeutsamer

Abb. 116: Zick-Zack-Radiäre nach 22', rechtes Auge

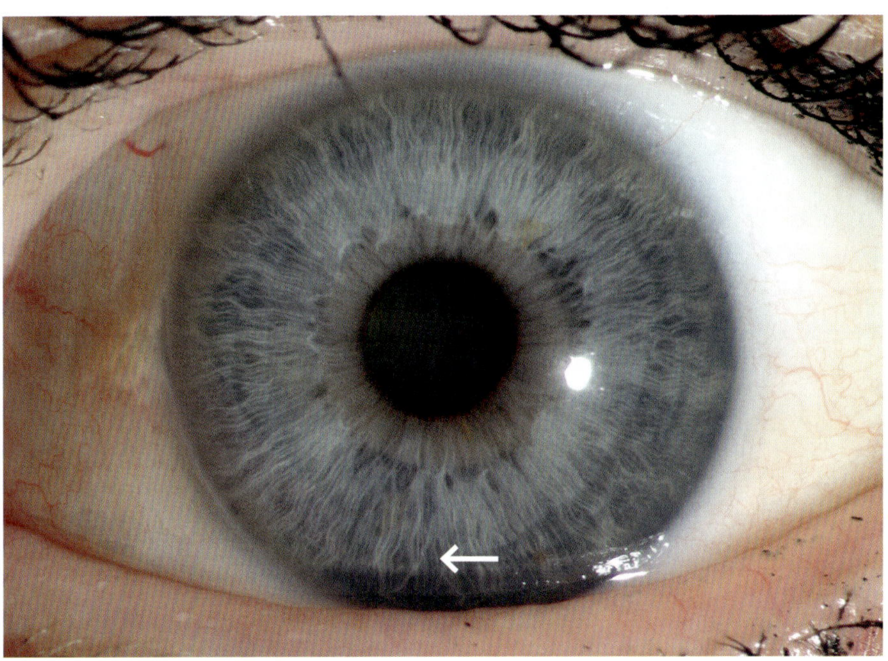

Aberrate Faser

Aussehen	Weicht von der streng radiären Faserführung ab. (aberrare = latein.: abirren, abweichen)
Sonderform:	Stauungsradiäre (deutlich dicker als die übrigen Fasern)
Lokalisation	Ziliarzone. Topografisch zu werten
Bedeutung	Sensorisch-motorische Störungen Erschwerniszeichen (z. B. in Verbindung mit Lakunen oder Pigmenten)

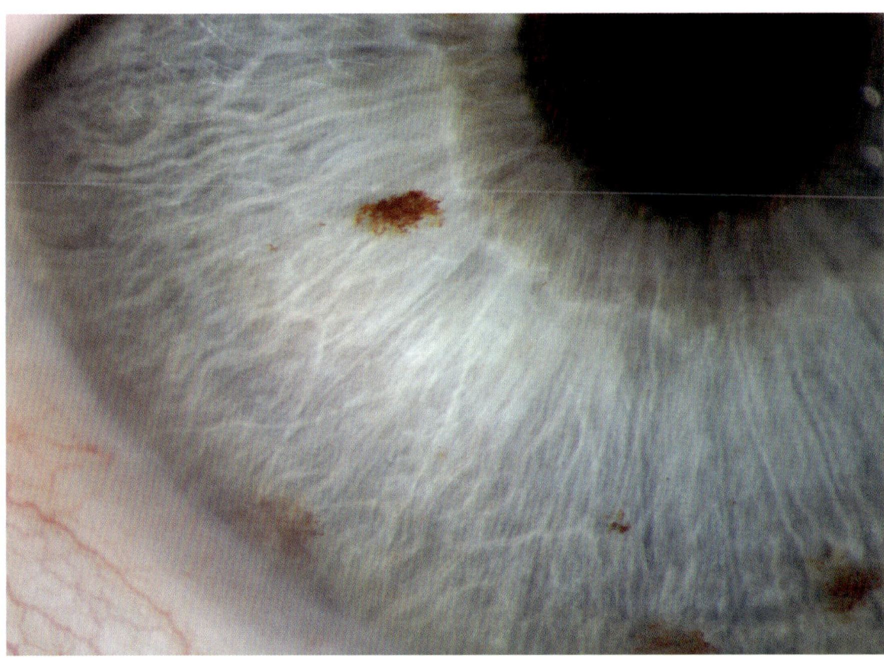

Abb. 117 (oben): Aberrate Faser bei 30', linkes Auge
Abb. 118 (unten): Linkes Auge

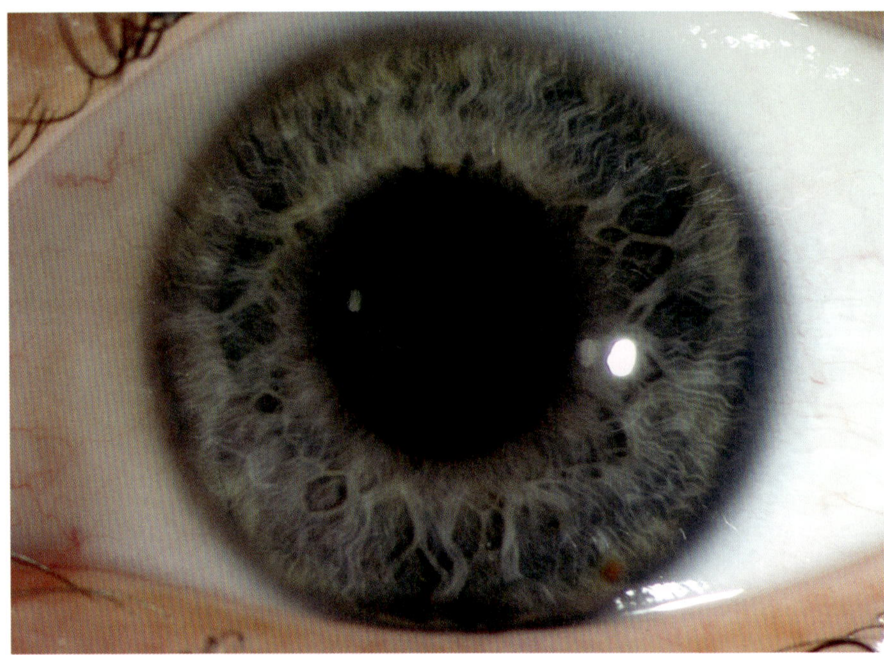

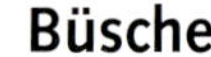

Büschel

Aussehen	Aufgehellte benachbarte Radiären, die nicht miteinander verklebt sind
Lokalisation	Sektoral
Bedeutung	Chronische Entzündung, auch rezidivierend

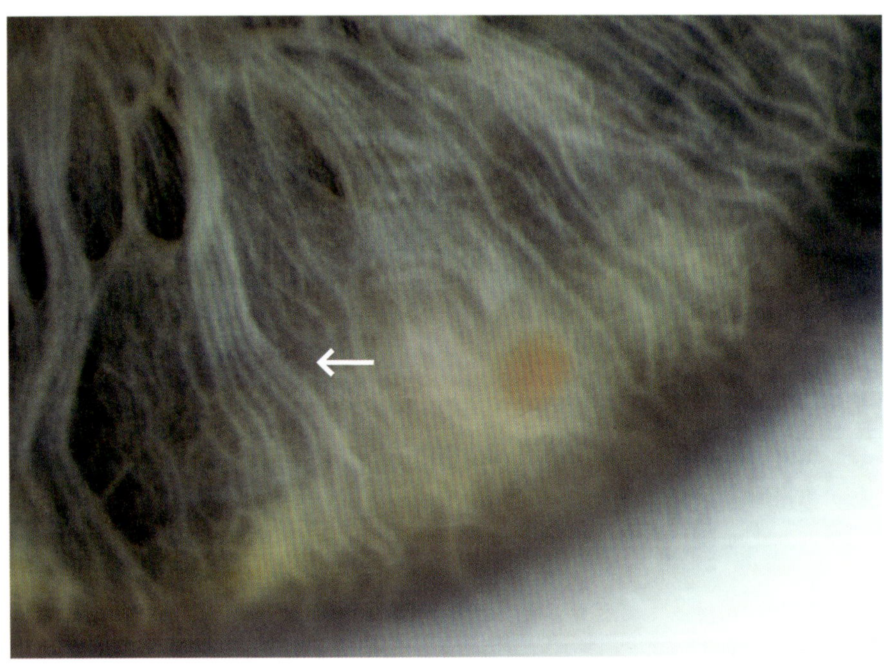

Abb. 119 (oben): Übersicht (Linkes Auge)
Abb. 120 (unten): Detailansicht. Büschel bei 28'

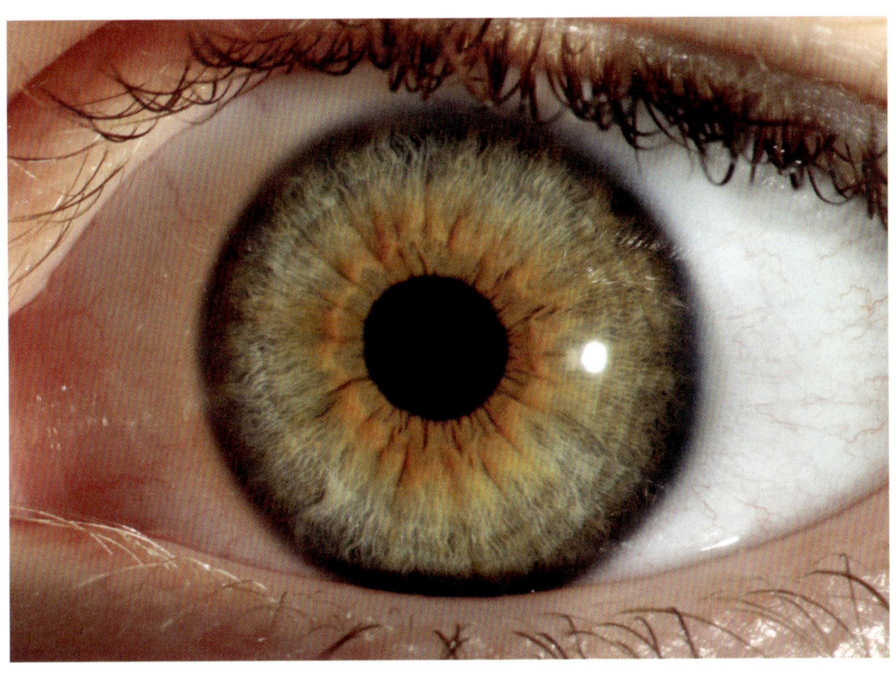

Bündel

Aussehen	Aufgehellte benachbarte Radiären, die miteinander verklebt sind
Lokalisation	Sektoral
Bedeutung	Akute bzw. rezidivierende Entzündungen

Abb. 121: Bündel bei 37‘, linkes Auge

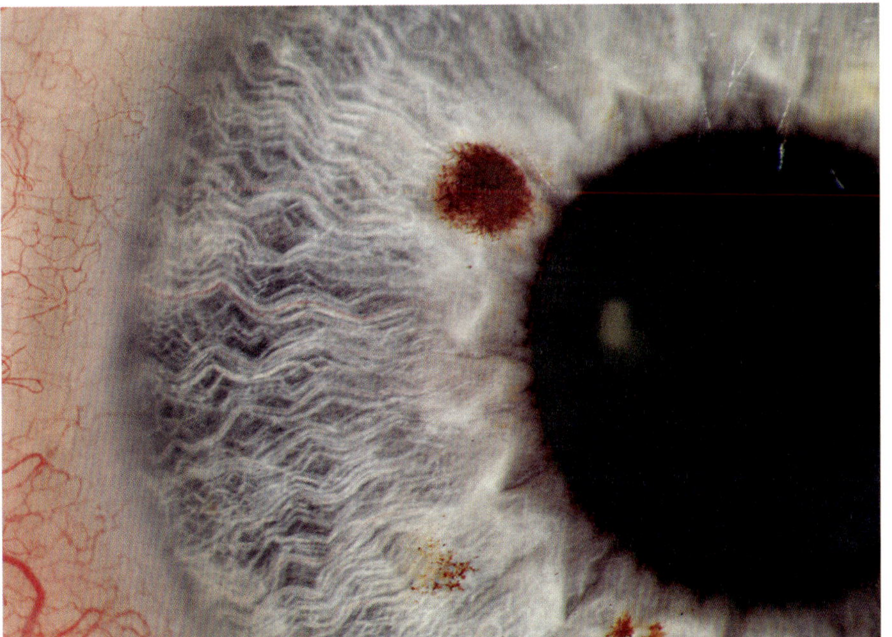

Vaskularisation

Aussehen	Im Innern der Radiäre erkennbarer „Blutfaden“
Bedeutung	Steigerung der Reizung Kongestion, Entzündung

Abb. 122: Rechtes Auge

12.6.3 Transversalen

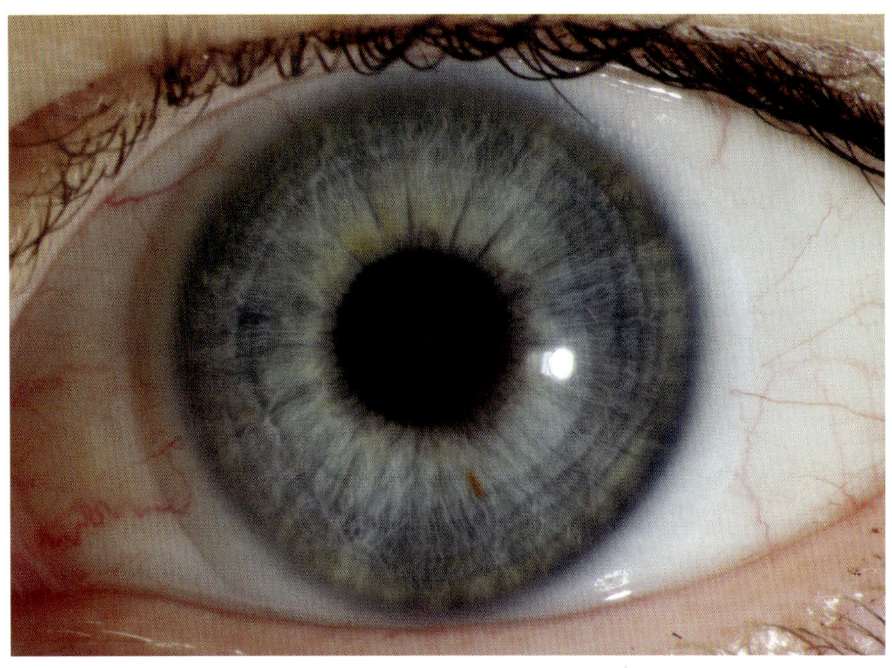

Einfache Transversale

Aussehen	Schräg zum Stroma verlaufende, verdickte Faser
Lokalisation	Geht vom Ziliarrand aus, in der Regel kein Kontakt zur Iriskrause In der gesamten Ziliarzone, häufig im Leber-Galle- bzw. Milzsektor
Bedeutung	Anschoppungs- und Stauungszeichen

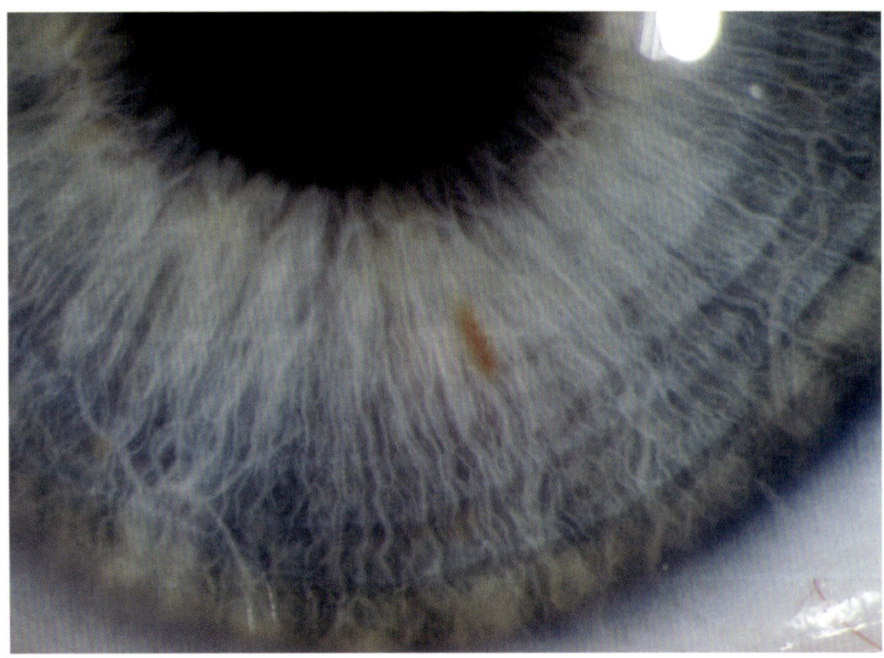

Abb. 123: Übersicht (Linkes Auge), Transversale von 30‘ bis 40‘
Abb. 124: Detailansicht, Nierensektor

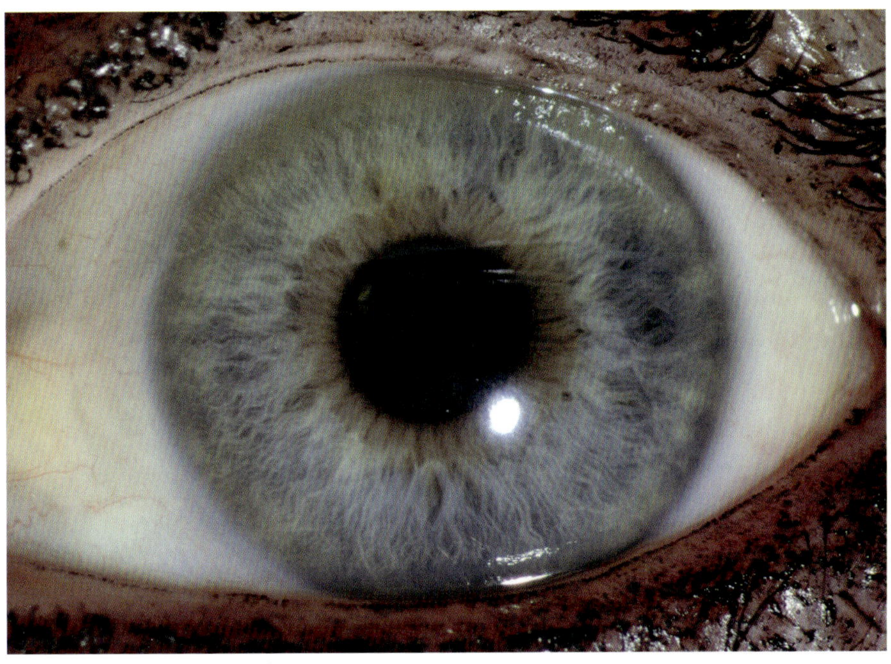

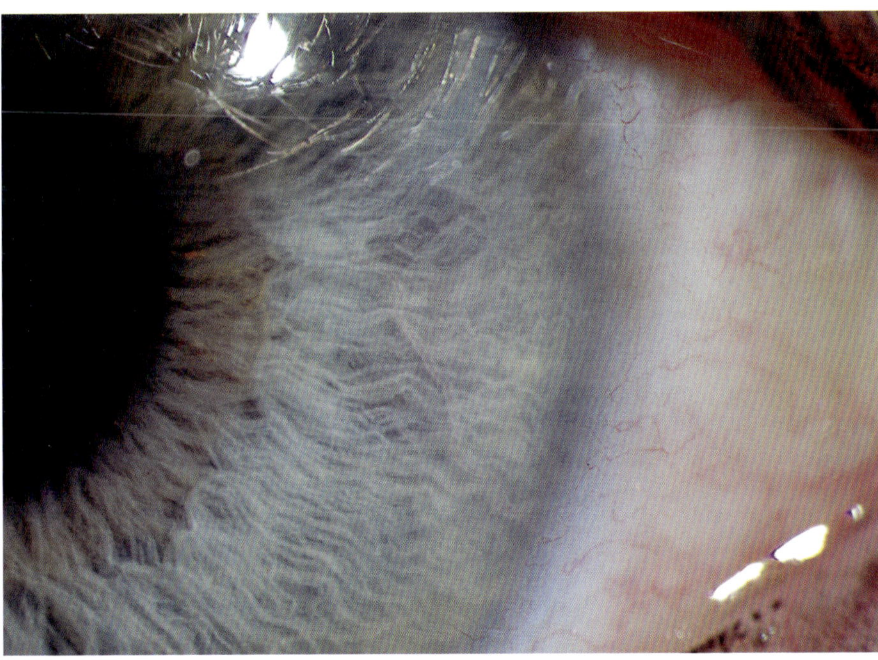

Vaskularisierte Transversale

Aussehen	Wie einfache Transversale, aber im Inneren ist der Blutfaden sichtbar
Lokalisation	In der gesamten Ziliarzone, häufig im Leber-Galle- bzw. Milzsektor
Bedeutung	Wie einfache Transversale, verstärkt aber die Bedeutung

Abb. 125: Übersicht (Linkes Auge)
Abb. 126: Detailansicht, vaskularisierte Milztransversale

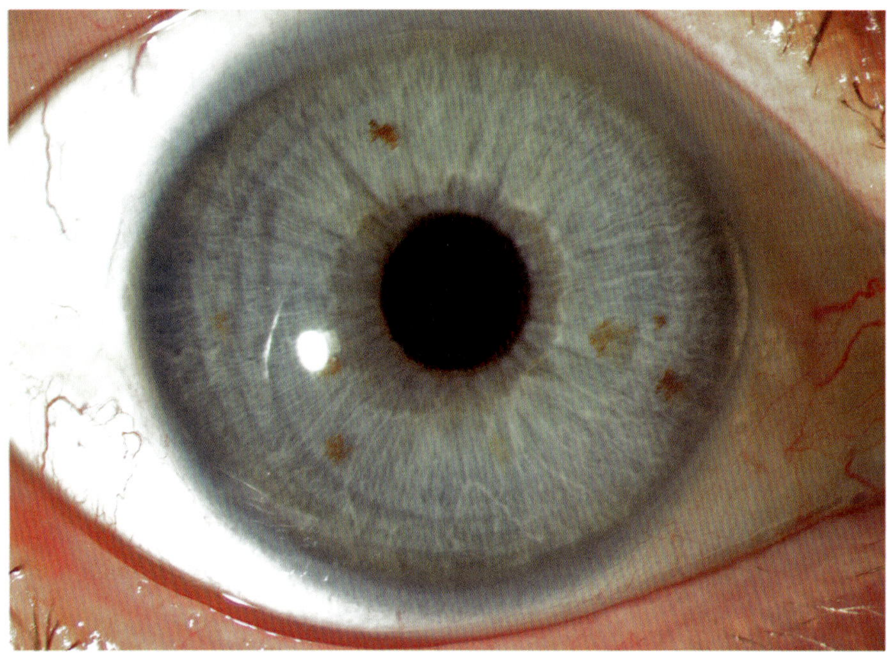

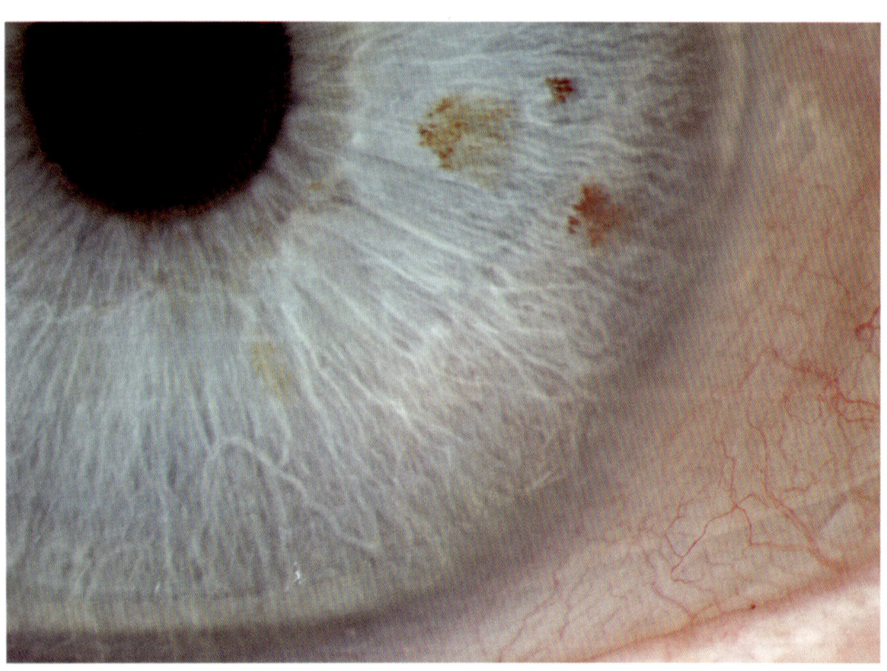

Dachtransversale

Aussehen	Giebelartig verlaufende Transversale Läuft vom Ziliarrand nach innen und kehrt wieder zum Ziliarrand zurück
Lokalisation	Periphere Ziliarzone
Bedeutung	Arthrose (Knie, Hüfte)

Abb. 127 Übersicht (Rechtes Auge)
Abb. 128 Detailansicht

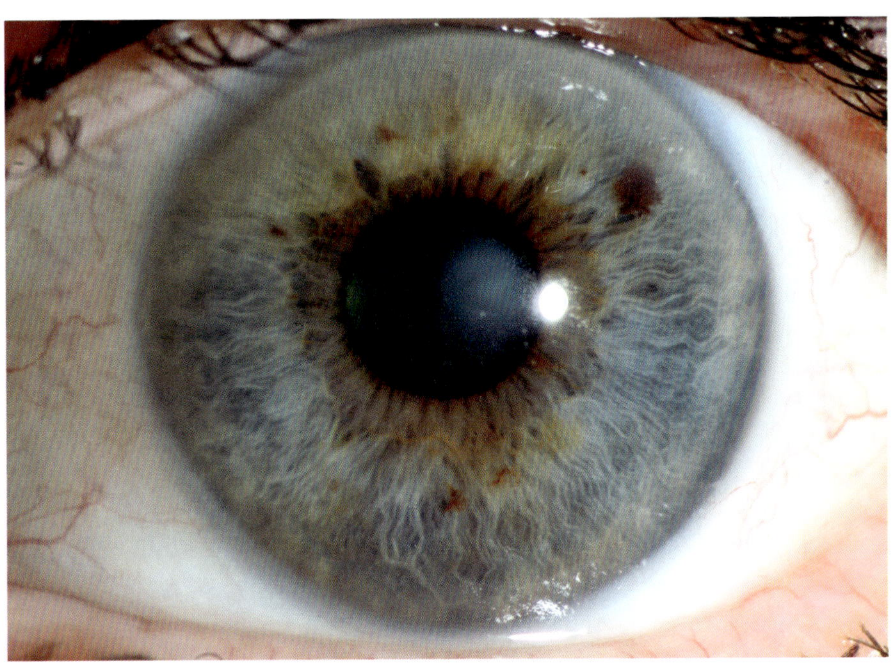

Geweihtransversale

Aussehen	Geweihartig aufgegabelte Transversale
Lokalisation	Häufig in den unteren Quadranten: Uterus- und Lebersektor
Bedeutung	Stauungszeichen (Lindemann: „mit Fernwirkung auf andere Organe“)

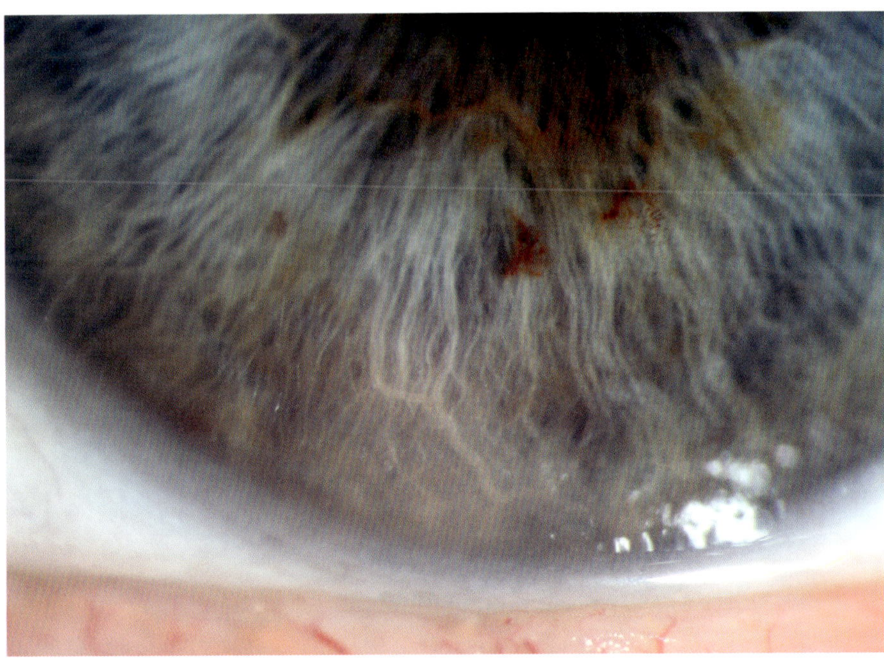

Abb. 129 Übersicht (Linkes Auge)
Abb. 130 Detailansicht

12.7 Depositionszeichen

12.7.1 Wische

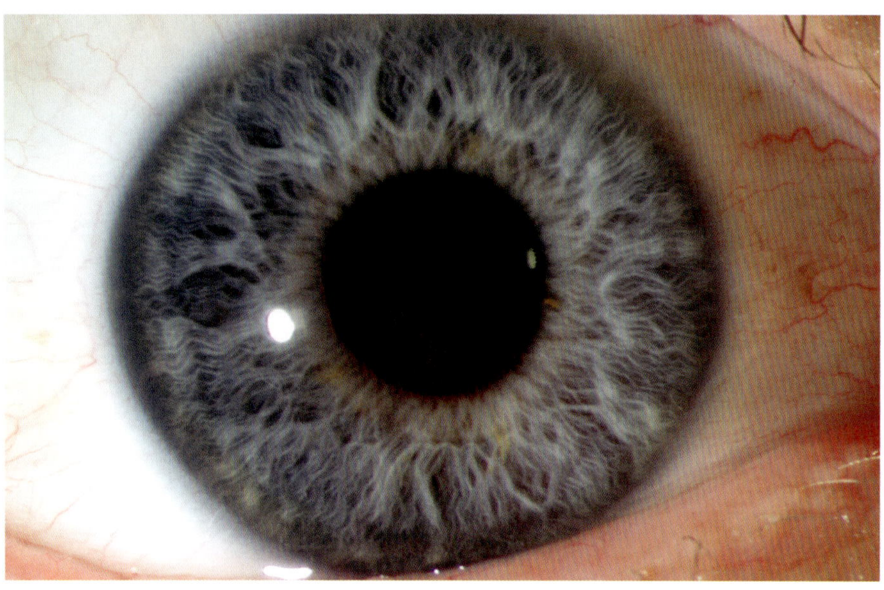

Schwer zu erkennendes Phänomen (Lupenbetrachtung, am Mikroskop kleine Vergrößerungsstufen wählen)

Aussehen	Irisstruktur ist leicht verwischt (wie bei einer Pastellzeichnung) Wische können hell oder dunkel erscheinen.
Lokalisation	Sektoral oder regional
Bedeutung	Entzündungszeichen

Abb. 131

12.7.2 Wolken

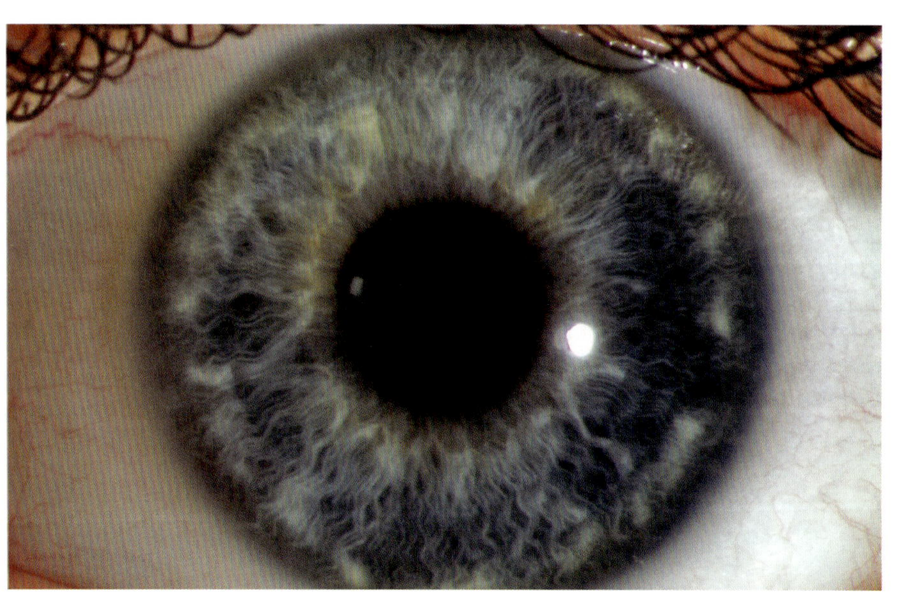

Aussehen	Verdichtete Wische, oft kombiniert mit konfluierenden Tophi Können hell, dunkel manchmal auch pigmentiert erscheinen
Lokalisation	Können überall in der Iris auftreten: sektoral, regional
Bedeutung	Mesenchymale Verschlackung, Kennzeichen der Übersäuerungsdiathese (s. S. 46)

Abb. 132

12.7.3 Tophi

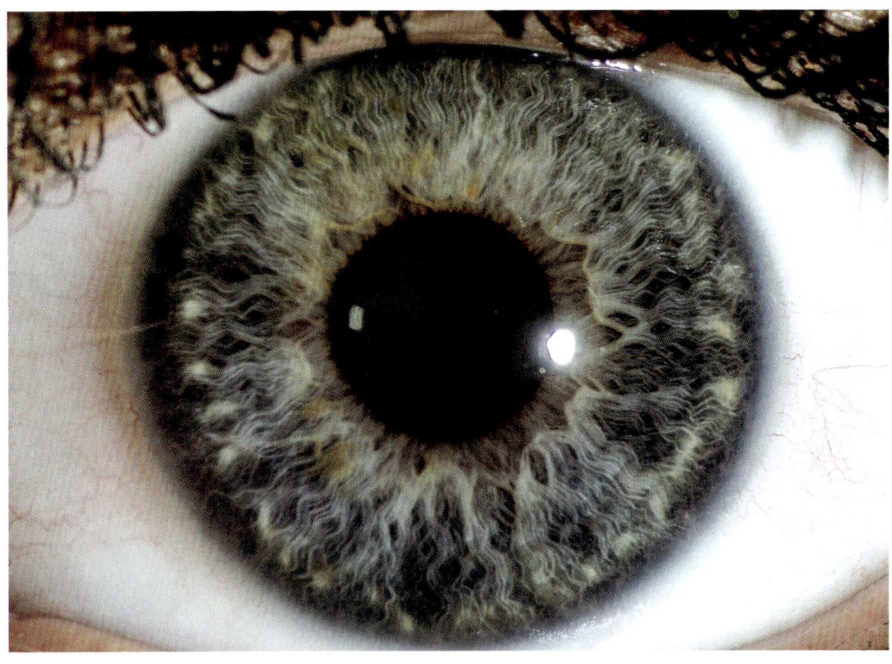

Aussehen	Runde, helle bis weißliche Flöckchen
Lokalisation	In der 5. kleinen Zone, vereinzelt oder in Reihe angeordnet
Bedeutung	Belastung des Lymphsystems, Kennzeichen der exsudativen Diathese (s. S. 46)

Abb. 133 (links oben): Tophi nasal etwas eingerückt
Abb. 134 (links unten): Tophi pigmentiert
Abb. 135 (rechts): Tophi unregelmäßig angeordnet

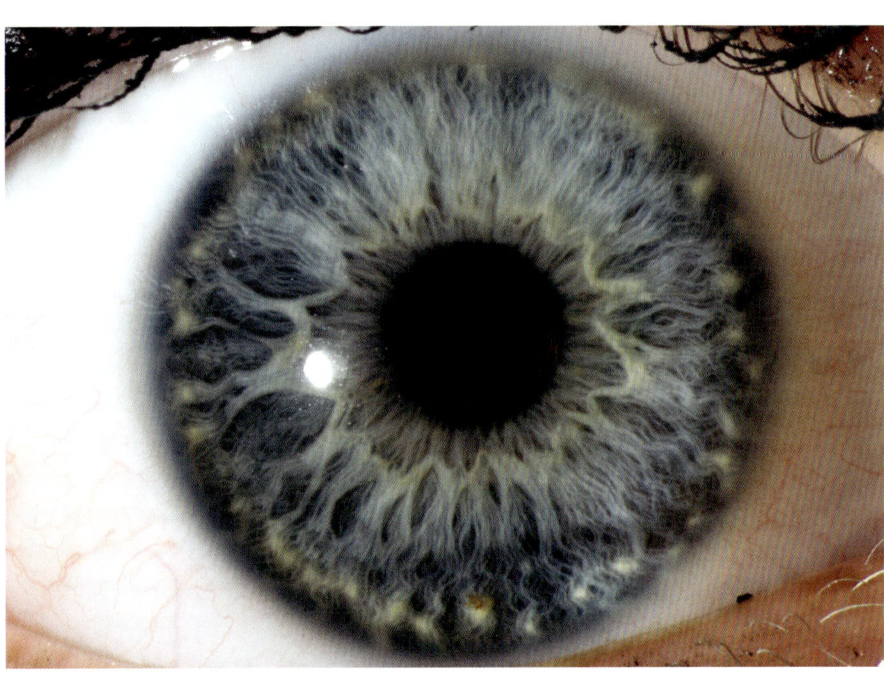

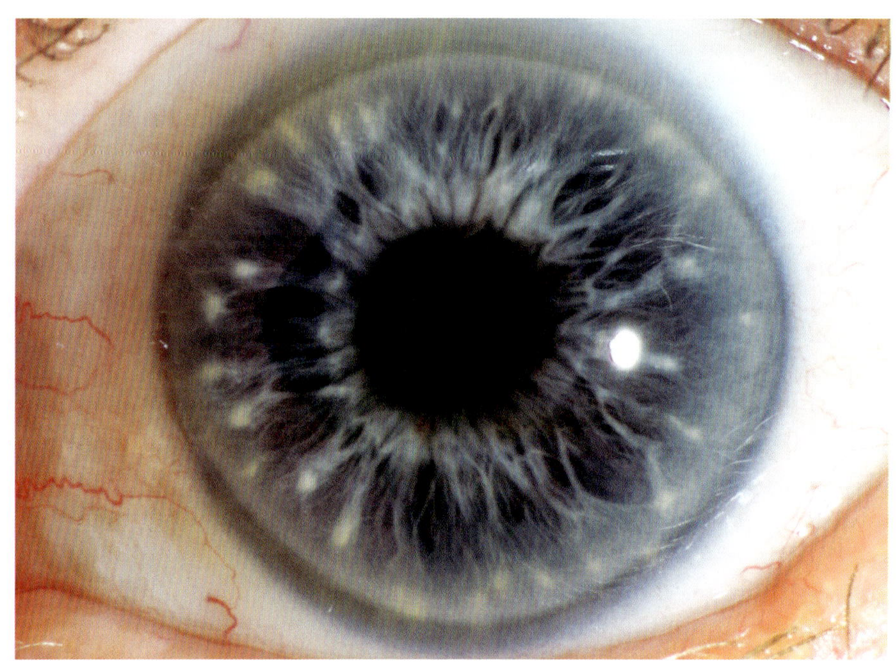

12.7.4 Plaques

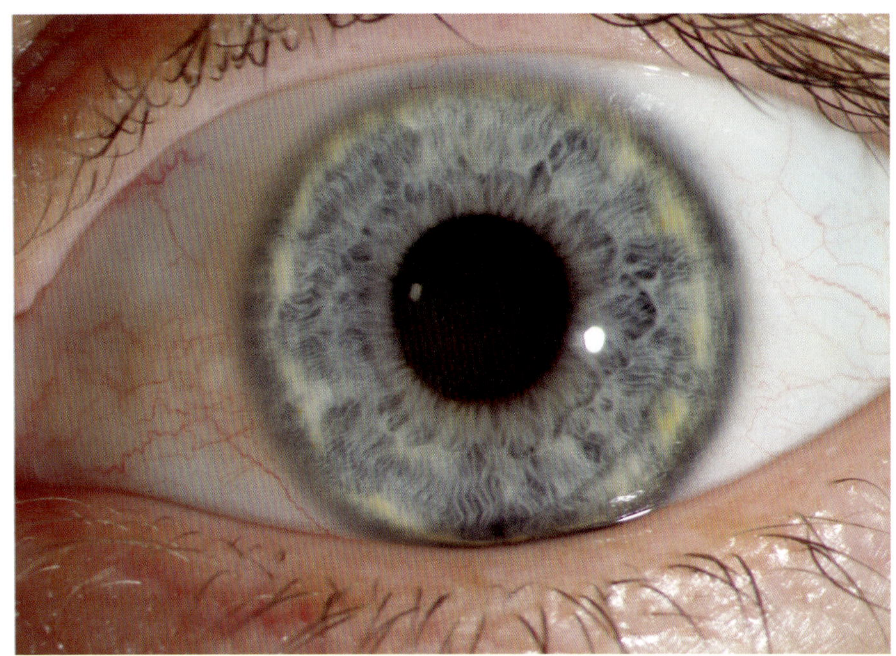

Aussehen	Plattenartig verdichtete Auflagerung
Lokalisation	Ausgehend von der Schleimhautzone über die gesamte Ziliarzone verteilt
Bedeutung	Massive Stoffwechselstörung. Kennzeichen der Übersäuerungsdiathese (s. S. 46)

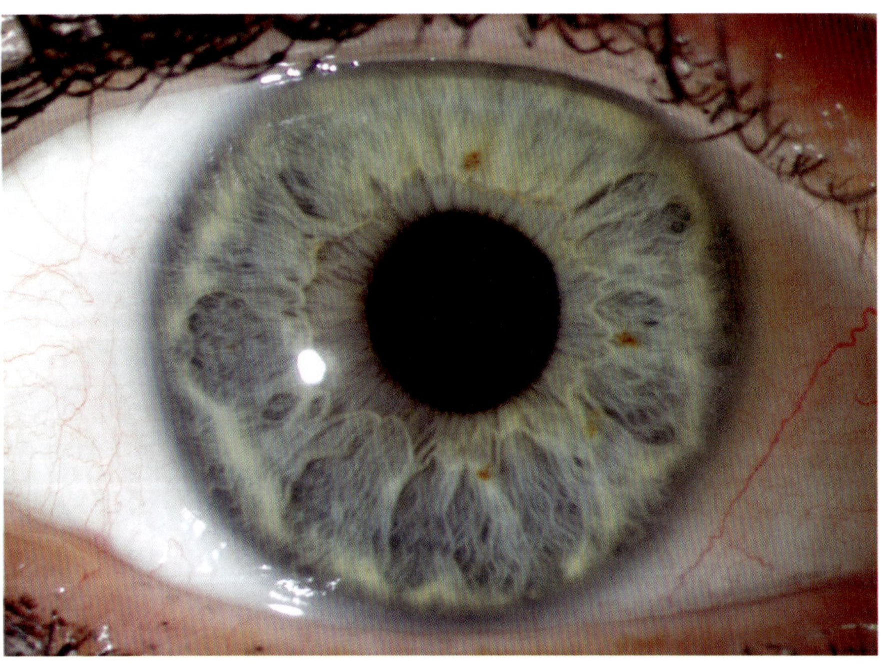

Abb. 136
Abb. 137

12.8 Furchen

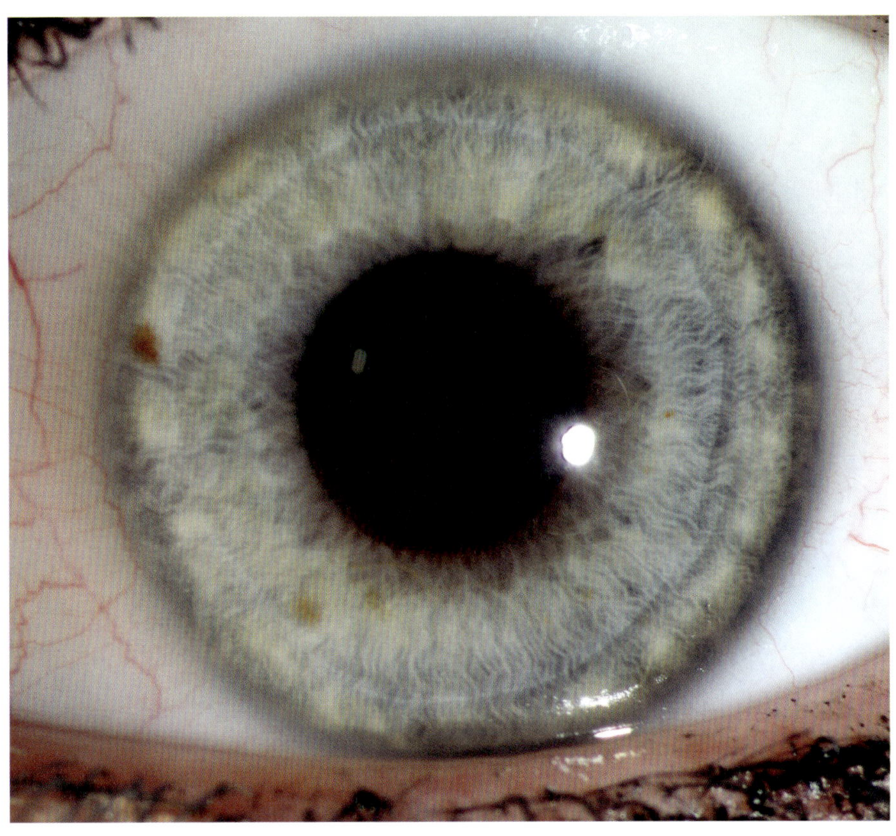

Zirkulärfurchen

Aussehen	Zirkulär (ringförmig) verlaufende Furchen, die sich auch überkreuzen können
Lokalisation	Sektoral oder mehrere Sektoren überspannend Regional
Bedeutung	Gestörter Synergismus zwischen Sympathikus und Parasympathikus Teilkennzeichen der vegetativ-spastischen Disposition (s. S. 46) Sind in der braunen Iris fast obligatorisch vorhanden Erhöhte Bedeutung haben sie in der blauen Iris. Hell leuchtend: Spasmen, schmerzhafte Drucksteigerung („Krampfringe") Dunkel: Störung des Informationsflusses von innen nach außen („Gewebstrennungszeichen")

Abb. 138 (links oben): Helle und dunkle Zirkulärfurchen in der blauen Iris
Abb. 139 (links unten): Zirkulärfurchen in der braunen Iris
Abb. 140 (rechts): Helle und dunkle Zirkulärfurchen in der Mischiris

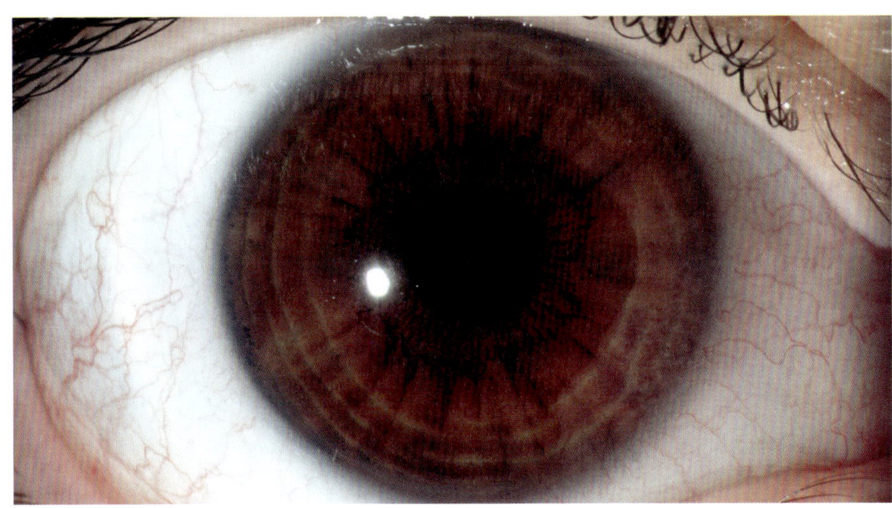

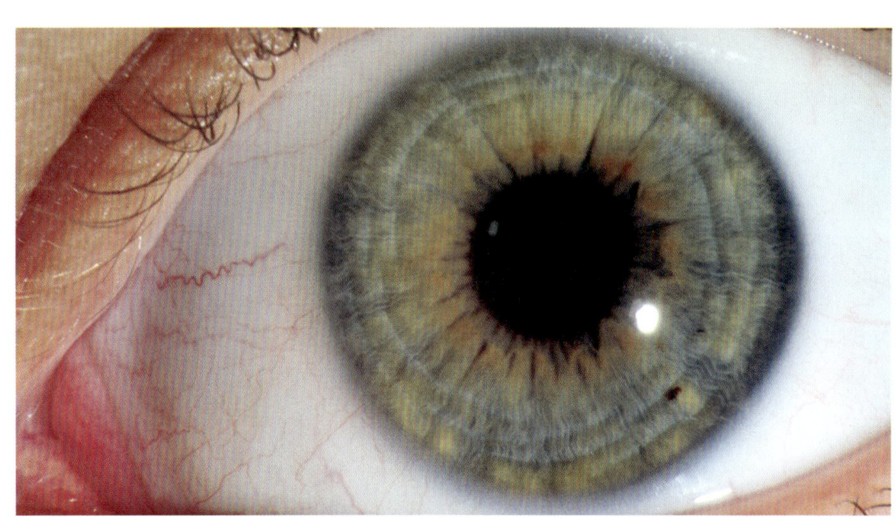

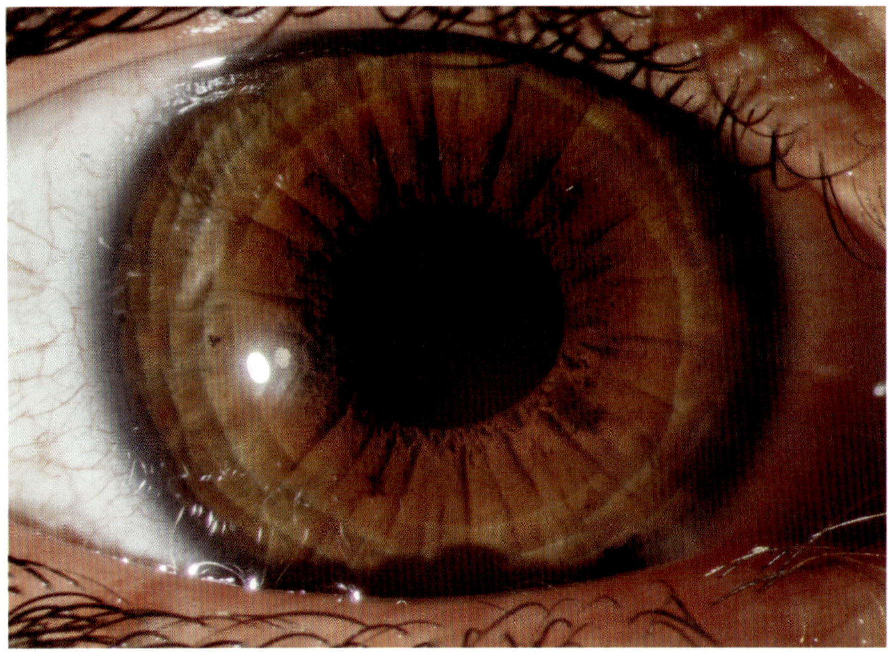

Radiärfurchen

Aussehen	Radiär (radspeichenartig) verlaufende Furchen in unterschiedlicher Länge, Dicke und Tiefe
Lokalisation	Sektoral auftretend, häufig frontal
Bedeutung	Kongestion (stärkere kurze Furchen), Asthenie (zarte, längere Furchung) Die Kombination von Zirkulär- und Radiärfurchen ist das Kennzeichen der vegetativ-spastischen Disposition (s. S. 46).

Abb. 141 (links oben): Radiärfuchen
Abb. 142 (links unten): Asthenienfurchen
Abb. 143 (rechts): Kongestionsfurchen

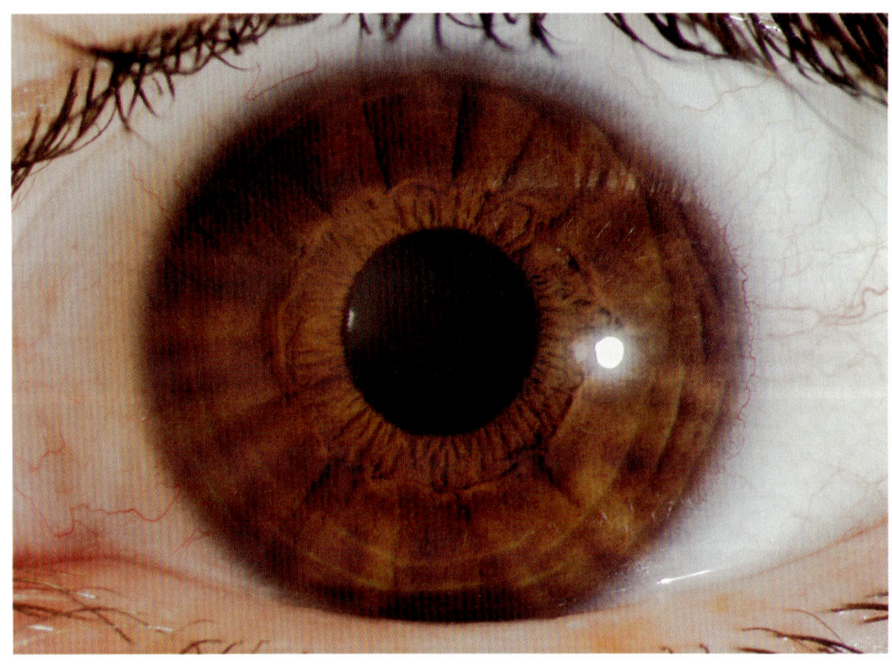

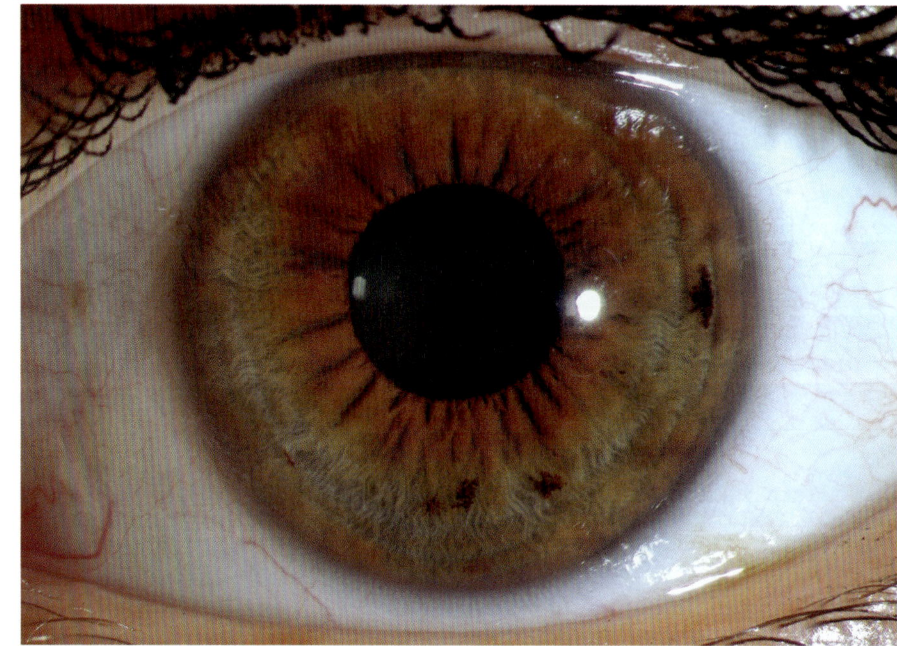

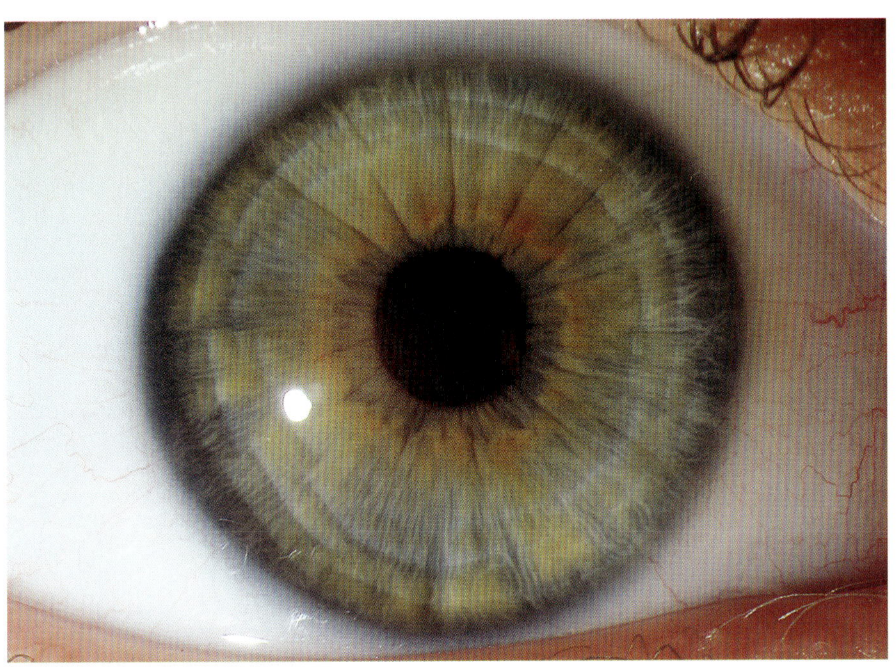

Solarstrahlen

Aussehen	Zarte Furchen, vom Pupillensaum bis in die Mitte der Ziliarzone reichend
Lokalisation	Meist frontal
Bedeutung	Schwäche im nervlichen Bereich, Ermüdung, reizbare Schwäche Kopfschmerz (frontal!) Tonusminderung der Muskulatur (in deren Folge es z. B. zu Senkungsbeschwerden kommen kann)

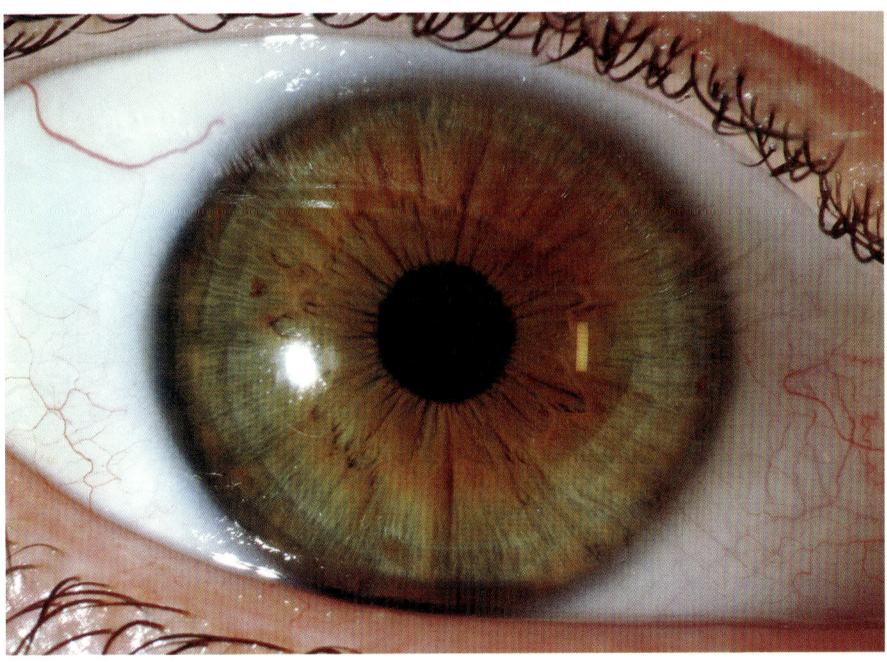

Abb. 144
Abb. 145

12.9 Pupillensaumphänomene

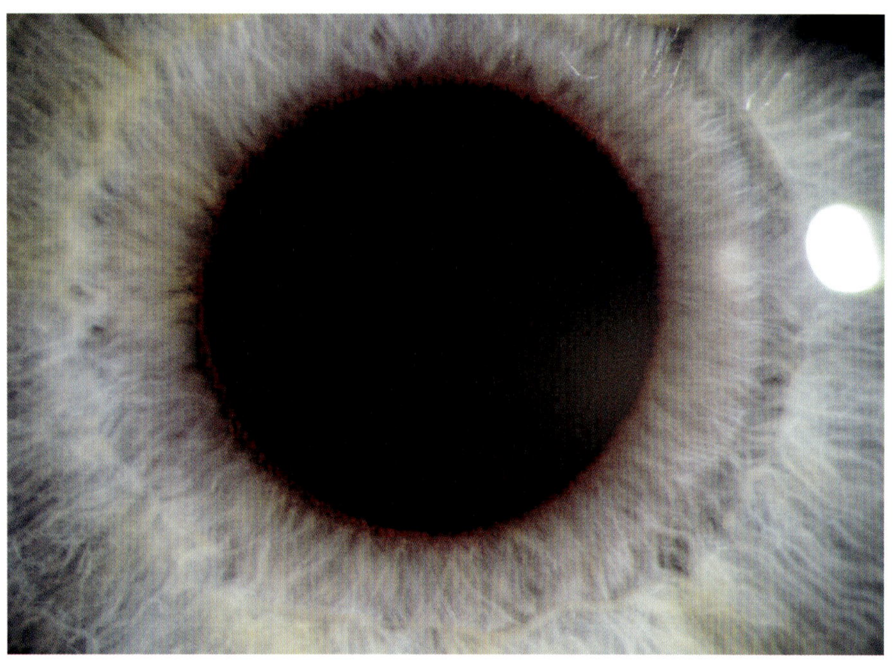

Der normale Pupillensaum

Aussehen	Gleichmäßiger Verlauf ohne besondere Abweichungen
Lokalisation	Feiner, gleichmäßiger Aufbau ohne strukturelle Besonderheiten, als physiologisch gilt aber eine leichte Verdickung im frontalen Abschnitt Dicker und gefältelt bei Miosis, schmäler und glatter bei Mydriasis
Bedeutung	Rötlich-braun, mahagonifarben ohne zusätzliche farbliche Veränderungen

Abb. 146

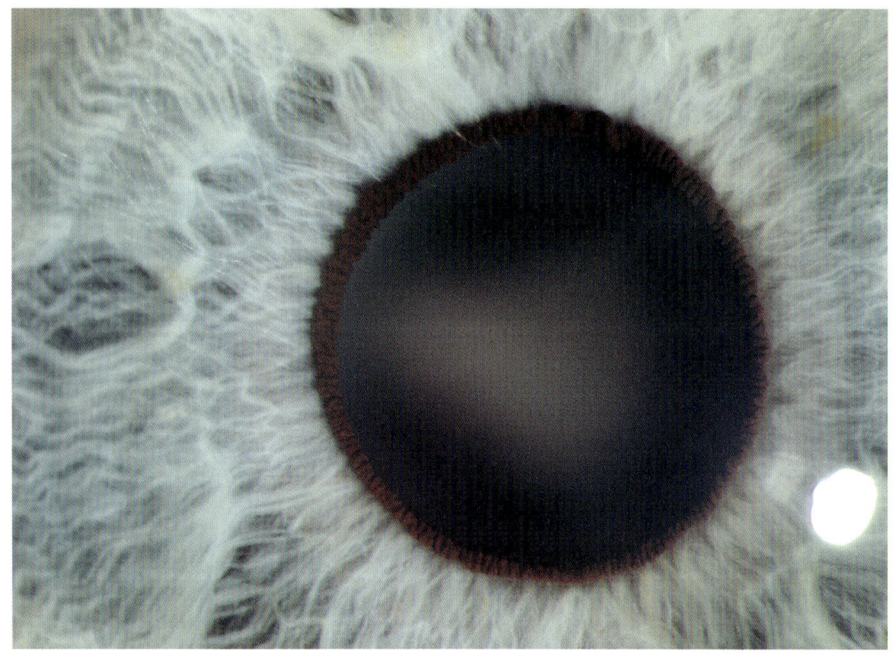

Verdickter Pupillensaum (Apoplektikerring)

Aussehen	Breiter aber normal strukturierter Pupillenrand mit regelmäßiger Struktur Teilweise oder vollständig verdickt
Bedeutung	Erhöhte spinale Reflexerregbarkeit Erhöhte neuropsychische Empfindlichkeit mit daraus resultierender Hypertonie
DD	Zustand nach Glaukomanfall oder Verletzung

Abb. 147

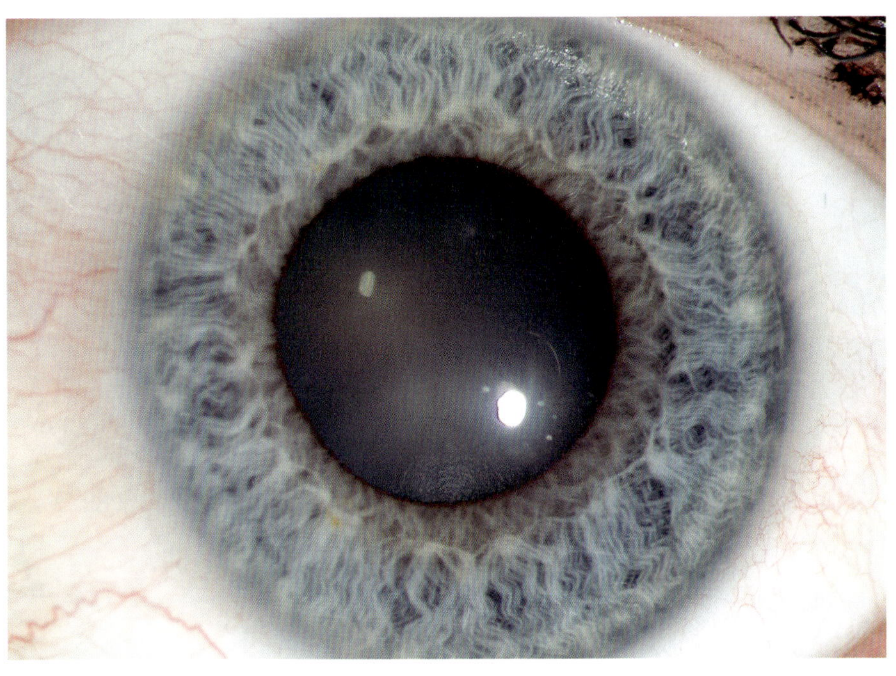

Dünner Pupillensaum

Aussehen	Dünner, aber normal strukturierter Pupillenrand mit regelmäßiger Struktur Teilweise oder vollständig dünner als ein normaler Pupillensaum
Bedeutung	Erniedrigte spinale Reflexerregbarkeit mit verringerter Sensibilität

Abb. 148

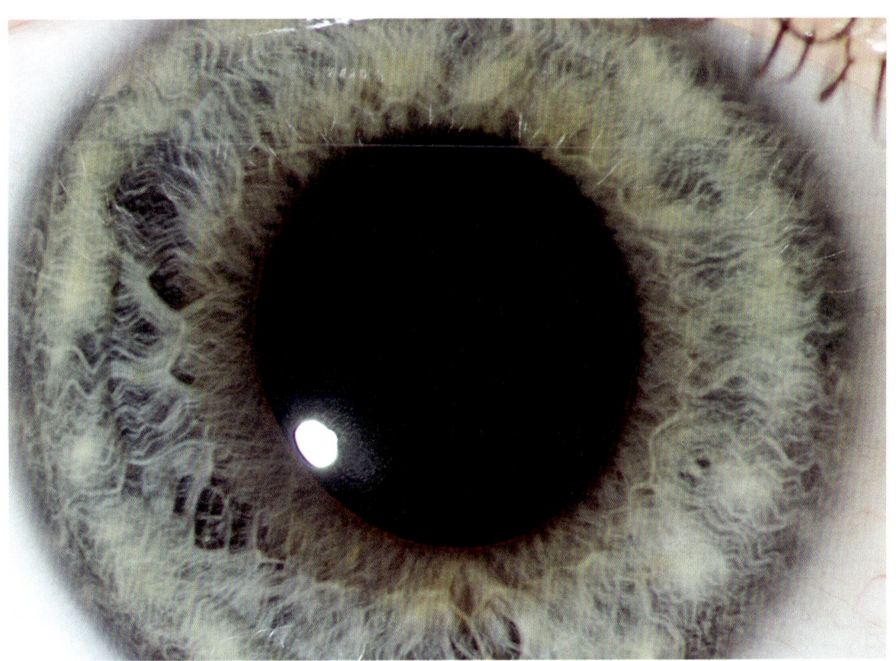

Astheniker-Pupillensaum (Neurasthenikerring, Astheniker-Pupillenrand)

Aussehen	Feinstrukturiert, zart, schmal Rotbraun bis korallenrot
Bedeutung	Empfindlicher Mensch, wenig Lebenskraft, vorzeitige Ermüdung, Adynamie

Abb. 149

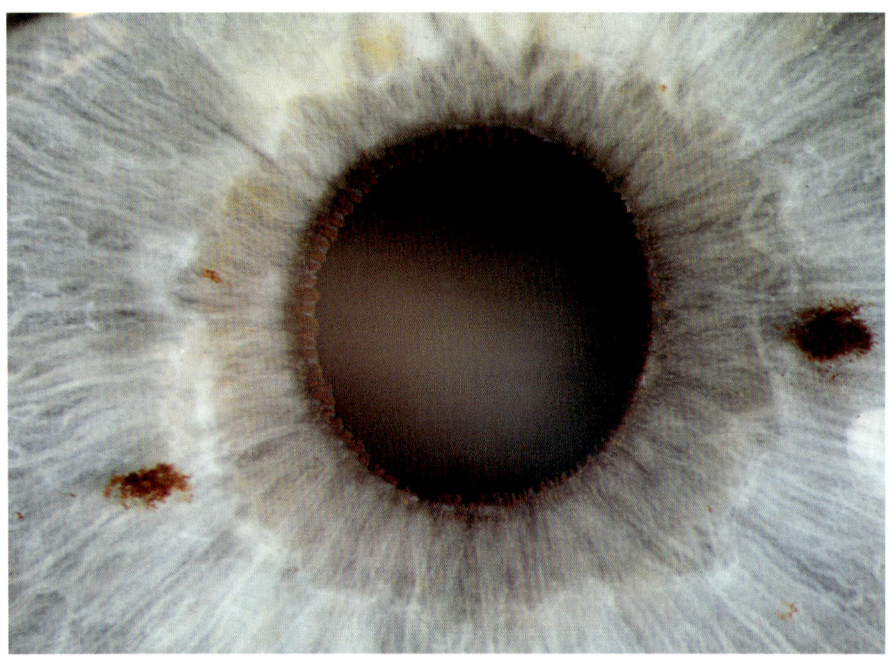

Wirbel-Pupillensaum (Zahnrad-Rand)

Aussehen	Partieller Abbau des Pupillensaums: zahnradartiges Aussehen Unterschieden wird zwischen feiner und dicker Zähnelung
Bedeutung	Typisch für den alternden Organismus (Broy) Zeichen einer insuffizienten Wirbelsäule (Angerer) **Feine Zähnelung:** Arthrosen und Arthritiden mit Exsikkose und Ödembereitschaft in einzelnen Segmenten **Dicke Zähnelung:** Symptome der Bindegewebsschwäche wie Dehnungen der Ligamente mit Hängebauch, Aufschwemmung mit Plethora, Senkungen und Hernien, Gefäßerweiterungen und daraus resultierende Kongestionen und venöse Tümpelbildungen, Kreuzschmerzen, Varizenbildung als Begleitsymptome der Wirbelsäulenschwäche

Abb. 150

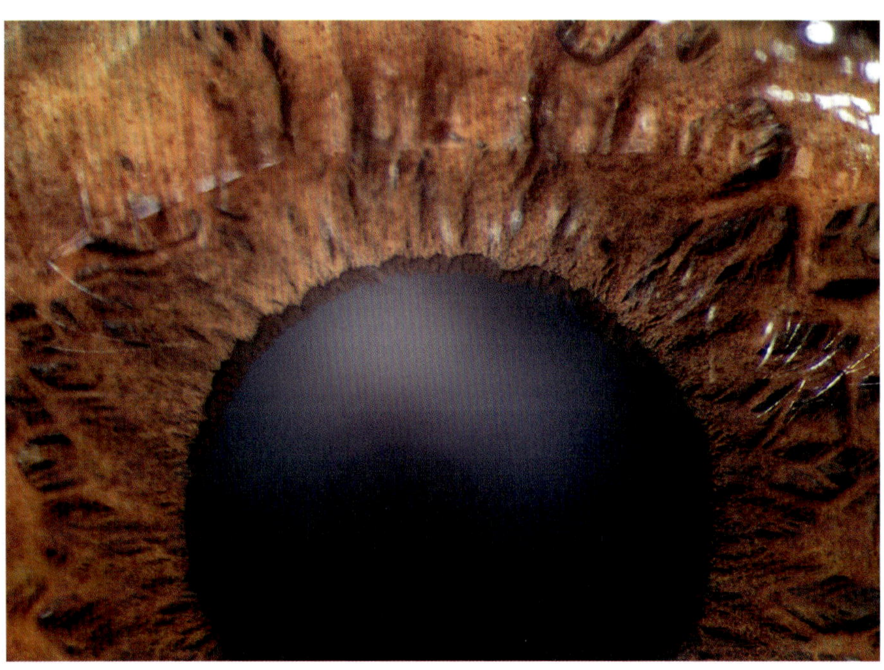

Erethiker-Pupillensaum (Wellenrand)

Aussehen	Verläuft in Wellen
Bedeutung	Schwache Vitalität Adynamisch infolge des wellenförmigen nervösen Erlebnisauflaufs führt zu Aufregung – Erschöpfung – Lethargie – Überspanntheit Motorisch-sensorische Störungen, Verhaltensstörungen verschiedener Art (Broy)

Abb. 151

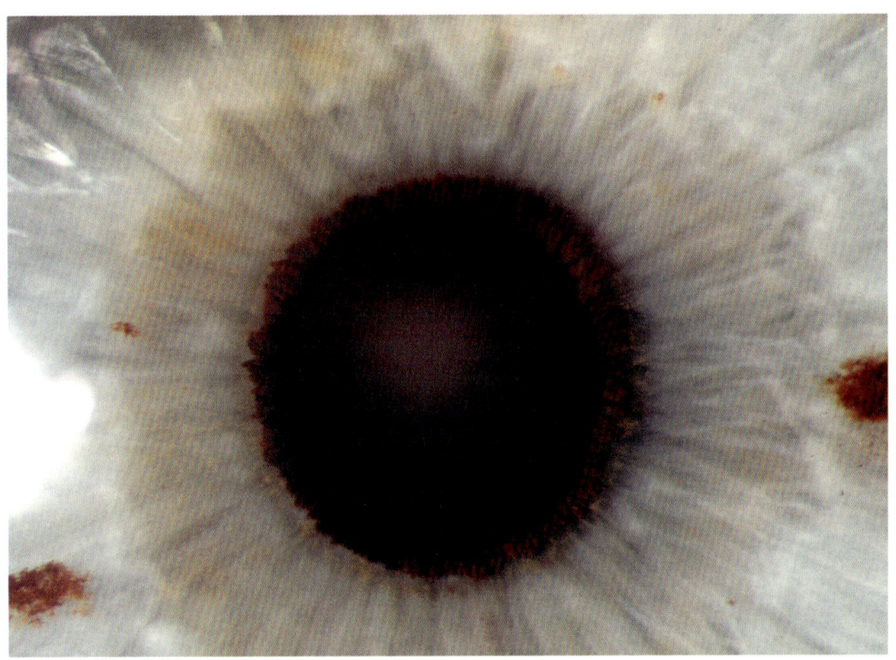

Herzneurose-Pupillensaum

Aussehen	Abschnittweise Verbreiterung. Die „Zähnchen" sind in diesem Bereich verdickt und liegen wie Ziegelsteine aufeinander. Bevorzugt nasal auftretend
Bedeutung	Nervöse Herzstörungen auf dem Boden eines allgemein schwachen und spasmophilen Nervensystems

Abb. 152

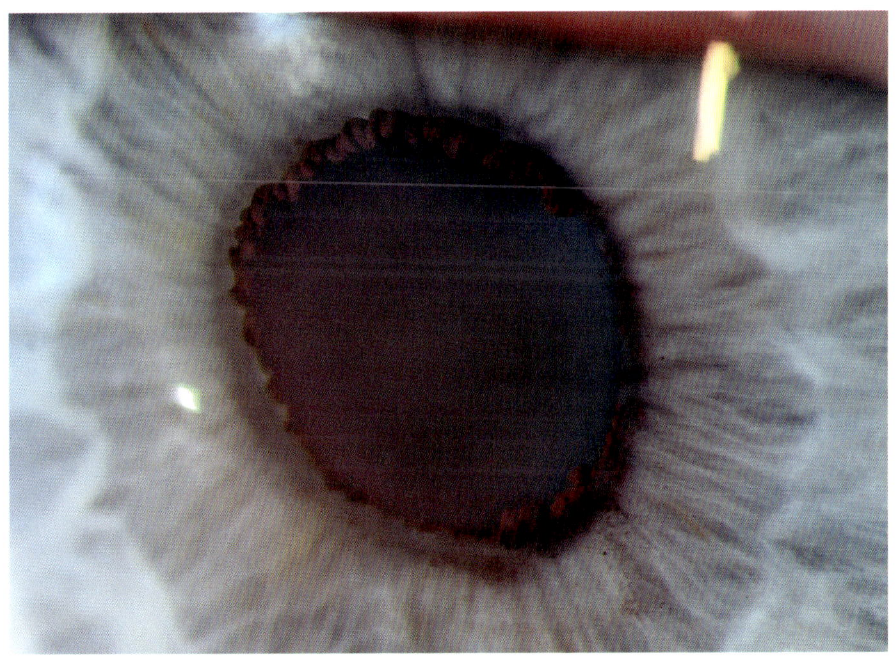

Neurolappen

Aussehen	Ausstülpung des Pigmentblattes (Ektropium uveae iridis) Vereinzelte Lappen oder in Kettenform, manchmal auch mehrreihig
Bedeutung	Genetisch determinierte psychische Labilität Traumatische Genese Kongenitales Glaukom

Abb. 153

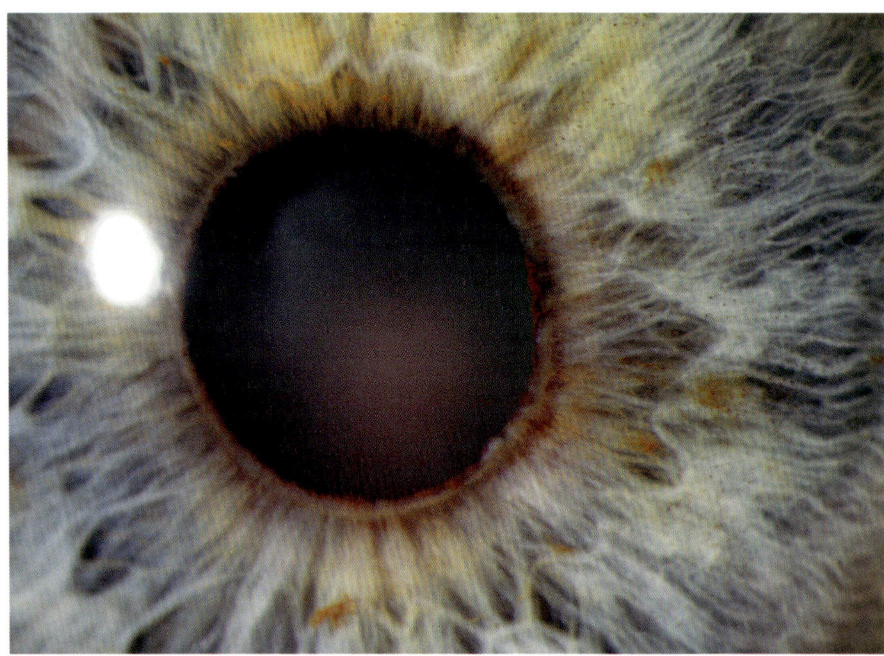

Greisen-Pupillensaum

Aussehen	Vollständiger oder partieller Abbau An Stelle des Pupillensaums wird ein weißgraues „Häutchen" sichtbar
Bedeutung	Verschiedene trophische Altersveränderungen als Zeichen einer präsenilen/seniler Degeneration

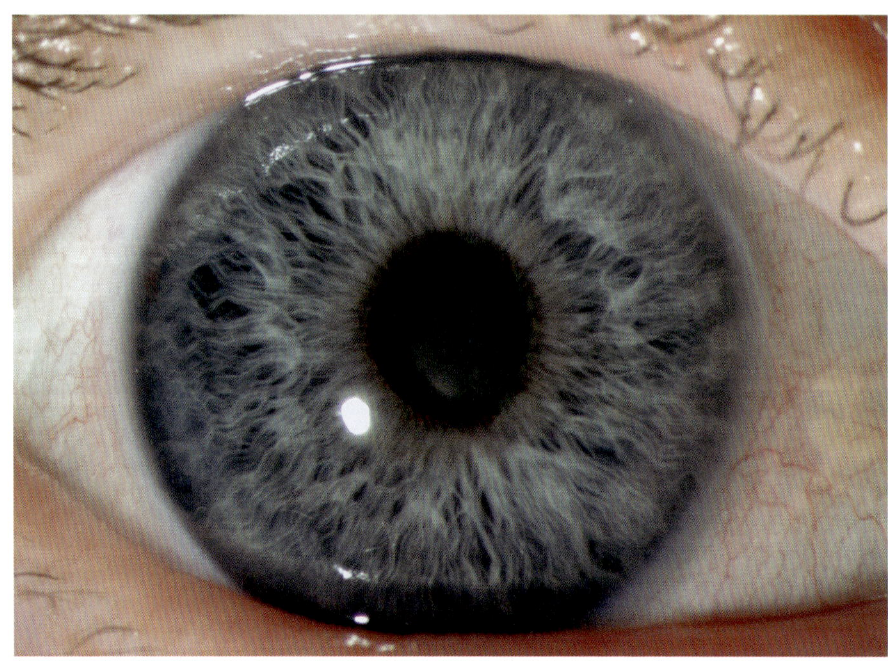

Abb. 154
Abb. 155

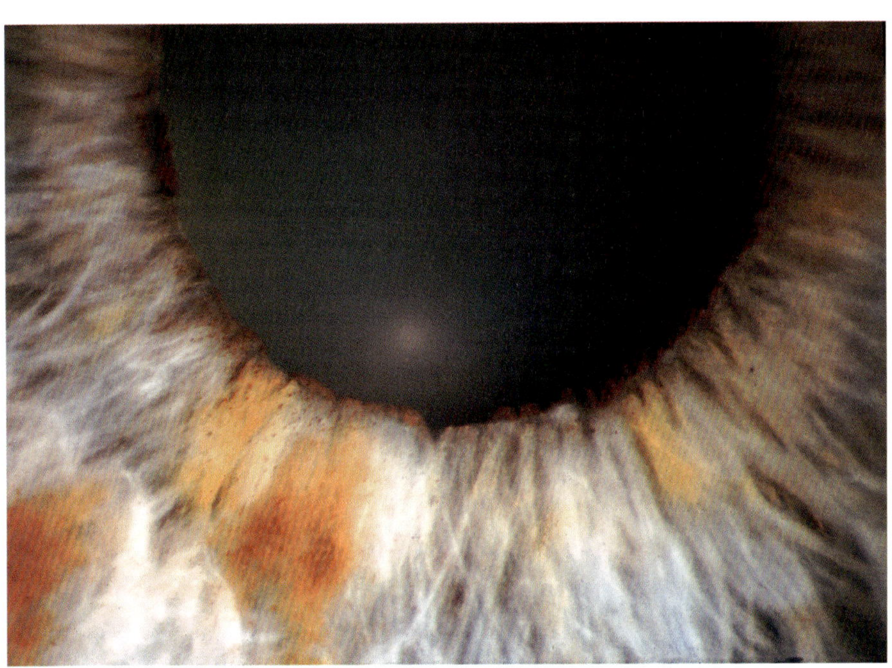

Trauma-Pupillenrand (Ruption, Radiärspalten)

Aussehen	Rupturen und Spalten im Pupillensaum
Bedeutung	Altersbedingter degenerativer Prozess, meist in Bezug auf Gelenke oder Wirbelsäule. Schlag, Fall, Stoß oder Verletzungen auf wichtige Nerveneinheiten werden dadurch illustriert und erklären nach Jahren noch die Genese der geäußerten Beschwerden (Angerer). Nervös überlagerte Organleiden infolge traumatischer Einwirkungen (Broy)

Abb. 156

12.10 Iriskrause

12.10.1 Verlauf

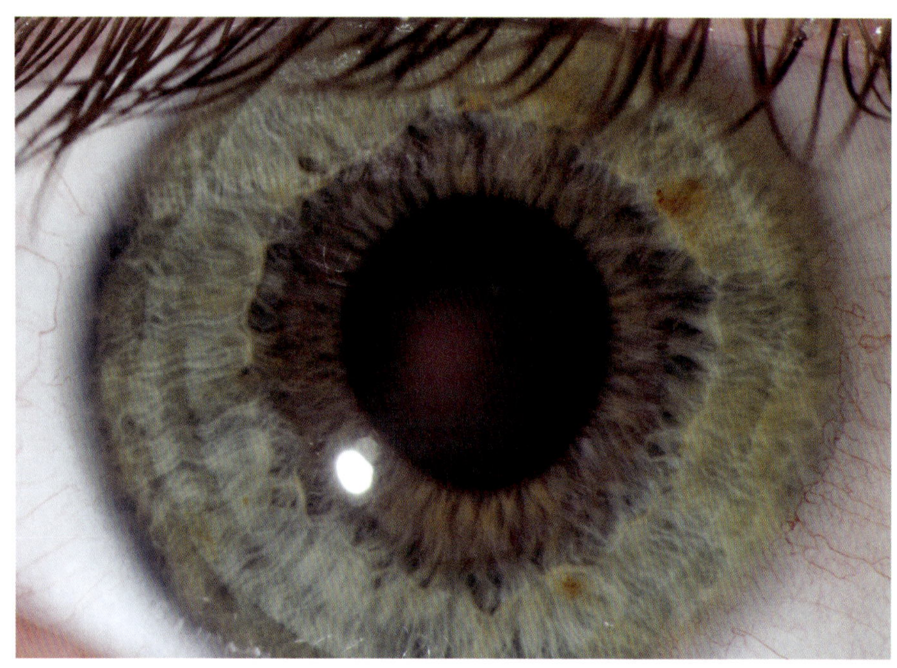

Normaler Verlauf

Aussehen	Harmonisch rund, leicht schwingend
Bedeutung	Genetisch vorgegebene Harmonie in der Sympathikus-Parasympathikus-Balance Abweichungen signalisieren Spastik (Einziehungen) bzw. Atonie (Aussackungen)

Abb. 157

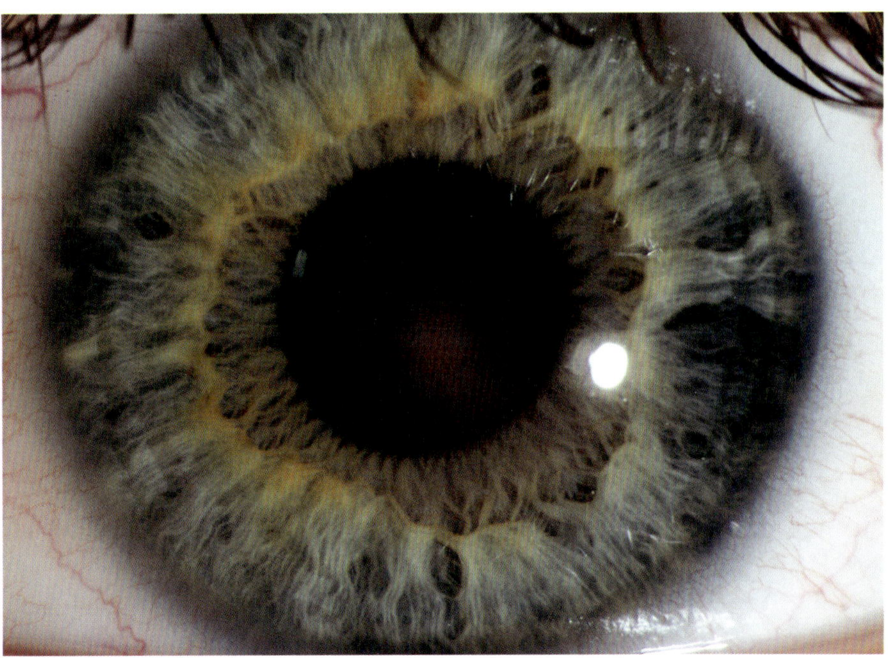

Gerader Verlauf

Aussehen	Partiell gerader Krausenverlauf Im Extremfall „quadratische Iriskrause“
Bedeutung	Einschränkung der vegetativen Steuerung bis hin zur Regulationsstarre in den betroffenen Abschnitten

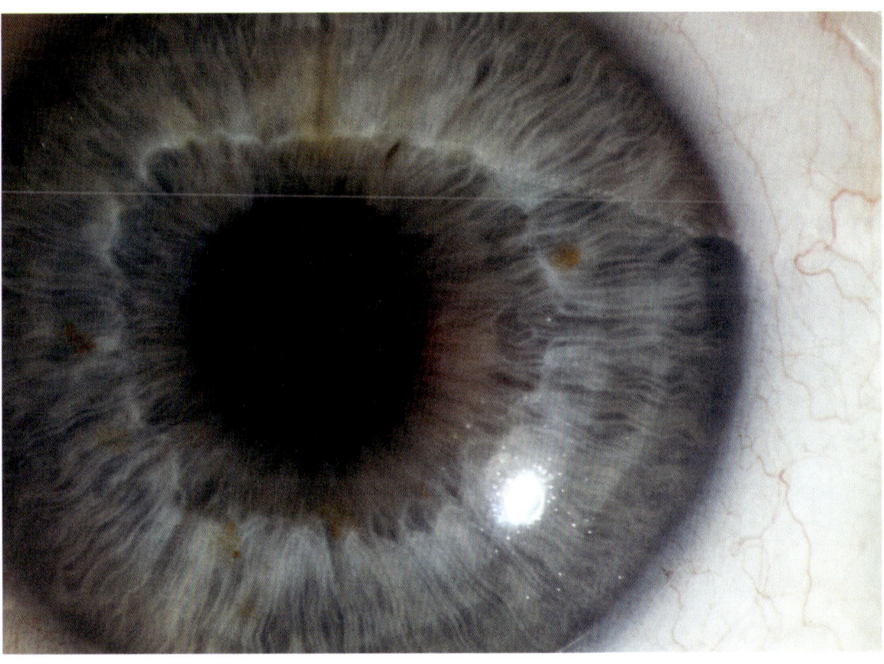

Abb. 158 (oben)
Abb. 159 (unten): Quadratische Iriskrause

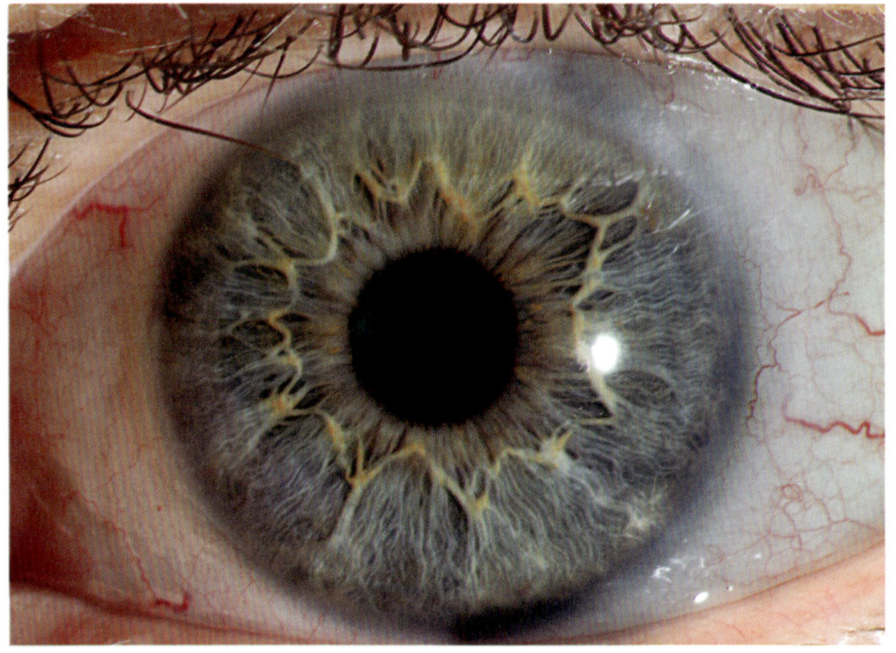

Zick-Zack-Verlauf (Zick-Zack-Krause)

Aussehen	Unregelmäßiger Verlauf mit genereller oder partieller Zackenbildung
Bedeutung	Spastische Motilitätsstörungen der Darmmuskulatur (Angerer). Hyperkinetisches Dünn- und Dickdarm-syndrom (Broy)

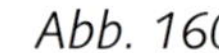

Abb. 160

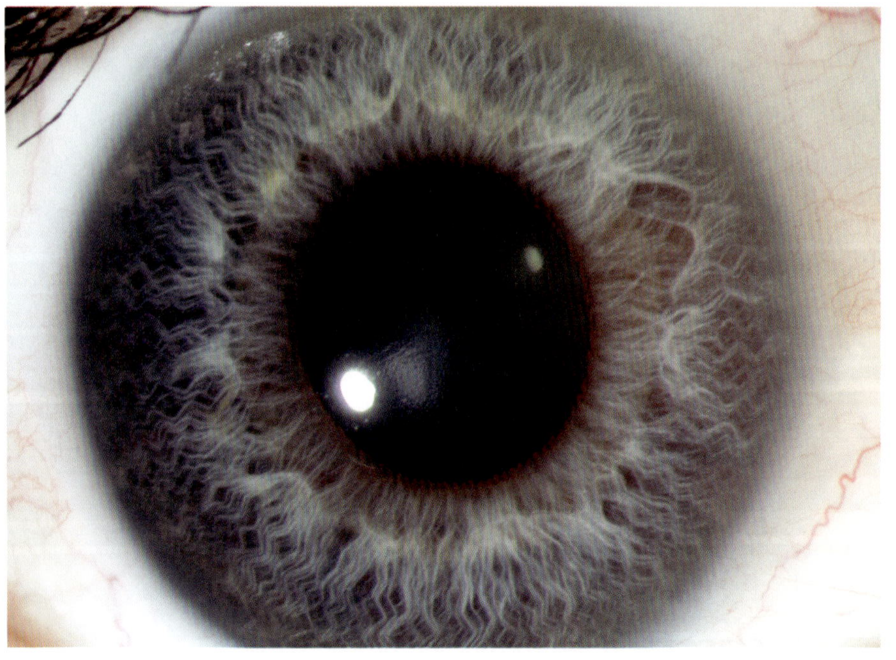

Partielle Entrundung (Hypotone Krausenkonfiguration)

Aussehen	Abschnittweise runde Ausbuchtung
Bedeutung	Tonusschwäche der Darmmuskulatur: Verdauungs-beschwerden, Meteorismus, Dyspepsie

Abb. 161: Absteigender Dickdarm, linke Iris

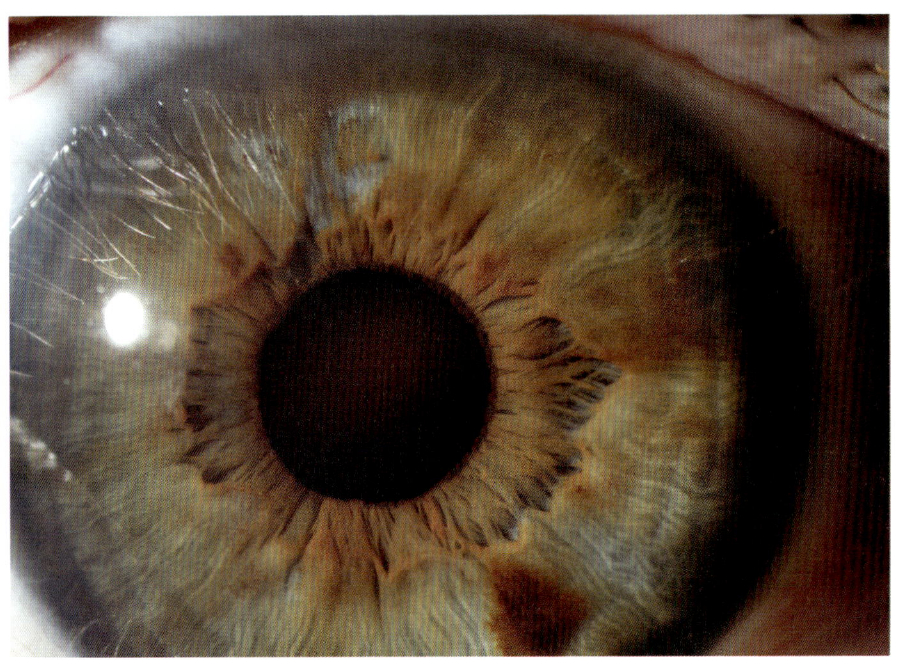

Aussackungen

Aussehen	Abschnittweise Erweiterung (häufig im Bereich des absteigenden Dickdarms)
Bedeutung	Elastizitätsverlust der Bänder und Tonusminderung der Blutgefäße im Bauchraum (Broy): Symptomatik je nach Lokalisation

Abb. 162: Linke Iris, absteigender Dickdarm

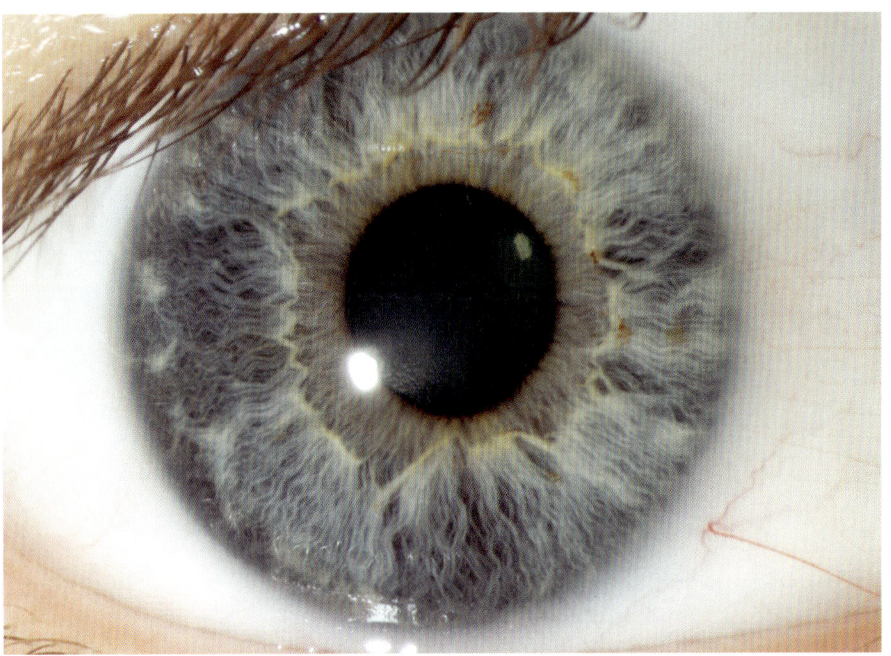

Einziehungen

Aussehen	Abschnittweise Einengung
Bedeutung	Neurovegetative Funktionsstörungen des Verdauungstraktes (Broy); Symptomatik je nach Lokalisation

Abb. 163: Rechte Iris

12.10.2 Struktur

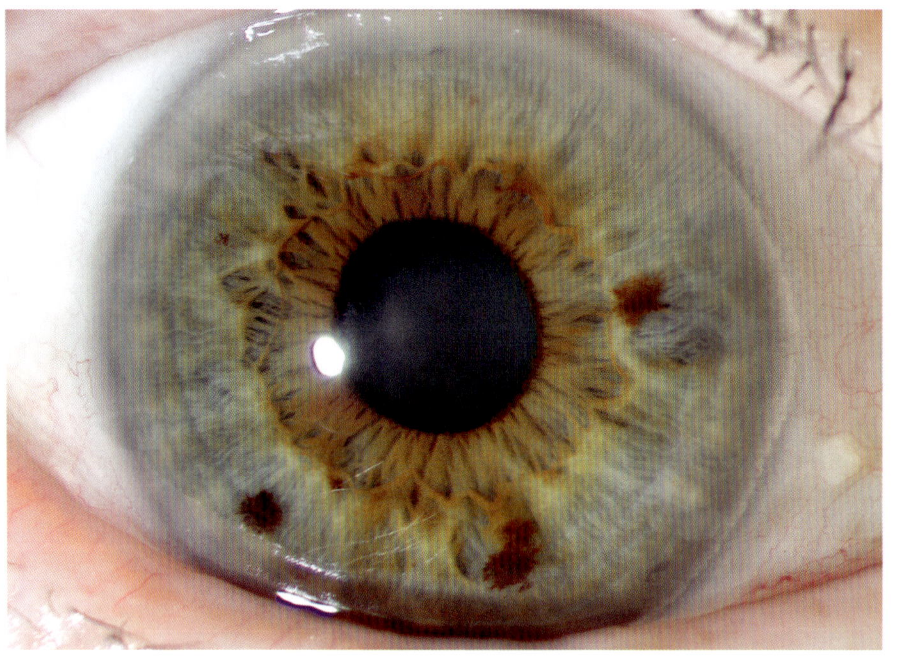

Verdickte Iriskrause (Schnur-, Wollfaden-, Band- oder hyperplastische Krause)

Aussehen	Stark verdickt
Bedeutung	Hinweis auf Beschwerden des Gastrointestinaltrakts, z. B. Blähungen, Spasmen, allergische Reaktionen auf Lebensmittel, Dysfermentie. Bei partiell verdickter Iriskrause muss auf die Organe in den betroffenen Sektoren geachtet werden.

Abb. 164

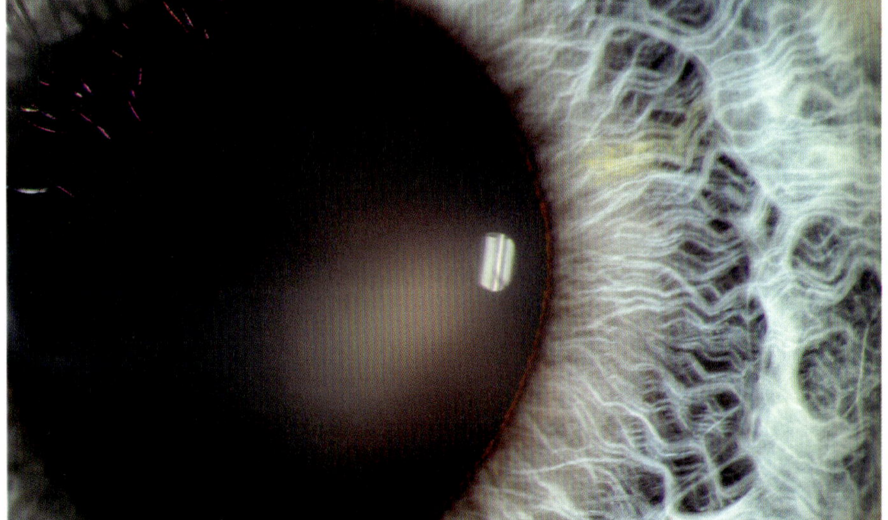

Doppelte Iriskrause (Krausenverdopplung)

Aussehen	Partielle Verdoppelung des Krausenfadens
Bedeutung	Labiles Nervensystem, nervöse Überreizbarkeit, nervöse Organreaktionen, Tendenz zu Depressionen oder Psychosen, Witterungsneurosen. Auf die Organe in den betroffenen Sektoren muss geachtet werden.

Abb. 165: Ausschnitt (Linkes Auge)

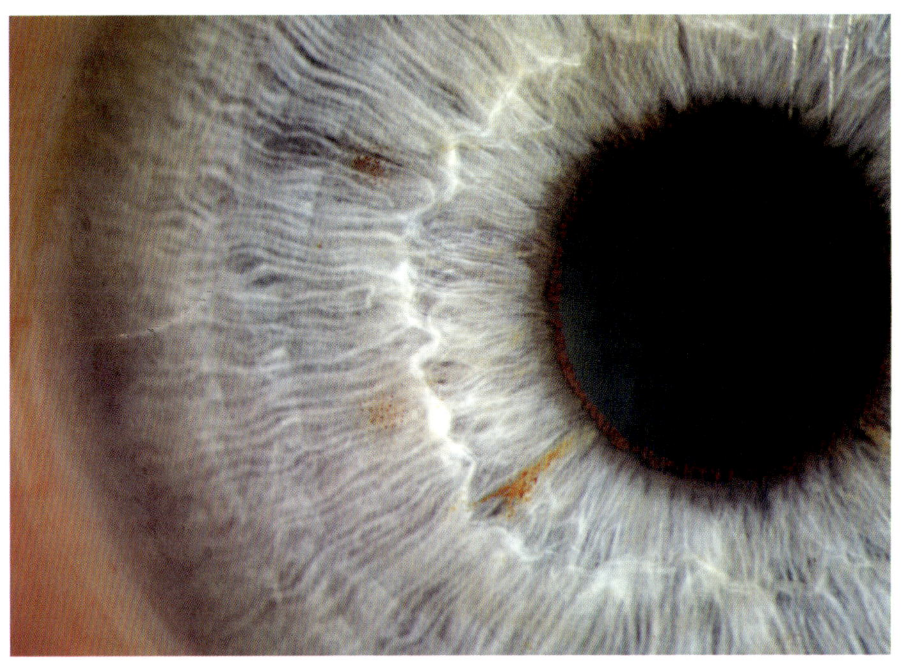

Aufgefaserte Iriskrause

Aussehen	Auffaserung des in der Regel zarten Krausenfadens
Bedeutung	Wie die doppelte Iriskrause, verstärkte Bedeutung

Abb. 166: Rechtes Auge

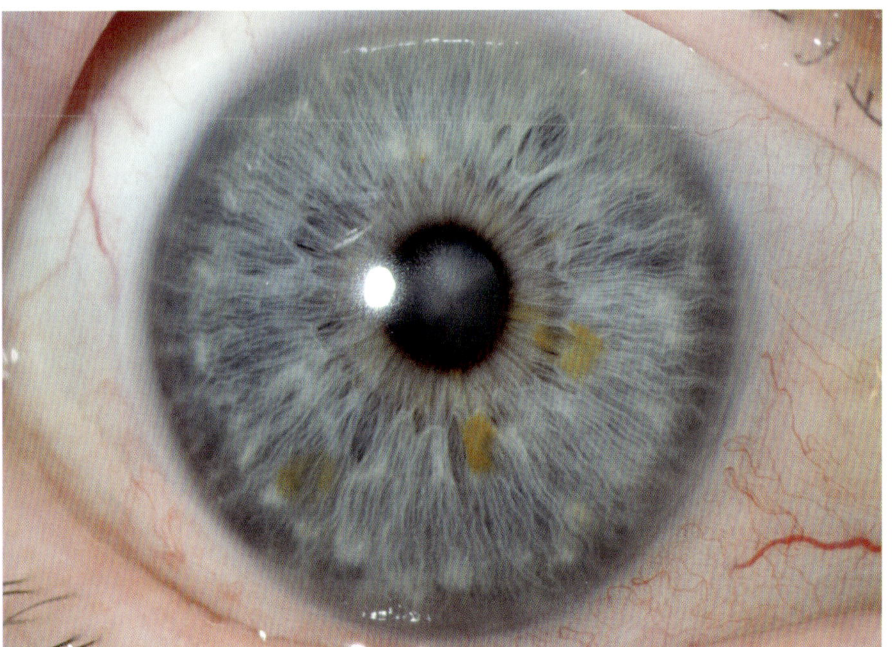

Feine Iriskrause

Aussehen	Dünner Krausenfaden
Bedeutung	Labilität des Nervensystems, Neigung zu Neuralgien und Wetterempfindlichkeit, erhöhte Sensibilität insbesondere des Verdauungstrakts

Abb. 167

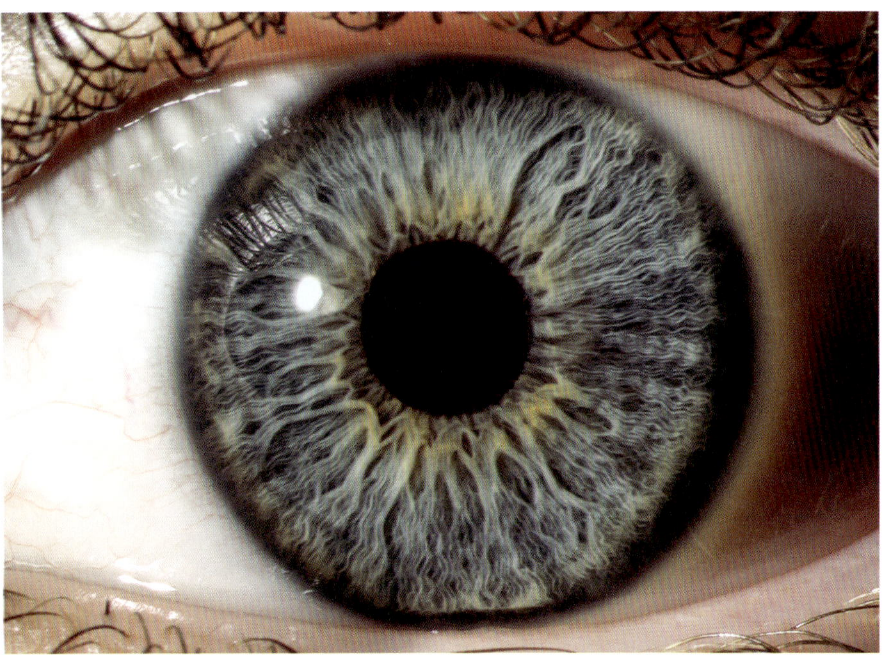

Unterbrochene (offene) Iriskrause

Aussehen	Partiell durchbrochen/geöffnet
Bedeutung	Zeichen für gestörte Blutzirkulation, evtl. venöse Stauungen, Hemmung der Enzymsynthese (Broy). Auf die Organe in den betroffenen Sektoren muss geachtet werden.

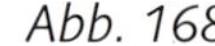

Abb. 168

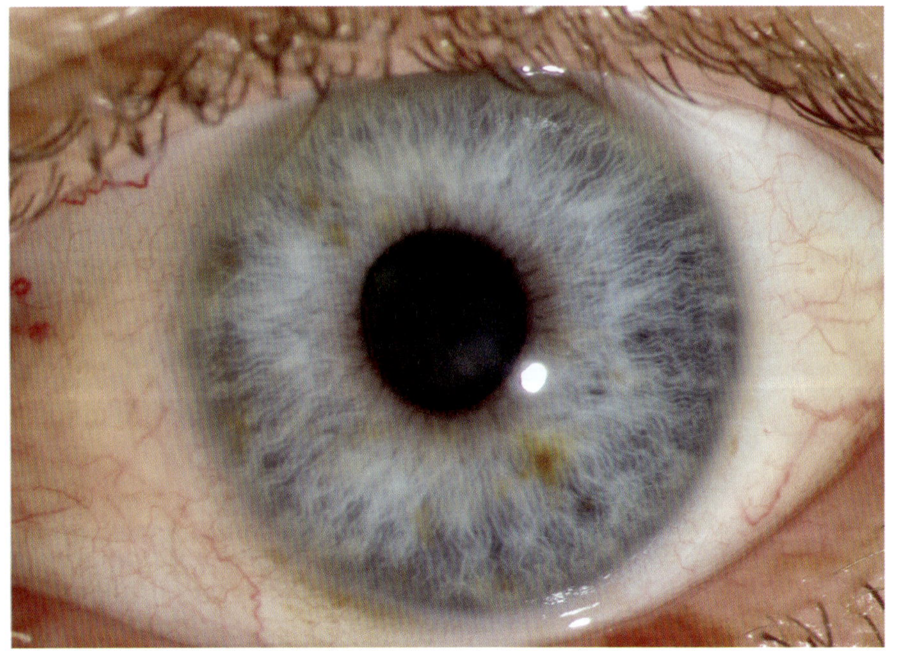

Fehlende Iriskrause

Aussehen	Nicht angelegte Krause
Bedeutung	Nervöse Schwäche des Gastrointestinaltrakts, v. a. der Schleimhäute, organische Beschwerden sind vegetativ überlagert Mangelhafte Abgrenzung zwischen „Innen“ und „Außen“, im Sensorischen und Psychischen „Psychosomatische Schwachanlage“ (Hauser)

Abb. 169

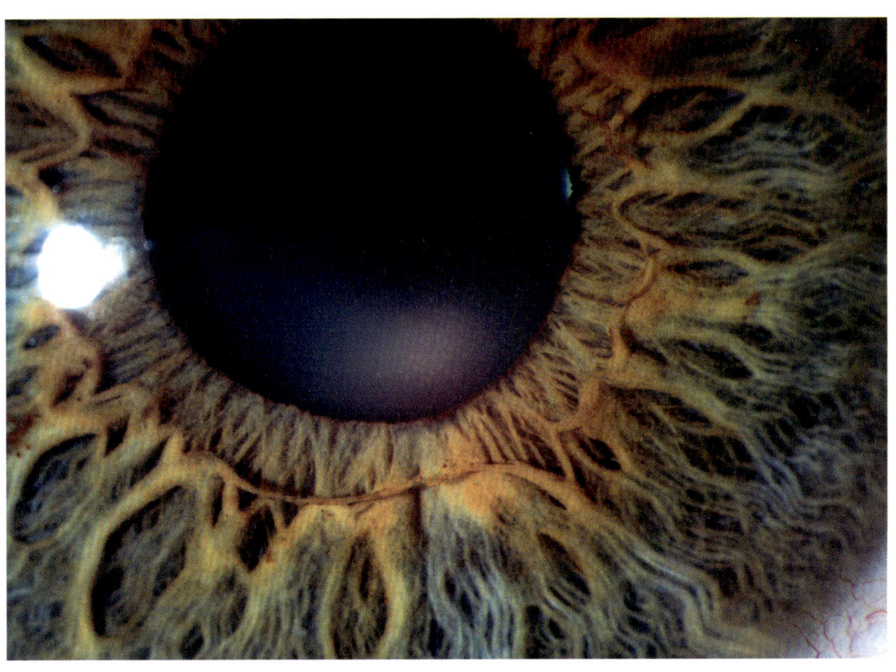

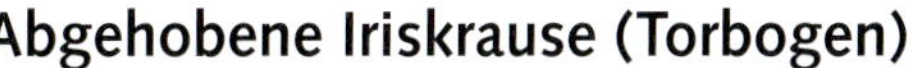

Abgehobene Iriskrause (Torbogen)

Aussehen	Partiell vom Untergrund abgelöste Iriskrause, ragt torbogenartig in die Vorderkammer hinein
Bedeutung	Tuberkuline Disposition, Störungen im Fermentsystem, auch inkretorische Pankreasinsuffizienz

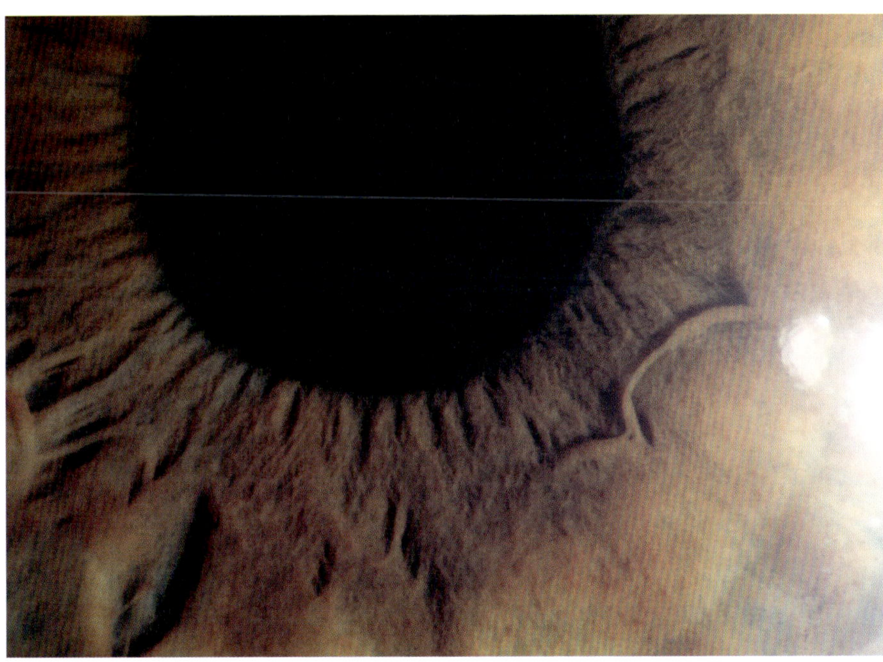

Abb. 170 (oben): Rechtes Auge
Abb. 171 (unten): Rechtes Auge

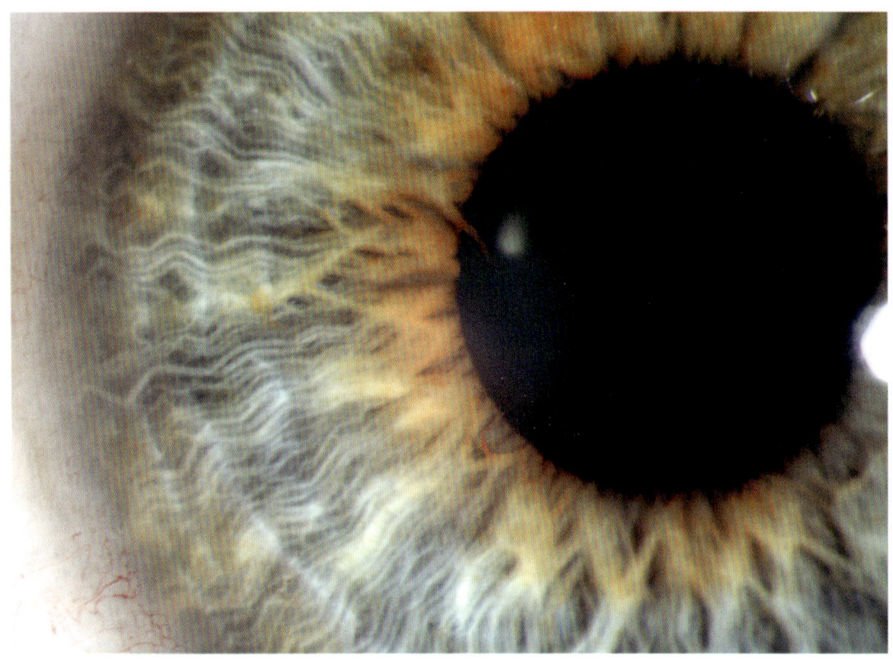

Koch'scher Faden

Aussehen	Fadenförmiger Rest der nicht vollständig zurückgebildeten Pupillarmembran Unterschiedliche Stärke, unterschiedliche Spannung (kann im Kammerwasser schwingen)
Sonderformen	Spinnwebartige Auffaserungen („Fadennetz") mit knötchenartiger Verdickung („Koch'scher Faden mit Reiter", „Seiltänzer")
Lokalisation	Die Enden haften an verschiedenen Stellen der Iriskrause, der Faden überspannt das Pupillenlumen.
Bedeutung	Familiäre tuberkuline Belastung (s. tuberkuline Disposition)

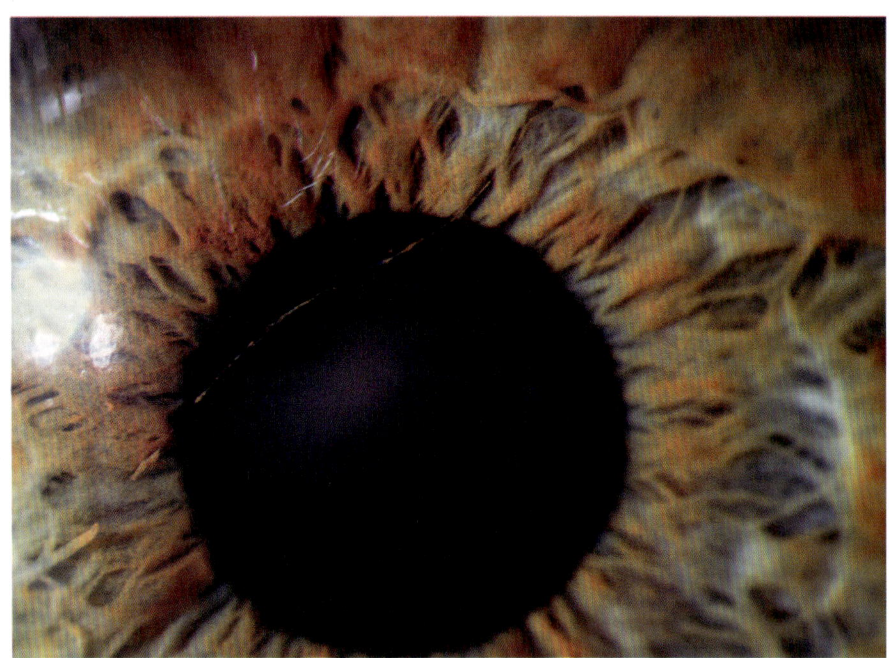

Abb. 172 (oben): Rechtes Auge
Abb. 173 (unten)

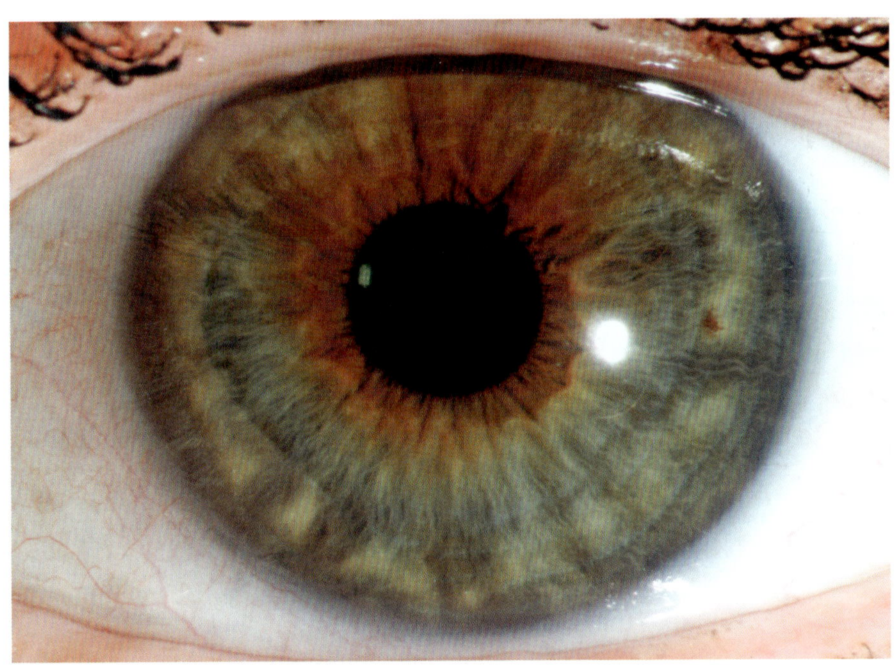

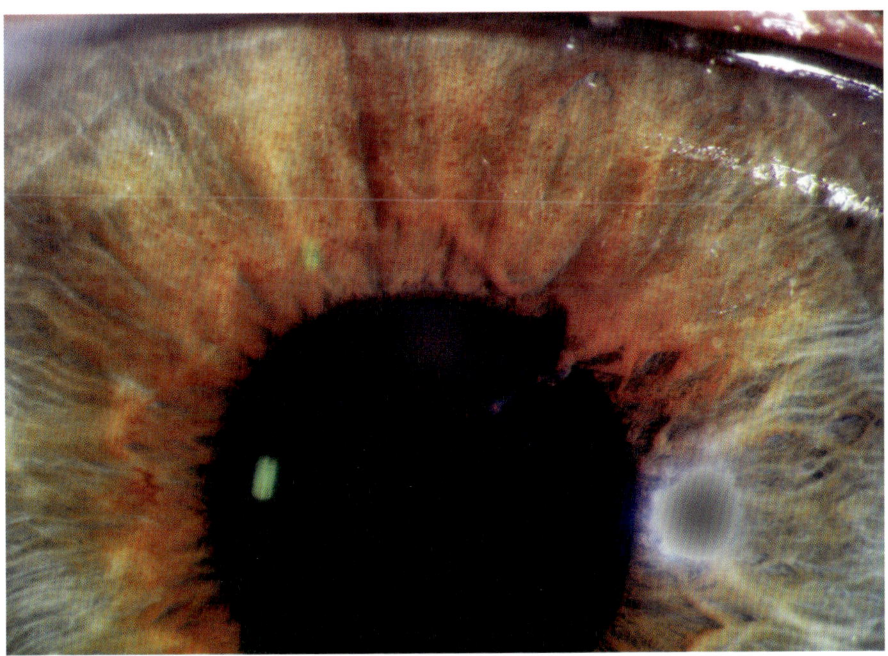

Schneebrett

Aussehen	Eine speziell im kranialen Bereich eingeengte Iriskrause, die fast bis auf die Pupille herabhängen kann (Lindemann) Residuum der Pupillarmembran, die mit der Pupille verwachsen sein kann
Bedeutung	Tuberkuline Belastung Psychoneurotische Belastung (Angerer) (??) Wetterfühligkeit (?)

Abb. 174 Übersicht (linkes Auge)
Abb. 175 Detailansicht

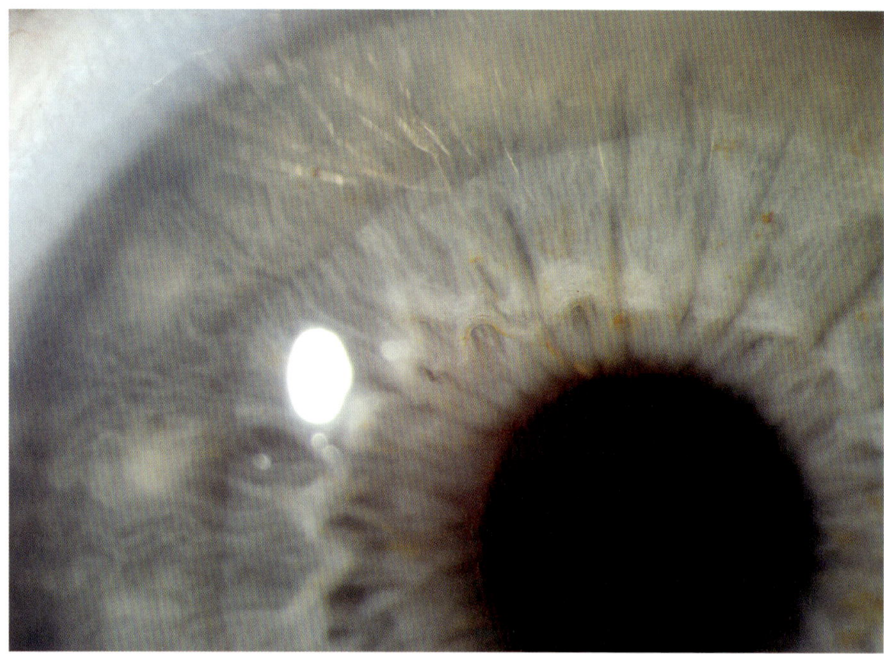

Vaskularisierte Iriskrause

Aussehen	Partielle Vaskularisation der Iriskrause mit manchmal sichtbarer Blutströmung
Bedeutung	Hinweis auf metabolische Störungen (Angerer) Kardiale Insuffizienz Verdacht auf Mitralinsuffizienz (Broy) Im Herzsektor: Herzrhythmusstörungen

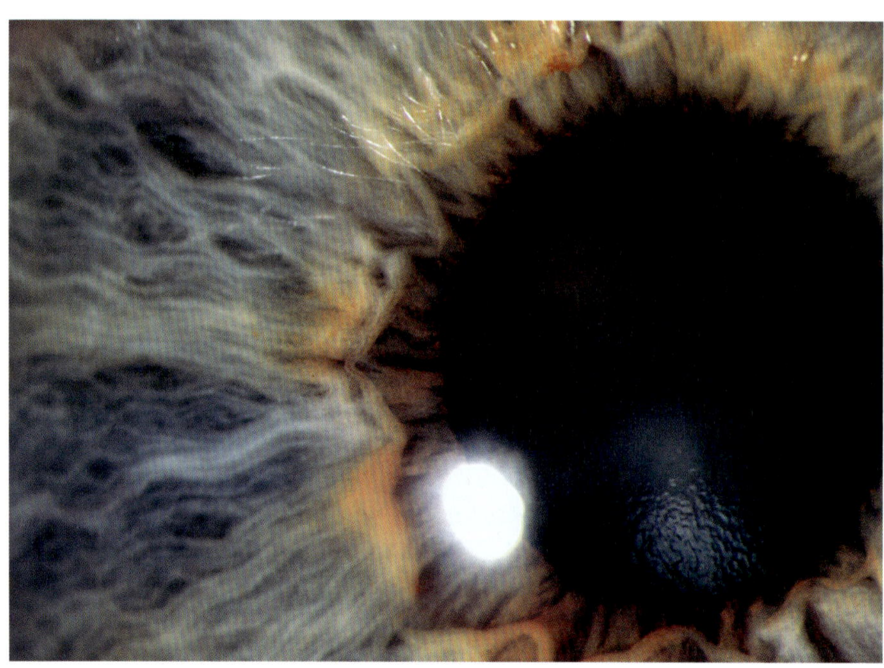

Abb. 176 (oben)
Abb. 177 (unten)

12.10.3 Farbe

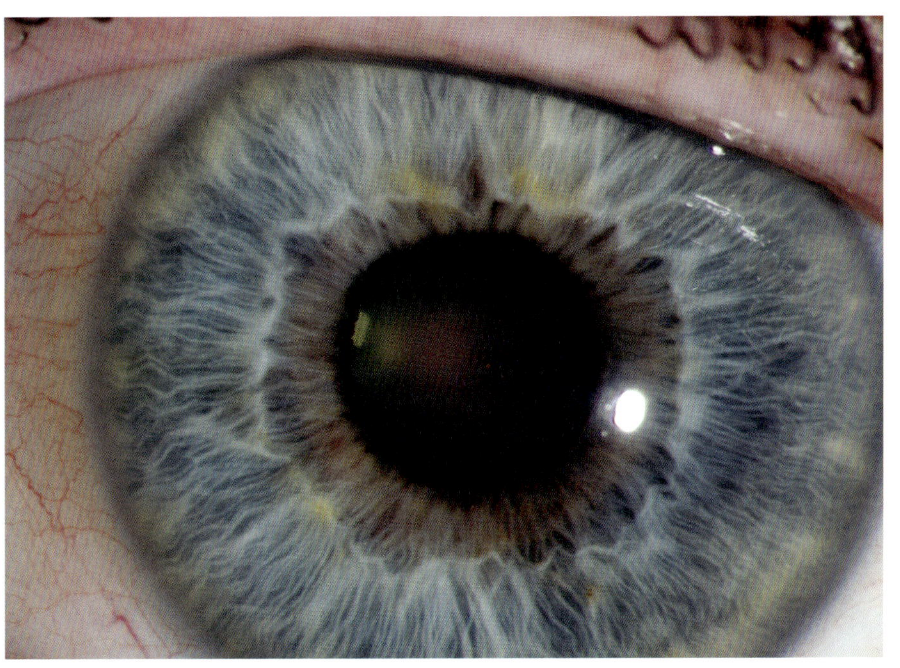

Helle Iriskrause

Aussehen	Deutliche Aufhellung (auch partiell) der Iriskrause
Bedeutung	Hinweis auf entzündliches Geschehen: hyperazide Verhältnisse im Magen-Darm-Trakt

Abb. 178

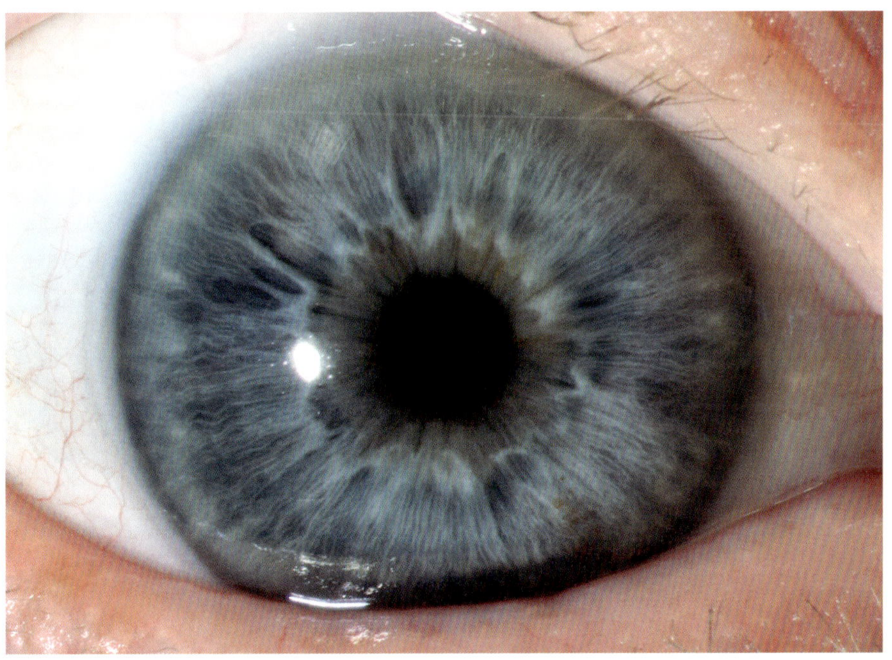

Meerschaumkrause

Der Begriff hat nichts mit dem Schaum an Meeresstränden zu tun. Er entstand in Anlehnung an das hellweiße Mineral Sepiolith (Meerschaum), ein seltenes Magnesiumsilikat, aus dem z. B. Pfeifenköpfe gefertigt werden.

Aussehen	Spezielle Form der hellen Iriskrause Leuchtend weiße, meist etwas verdickte Iriskrause mit schaumigem Belag
Bedeutung	Nervenbelastung mit renalen Funktionsstörungen (Schnabel) „Verminderung der humoralen Eliminierung verbrauchter Stoffwechselsubstanzen und Verlangsamung der EW-Synthese", dadurch z. B. eingeschränkte Nierentätigkeit als Folge einer erheblichen Magnesium-Haushalt-Störung (Broy 2003, S. 508)

Abb. 179

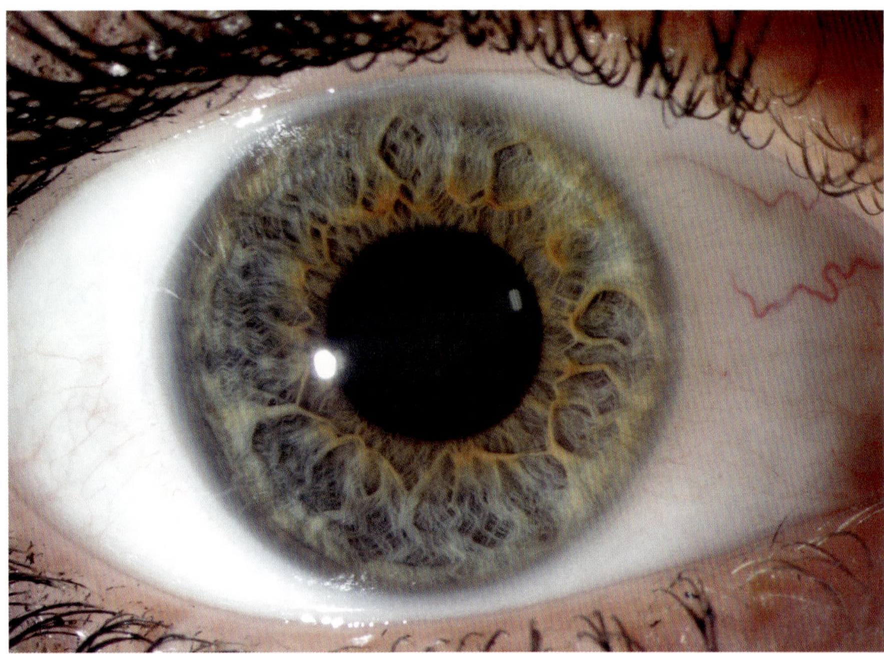

Pigmentierte Iriskrause

Aussehen	Fremdpigment wie hingegossene Tinte
Sonderformen	Alle Braunfarben
Lokalisation	Iriskrause; manchmal nur partiell
Bedeutung	Tuberkuline Erbbelastung: exsudative Diathese. Ca-Disposition (Familienanamnese: Verdauungstrakt, v. a. Magen) (Sonderform des imprägnierten Trabekelpigments nach Schnabel?)

Von der pigmentierten Iriskrause unterscheiden muss man die irritierenderweise als „pigmentierter Krausenrand" bezeichnete ringförmige Heterochromie des äußeren Krausenrandes (s. S. 151).

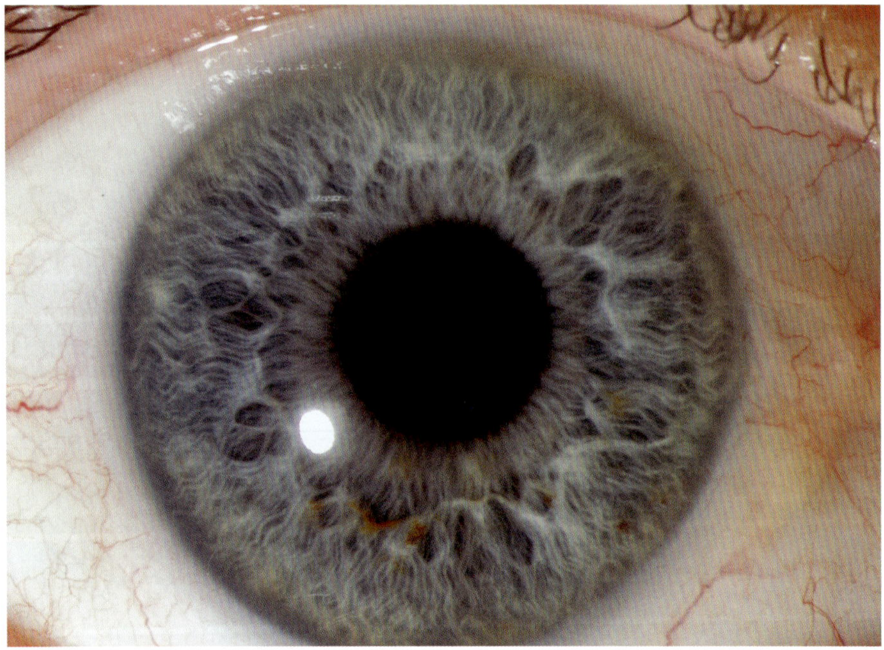

Abb. 180 (oben)
Abb. 181 (unten): Rechtes Auge

12.11 Pigmente

12.11.1 Heterochromie

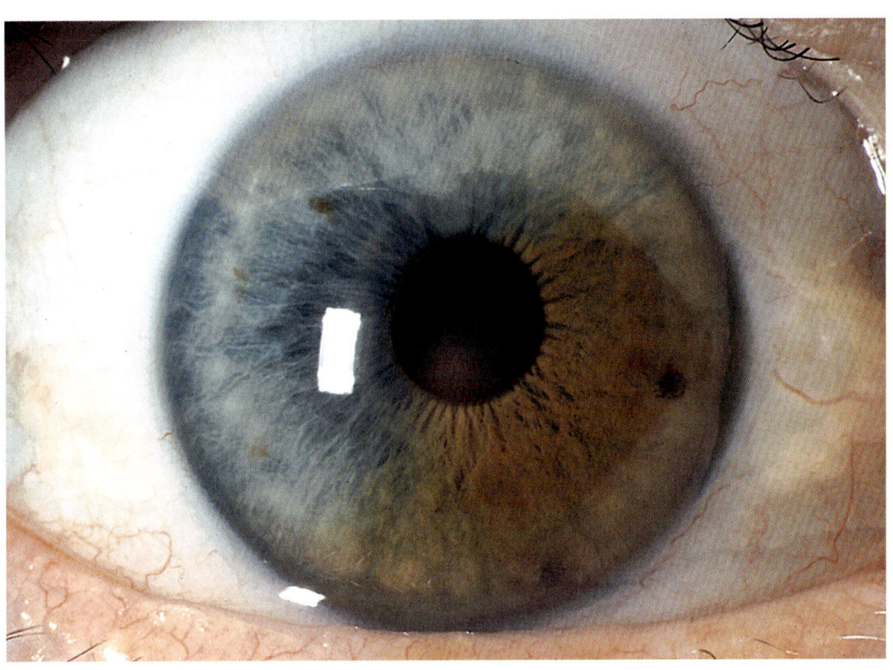

Iris bicolor (Anisochromie)

Farbenungleichheit (von griech.: anisos = ungleich und chroma = Farbe)
Entspricht der Iris-Heterochromie im klinischen Sinn.

Aussehen	Verschiedene Grundfarben in einem Auge
Farbe	Zwei konstitutionelle Augenfarben (genetisch)
Lokalisation	Betrifft die gesamte Iris
Bedeutung	Im klinischen Sinn bedeutungslos

Im augendiagnostischen Sinn konstitutionell zu bewerten: Es bestehen sozusagen zwei augendiagnostische Grundkonstitutionen gleichzeitig.

Abb. 182

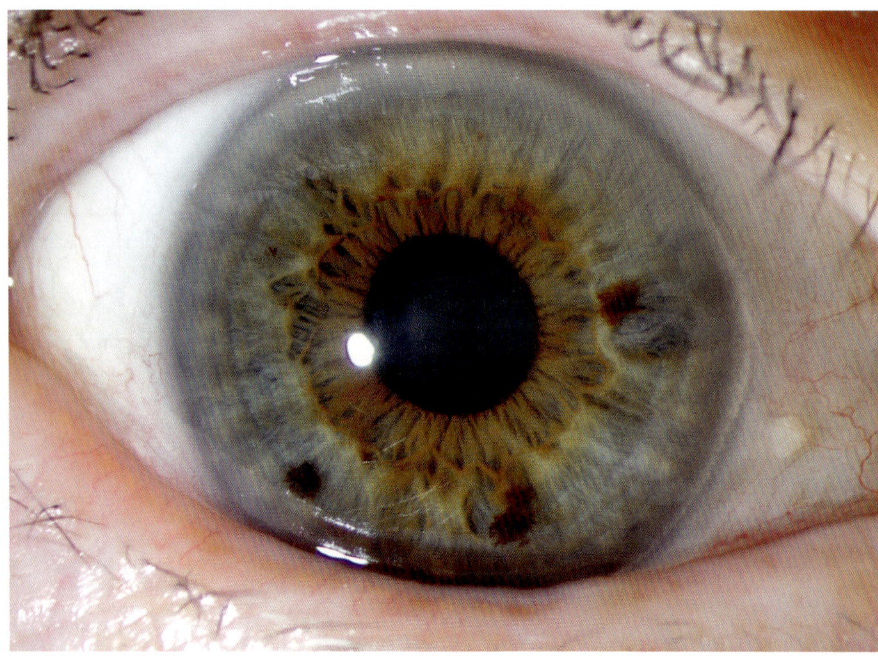

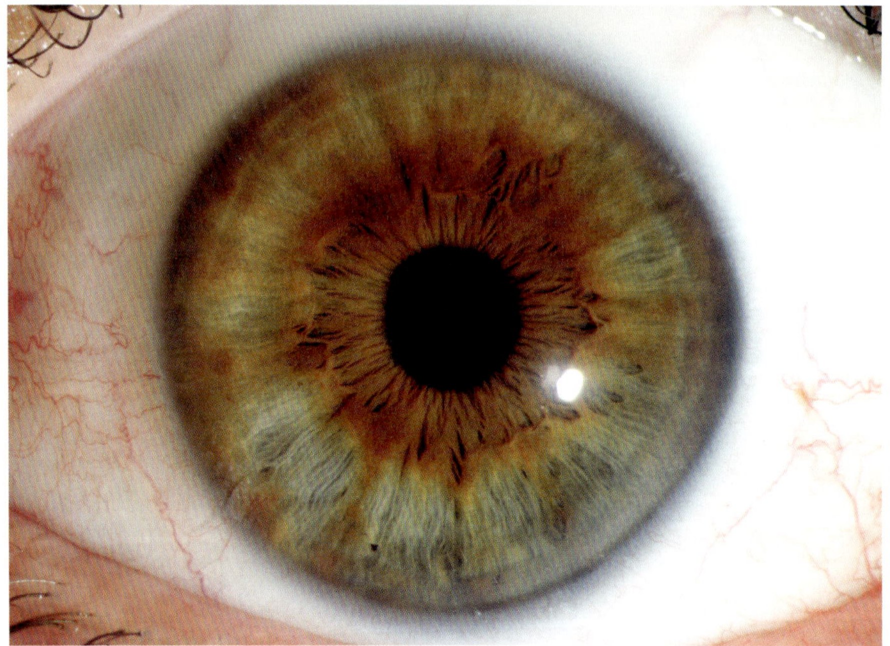

Zentrale Heterochromie

Andersfarbigkeit der Krausenzone (genetisch bedingt)

Aussehen	Gleichmäßige Pigmentierung in unterschiedlicher Dichte (lasurartig bis kompakt), die sich deutlich von der konstitutionellen Augenfarbe abhebt.
Farbe	Sandfarben bis schwarzbraun (s. Grundfarben)
Lokalisation	Gesamte Krausenzone, kann in die 3. kleine Zone reichen
Bedeutung	Allgemein: „toxische Imprägnation" (Autointoxikation) Hinweis auf eine Belastung des Verdauungstraktes (ergibt sich aus der Zonenlehre) Speziell: abhängig von der Kombination aus Farbe, Form/Struktur und Lokalisation Sandfarben: Milz Ockerfarben: Gallensystem Orangefarben: Bauchspeicheldrüse Alle Brauntöne: Leber Josef Angerer differenziert noch weiter Hellrot: Hyperazidität Rostrot: chronische Verdauungsstörungen (evtl. mit Sodbrennen) Kotbraun: Anazidität, Obstipation, Ca-Disposition Schwarzrot: Chronizität, Magenblutungen, Ca-Gefahr Ockergelb: Zirrhotische Prozesse in Leber und Pankreas

Abb. 183 (oben)
Abb. 184 (unten)

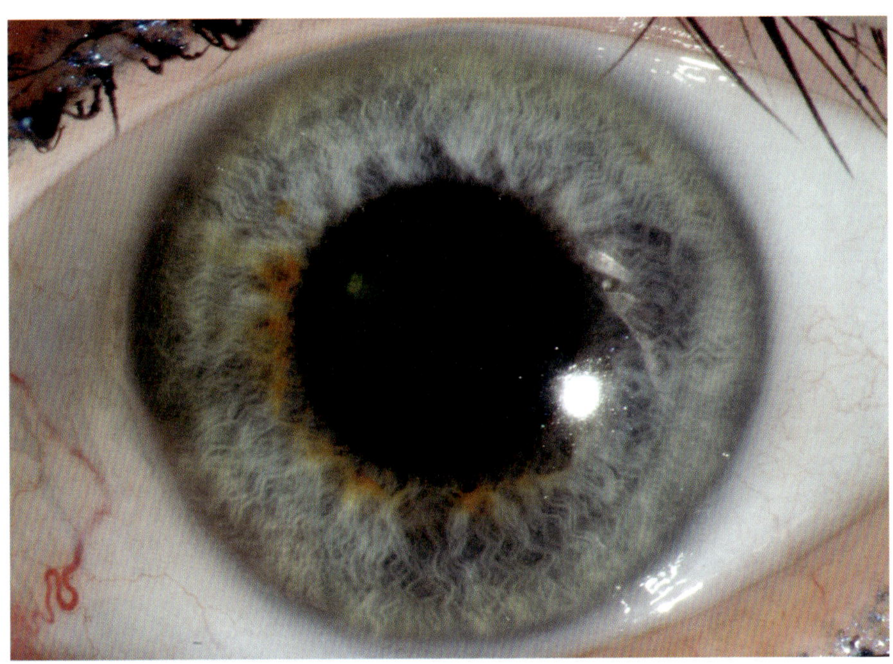

Ringförmige Heterochromie

Aussehen	Gleichmäßige Pigmentierung in unterschiedlicher Dichte (lasurartig, „verschmiert“ bis kompakt), die sich deutlich von der konstitutionellen Augenfarbe abhebt
Farbe	Alle Farben möglich
Lokalisation	Betrifft meist die 3. kleine Zone
Bedeutung	Allgemein: „toxische Imprägnation“ (Autointoxikation) Hinweis auf eine Belastung des Lymphsystems und mangelnde „Entgiftung“

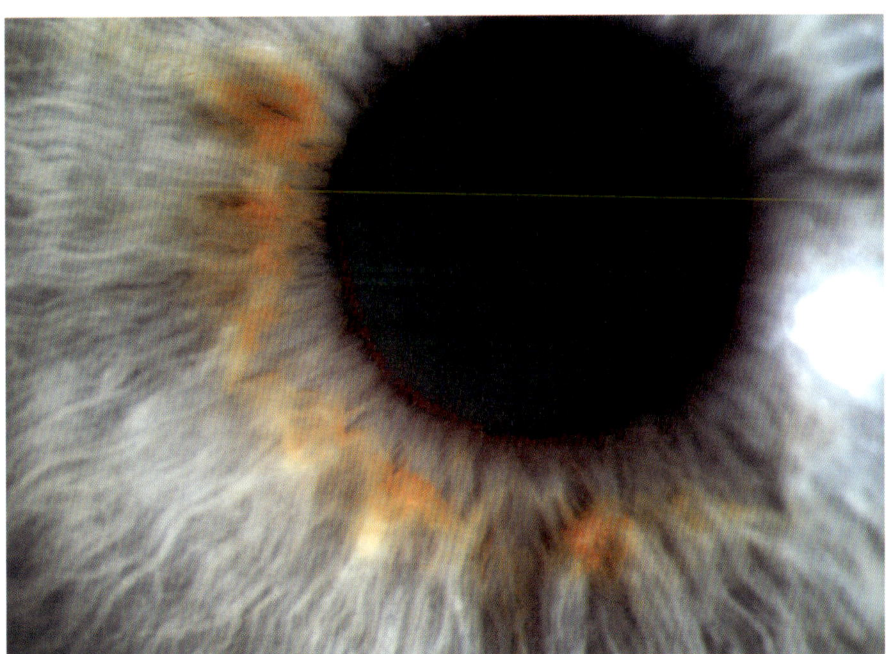

Abb. 129: Übersicht (Linkes Auge)
Abb. 130: Detailansicht

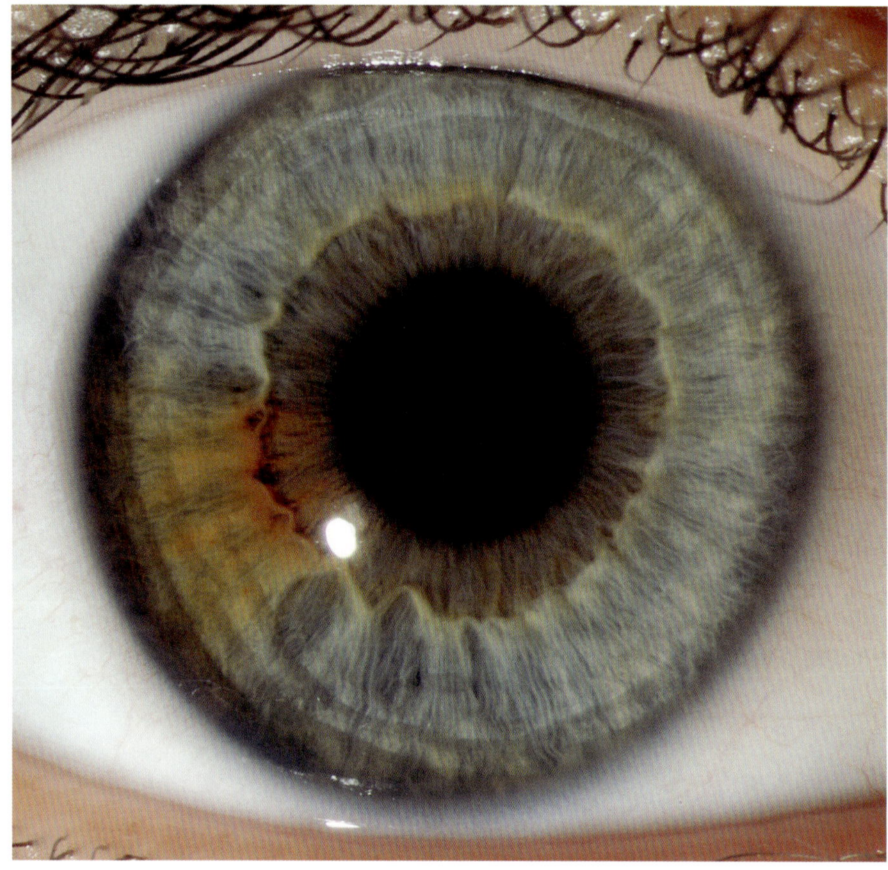

Sektorale Heterochromie

Aussehen	Sektorale Pigmentierung in unterschiedlicher Dichte (lasurartig bis kompakt), die sich deutlich von der konstitutionellen Augenfarbe abhebt Meist deutliche Randbegrenzung
Farbe	Alle Farben möglich
Lokalisation	Kann in der gesamten Iris auftreten Vollständige Form: reicht vom Pupillensaum bis zum Ziliarrand Unvollständige Form: betrifft nur einen Teil des Sektors
Bedeutung	Allgemein: Störungen in den Organen im Sektor Speziell: abhängig von der Kombination aus Farbe, Form/Struktur und Lokalisation Die unvollständigen Formen werden von Schnabel mit nervalen Funktionsstörungen (z.B. Dysthyreose, Dyskardie, Dyscholie) in Verbindung gebracht.

Abb. 187 (links oben): Rechtes Auge
Abb. 188 (links unten): Rechtes Auge
Abb. 189 (rechts): Linkes Auge

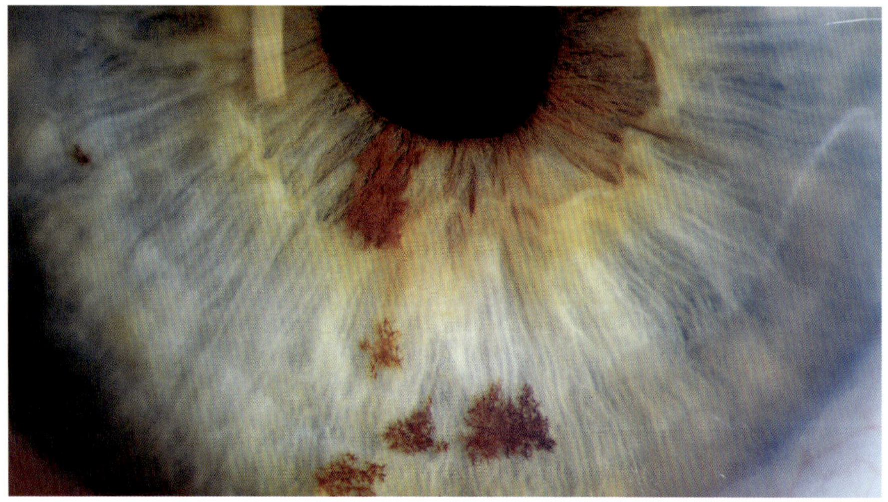

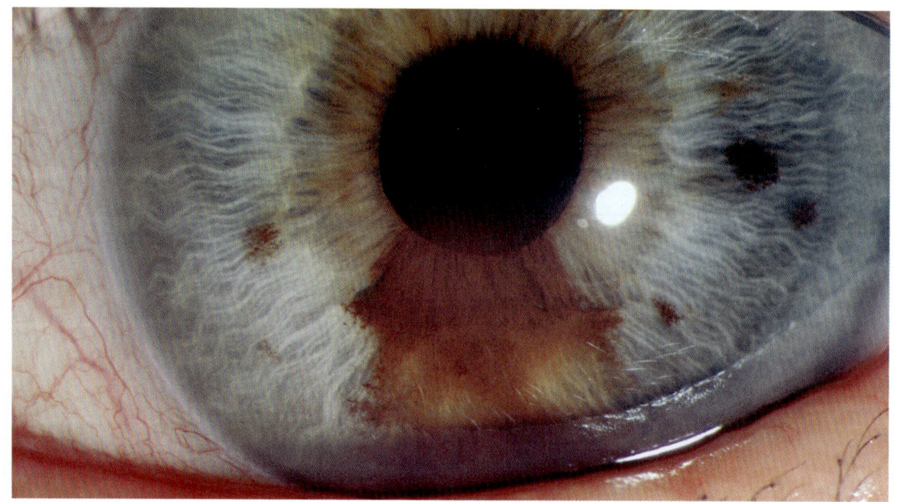

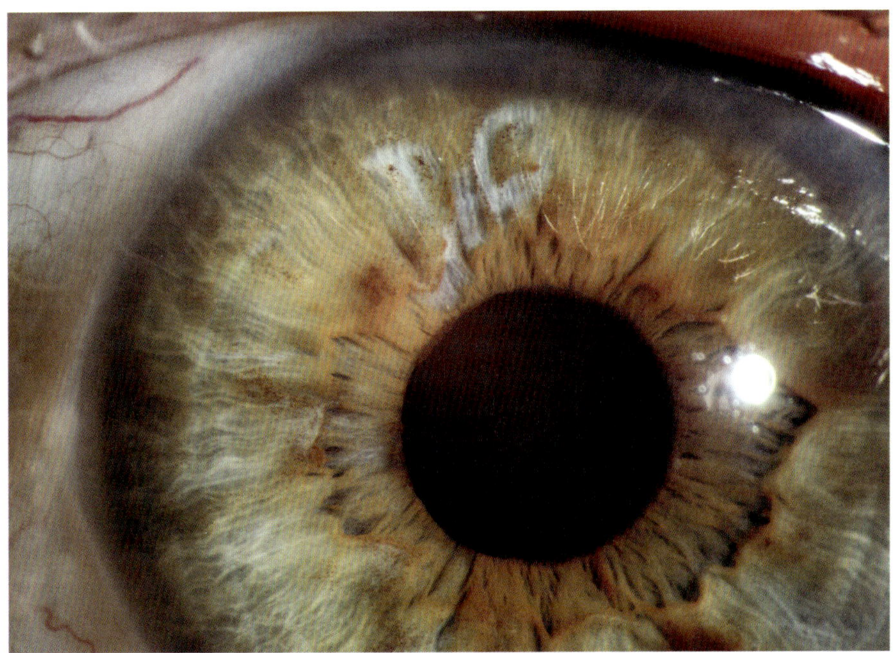

Achromie/Anachromie (Angerer)/ Atrophische sektorale Heterochromie (Schnabel)

Teilweises Fehlen der Farbe (angeboren oder erworben)

Aussehen	Sektorale Depigmentierung Im betroffenen Sektor erscheint die Iris blau.
Lokalisation	Sektoral (wie bei der sektoralen Heterochromie)
Bedeutung	Trophische Störungen der betroffenen Gewebe

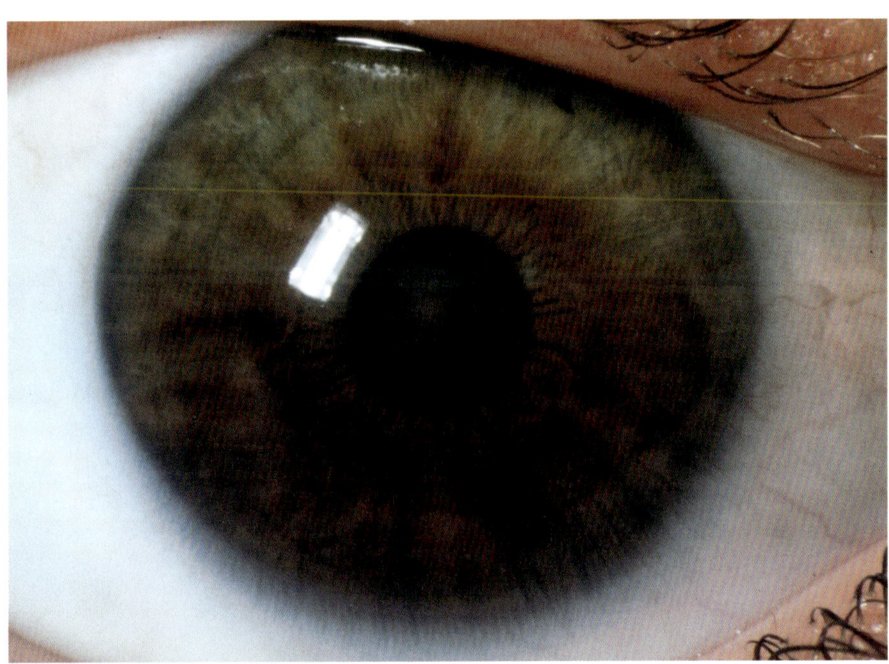

Abb. 190 (oben): Rechtes Auge
Abb. 191 (unten): Achromie als mögliche Folge von Drogen- und Alkoholmissbrauch der Mutter in der Schwangerschaft

12.11.2 Spezielle Pigmente

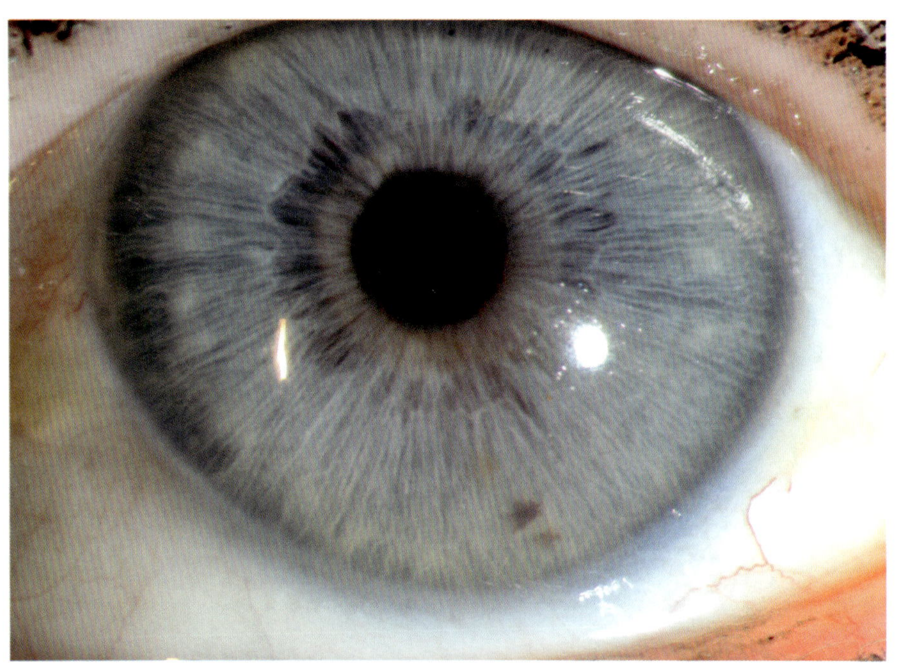

Aszitespigment

Aussehen	Klein, flockig, unregelmäßiger Rand
Farbe	Braun-schwarz bis schwarzbraun
Lokalisation	Ziliarzone, multipel – sporadisch
Bedeutung	Hereditäre Anlage zu Aszites (konstitutioneller Faktor nötig) Lebererkrankungen Neigung zu Wasserretention

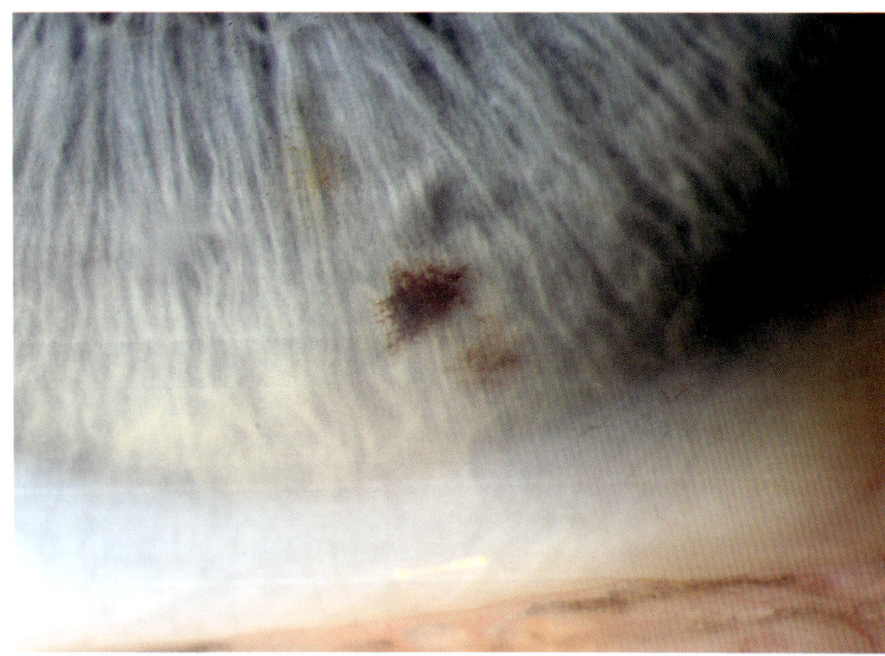

Abb. 192: Übersicht (Linkes Auge)
Abb. 193: Detailansicht

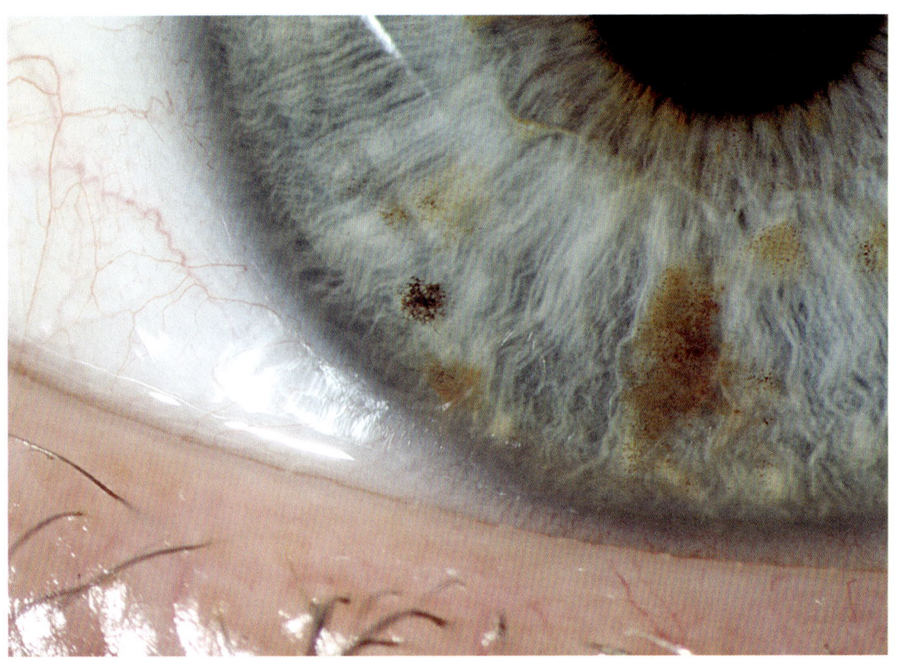

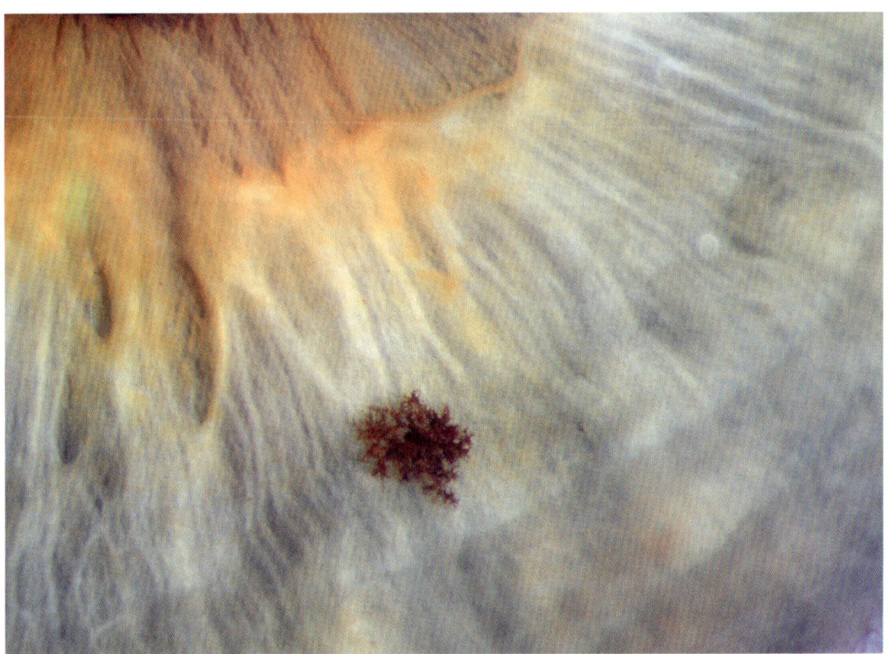

Beerenstrauchpigment

Aussehen	„Faseriges“ Pigment mit Auftreibungen Erinnert an einen blattlosen Strauch, an dem Beeren hängen großbeerig – kleinbeerig
Farbe	(Helles) Rotbraun
Lokalisation	3./4. kleine Zone, häufig in der unteren und nasalen Irishälfte
Bedeutung	Erkrankungen des Urogenitaltraktes Ca-Disposition

Abb. 194 (oben): Linkes Auge
Abb. 195 (unten): Linkes Auge

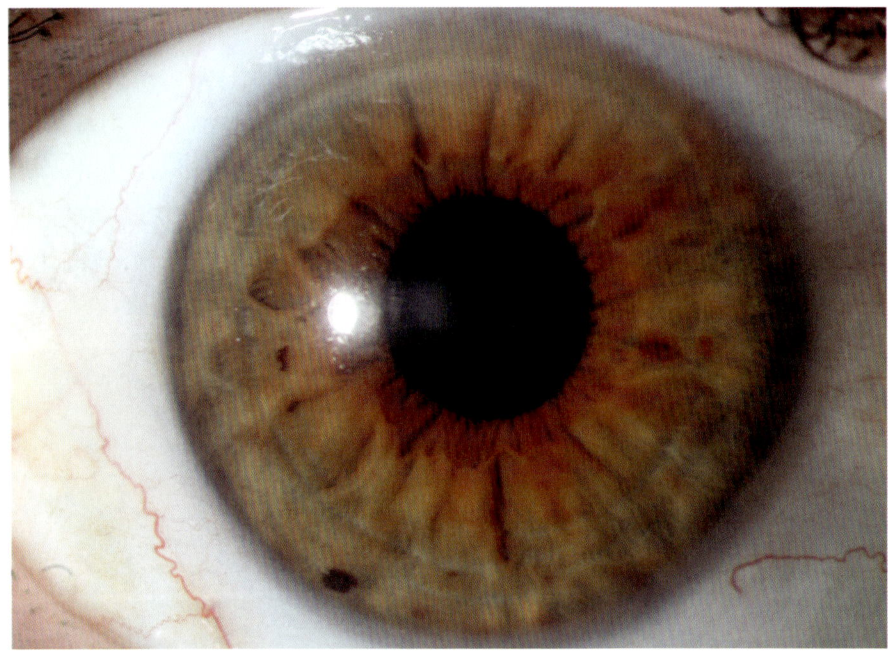

Blumenkohlpigment

Aussehen	Oberflächenstruktur erinnert an einen Blumenkohl
Farbe	Dunkelbraun bis schwarzbraun
Lokalisation	Solitär, häufig am äußeren Krausenrand
Bedeutung	Ca-Disposition (Familienanamnese: Leber, Magen)

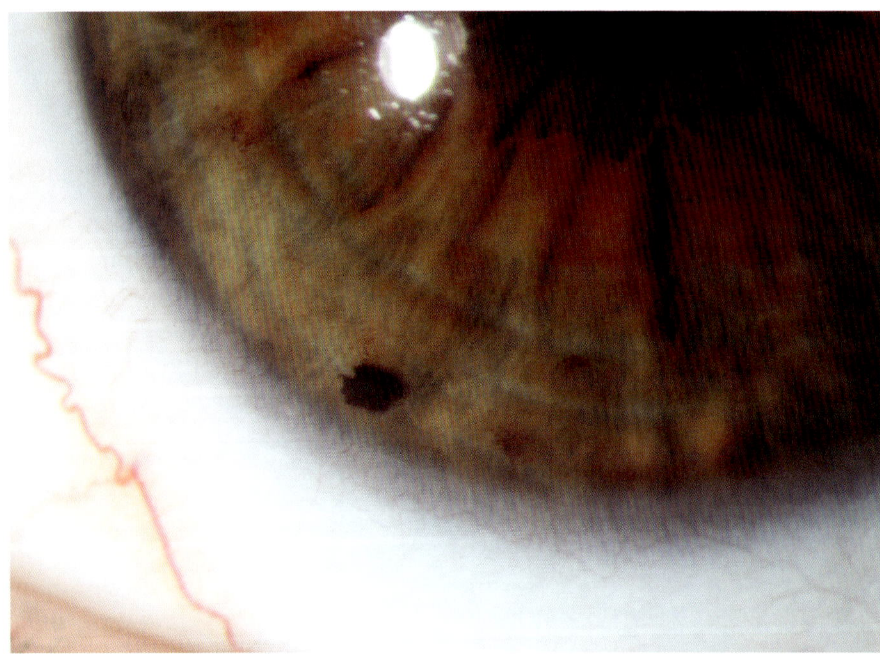

Abb. 196: Übersicht (Rechtes Auge)
Abb. 197: Detailansicht

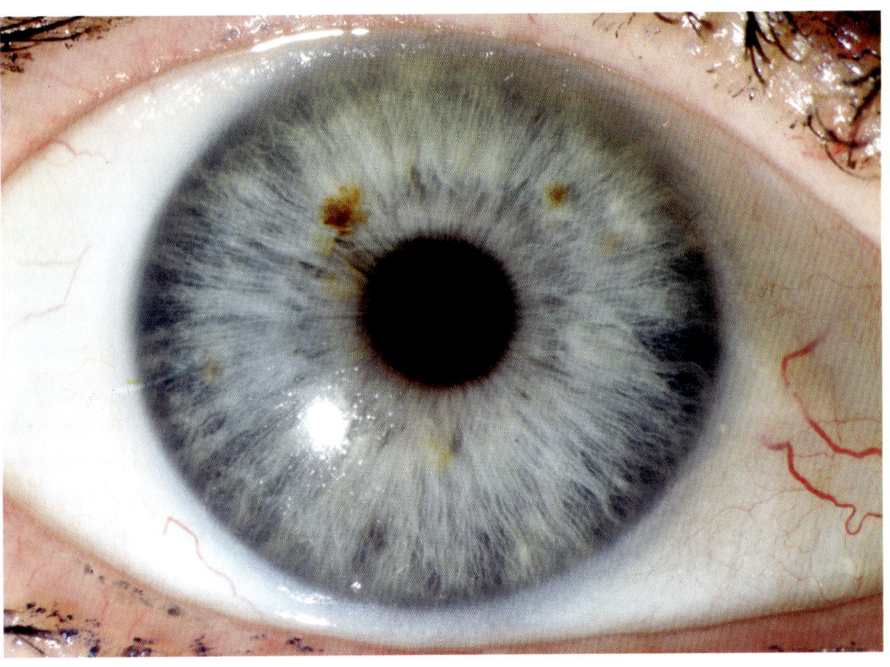

Doppelpigment

Aussehen	Zwei übereinander liegende Pigmente
Farbe	Unteres Pigment hellbraun Oberes Pigment dunkelbraun
Lokalisation	Häufig am äußeren Krausenrand
Bedeutung	gestörte Drüsenfunktion (v.a. Pankreas) Diabetes

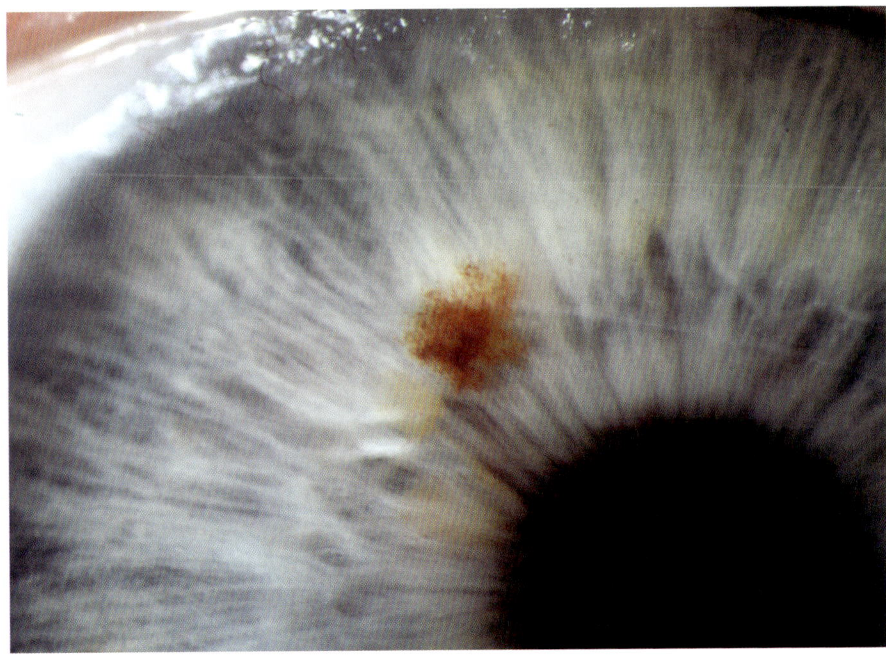

Abb. 198 (oben): Übersicht (rechtes Auge)
Abb. 199 (unten): Detailansicht

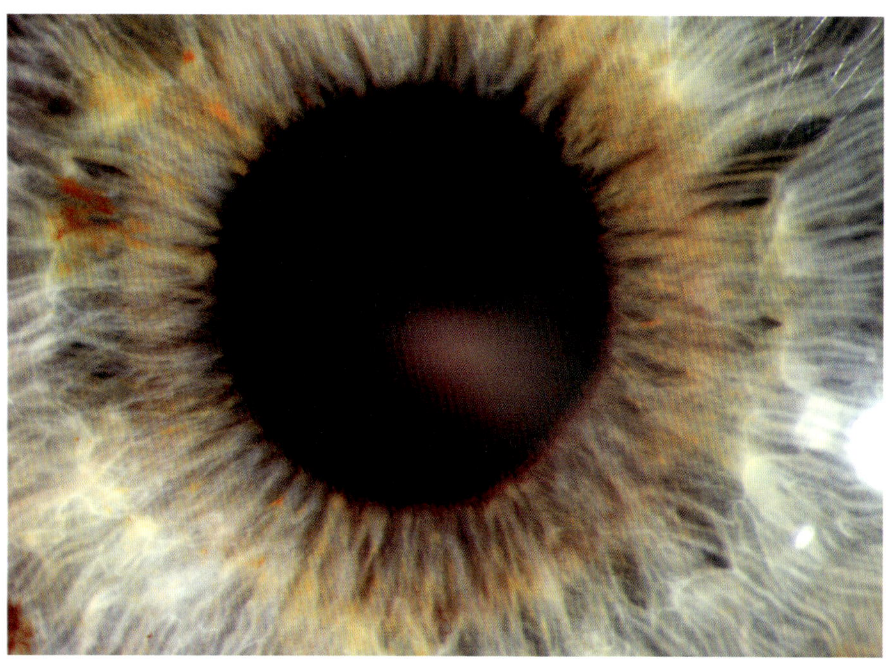

Gärungsdyspeptisches Pigment

Aussehen	Filigran, mukös, plastisch, samtartig
Farbe	Rötlich gelb, schwefelgelb, leuchtend goldgelb
Lokalisation	Krausenzone und peripherer Krausenrand
Bedeutung	Enzymatische Störungen (Duodenum, Pankreas) führen zur Gärungsdyspepsie Magenbeteiligung möglich

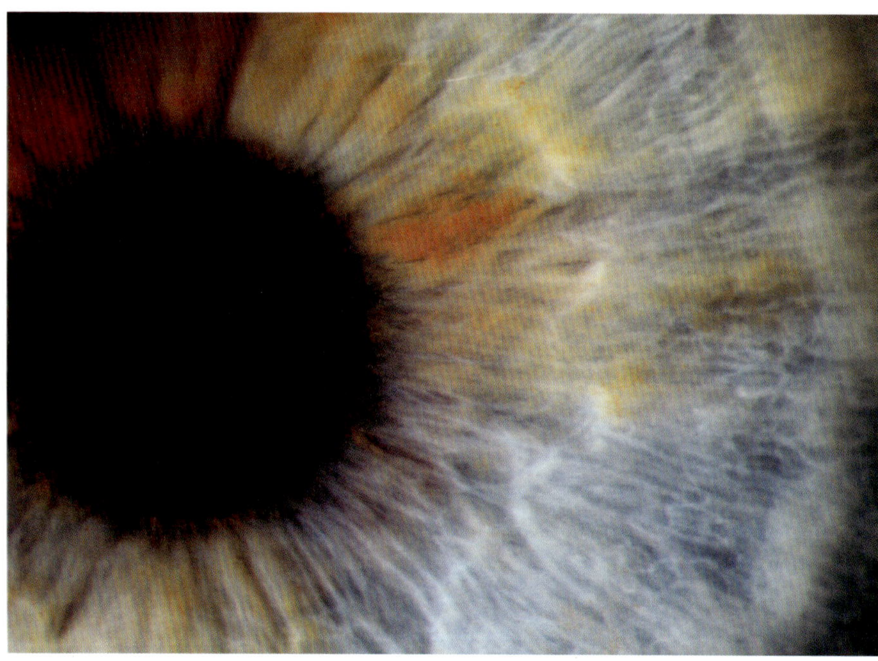

Abb. 200 (oben): Rechtes Auge
Abb. 201 (unten): Linkes Auge

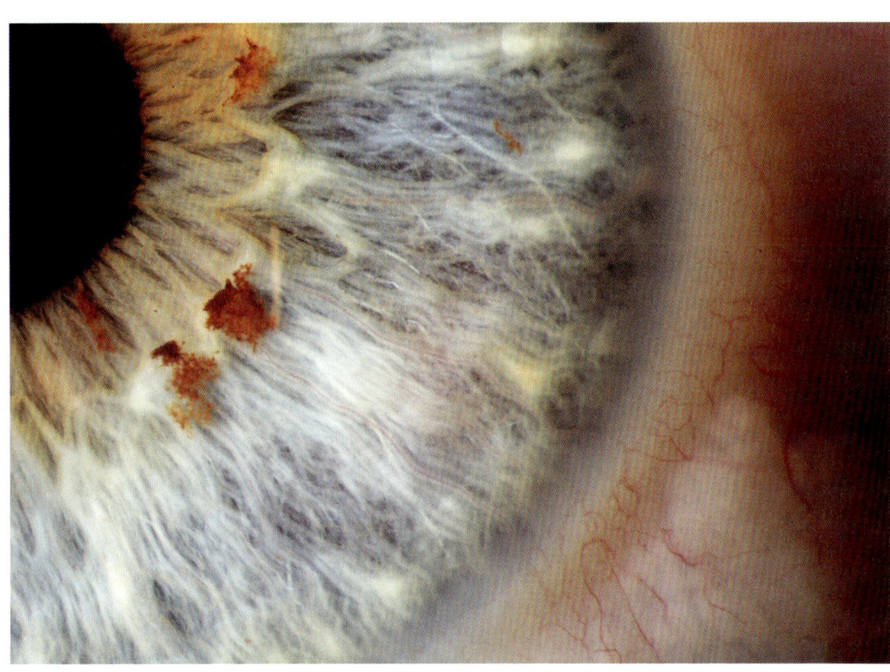

Hämorrhagisches Schollenpigment

Aussehen	Wie geronnenes Blut, großflächig
Farbe	Rotbraun – dunkelbraun bis schwarzbraun
Lokalisation	In der gesamten Iris Bevorzugt in den unteren Quadranten, auch krausenständig
Bedeutung	Hämolyse, Hämorrhagie, Tumorbildung (Schnabel) Ca-Disposition und hämorrhagische Diathese als Symptom des malignen Tumors (Herget)

Abb. 202: Linkes Auge

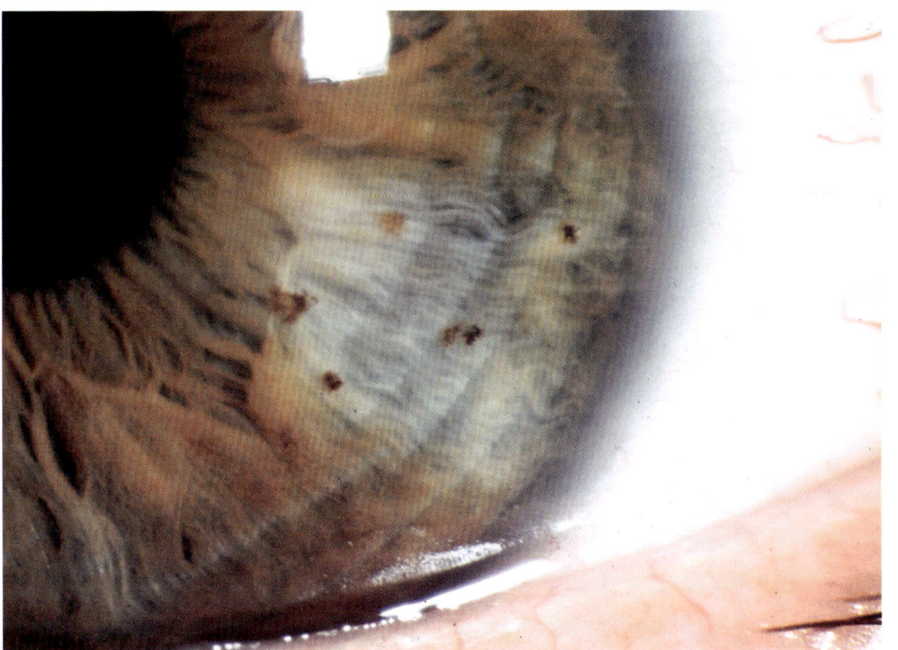

Hämorrhagische Spritzer (kleines hämorrhagisches Schollenpigment)

Aussehen	Wie „Hämorrhagisches Schollenpigment“, aber sehr viel kleiner
Farbe	Dunkelbraun bis schwarzbraun
Lokalisation	Eher in der Ziliarzone
Bedeutung	Hämorrhagische Diathese Kommt v. a. bei Frauen vor: anteponierende Menses Bei Männern: Diabetes in den „Wechseljahren“

Abb. 203: Linkes Auge

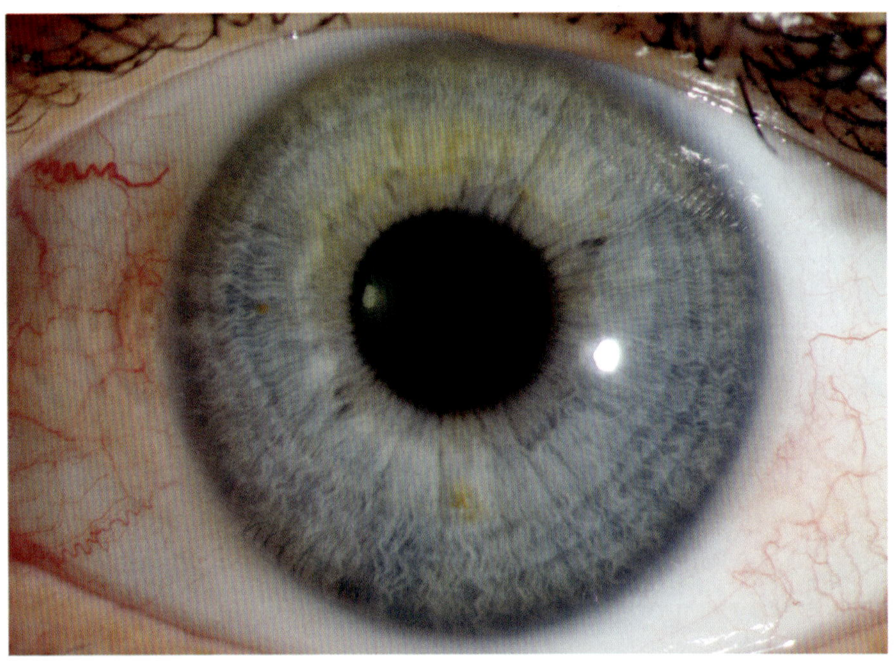

Igelpigment

Aussehen	Plastisch halbkugelig, „gallertartig“
Farbe	Bräunlich rot bis orange Dunkle braune Spitzen (Igelstacheln)
Lokalisation	Ziliarzone (topolabil), auf Drüsenfeldern
Bedeutung	Komplexe Störung des Endokrinums Diabetesneigung

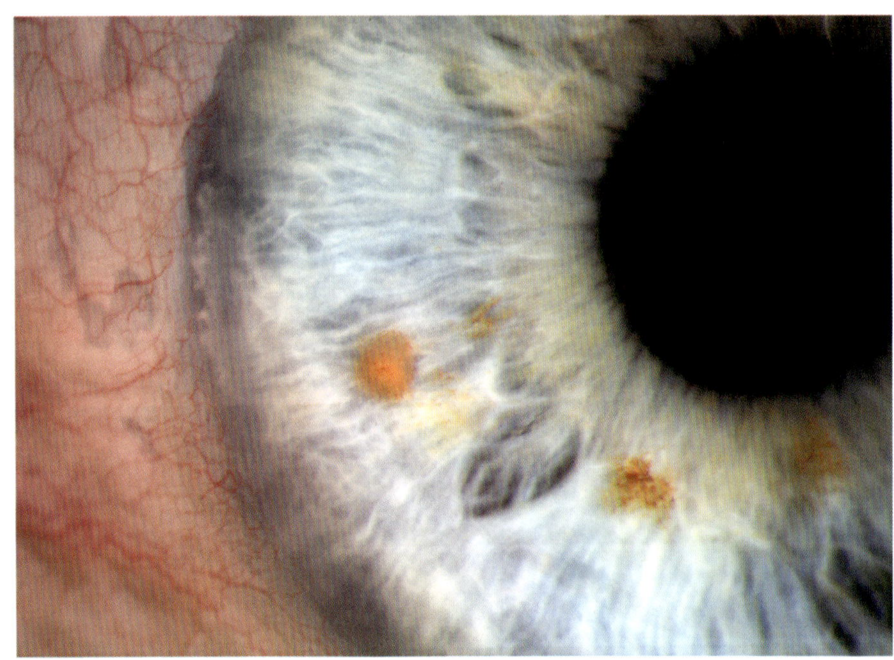

Abb. 204 (oben): Winziges Igelpigment bei 45‘ im Schilddrüsensektor
Abb. 205 (unten): Linkes Auge

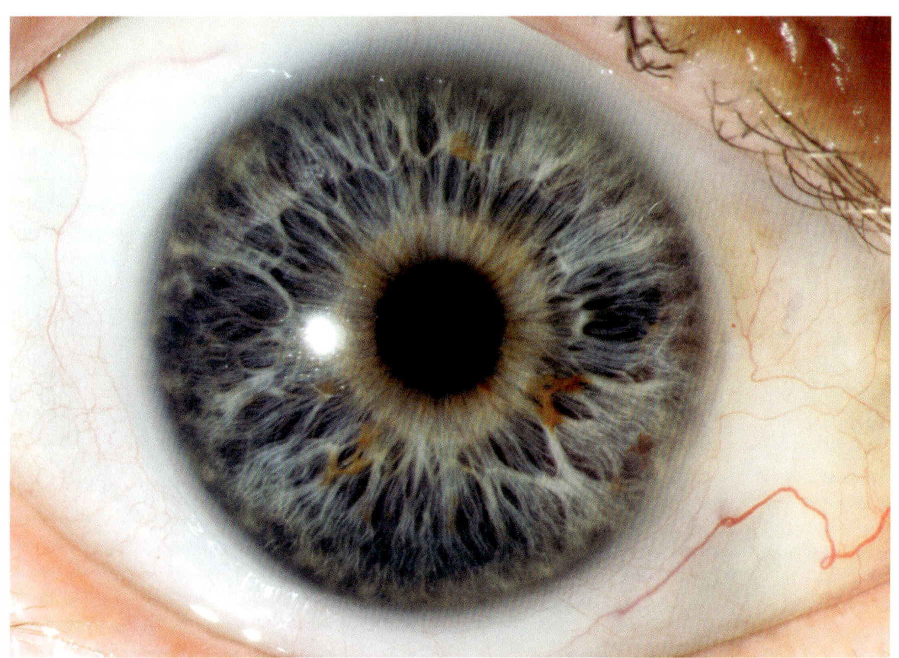

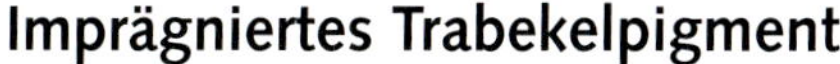

Imprägniertes Trabekelpigment

Aussehen	Feine Struktur, wie hingegossene Tinte
Farbe	Dunkelgelb bis schwarzbraun, häufig rotbraun
Lokalisation	Auf einer Trabekeloberfläche, auf der Iriskrause
Bedeutung	Tuberkuline Erbbelastung: exsudative Diathese Ca-Disposition (Familienanamnese: Verdauungstrakt, v. a. Magen)

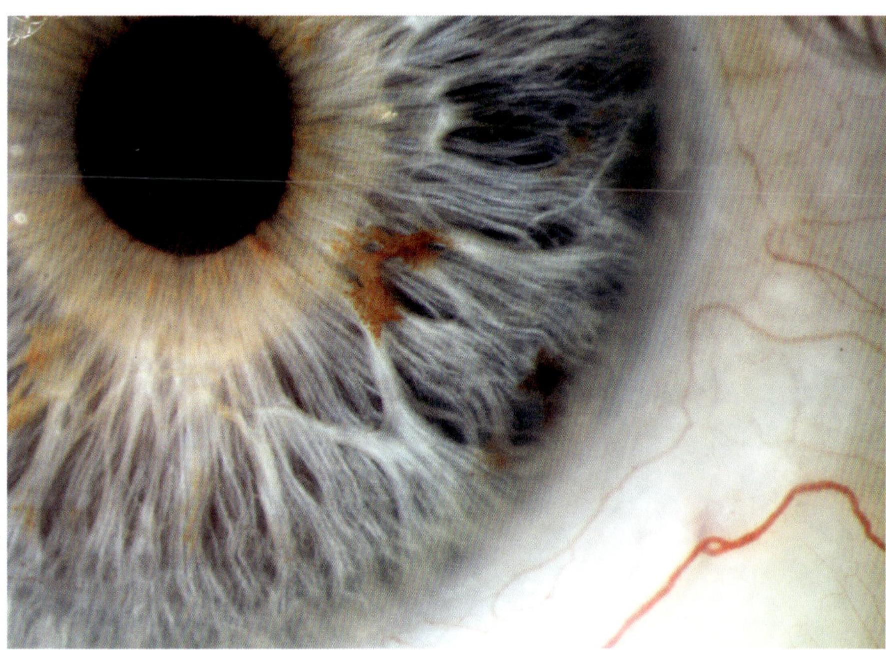

Abb. 129: Übersicht (Rechtes Auge)
Abb. 130: Detailansicht

Körnerpigmente

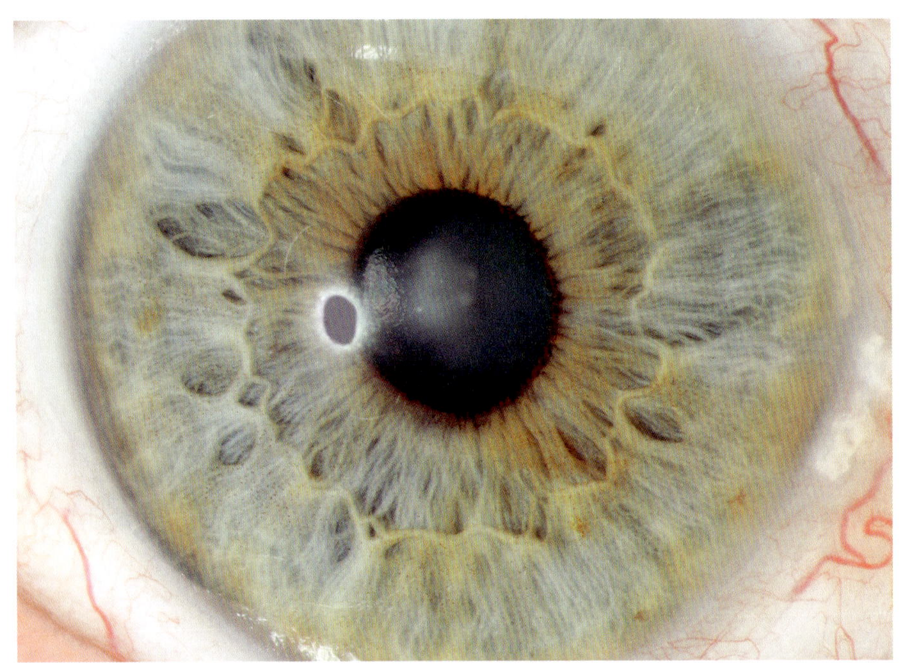

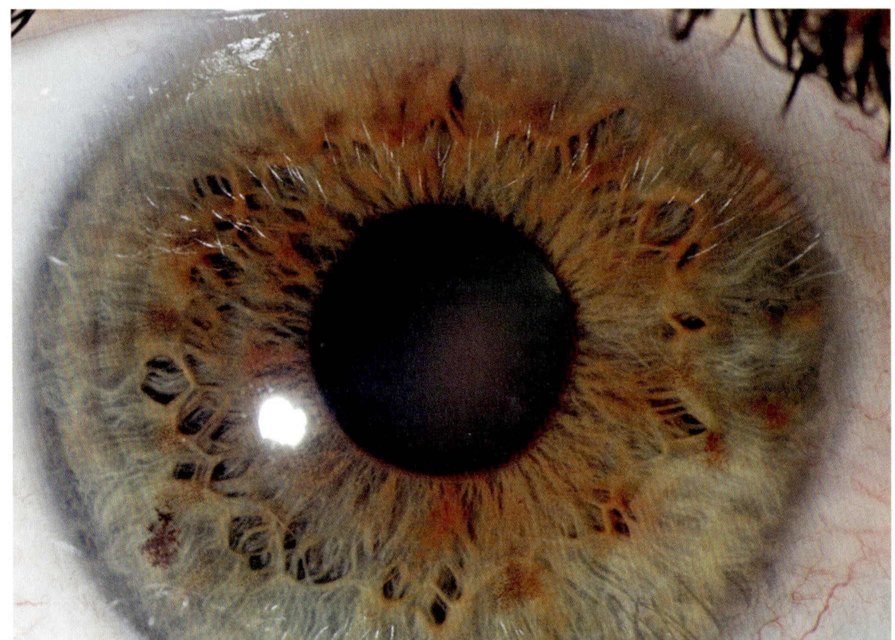

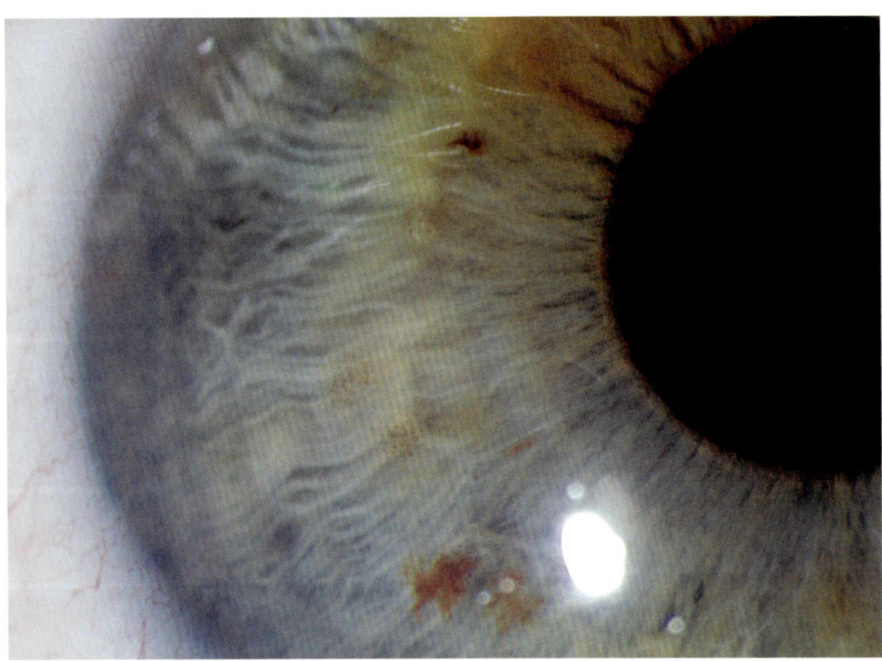

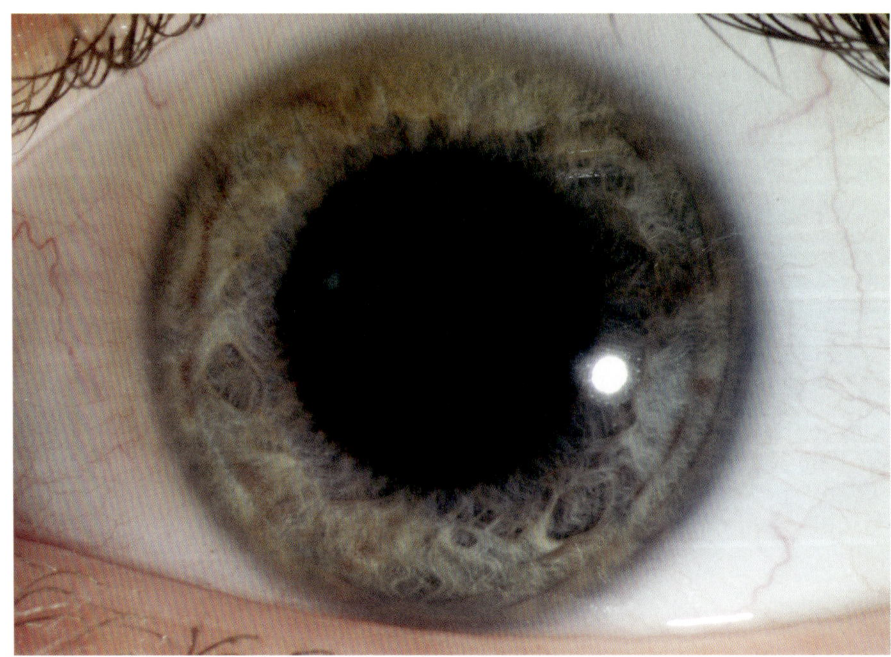

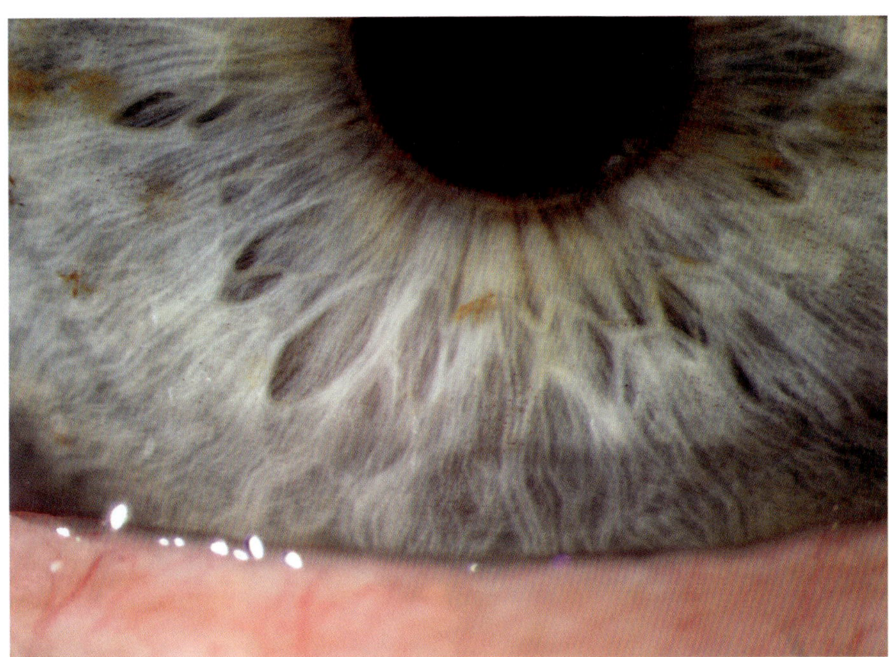

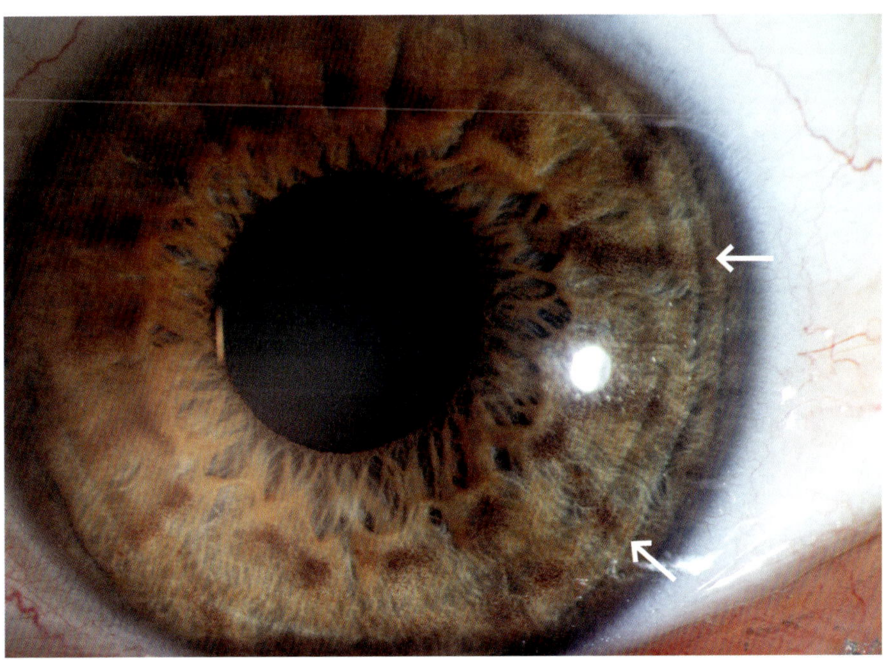

Aussehen	Kleine körnige Pigmente Sporadisch, insulär, streifenförmig zirkulär und radiär vorkommend
Farbe	Verschiedene Brauntöne, dunkelbraun bis schwarzbraun
Lokalisation	In der gesamten Iris
Bedeutung	Unterschiedlich, je nach Variante **Sporadisch:** • Renale Dysämie, erhöhte Blutviskosität, erhöhter Gefäßinnendruck • Apoplexgefahr • Rhythmusstörungen der Zuckerausschwemmung (Angerer) **Insulär:** • Stoffwechselstörungen des Pankreas • Diabetes **Radiär:** • Renale Stoffwechsel-Intoxikationen • Störungen im Darmtrakt **Zirkulär:** • Je nach Lokalisation • Leberstoffwechselstörungen (verminderte Glykogen-speicherung) • Ca-Belastung (in der Aszendenz oder beim Patienten) • Psychische Labilität

Abb. 208 (S.162 links oben): Sporadisches Körnerpigment
Abb. 209 (S.162 links unten): Insuläres Körnerpigment
Abb. 210 (S.162 rechts oben): Insuläres Körnerpigment
Abb. 211 (S.162 rechts unten): Zirkuläres Körnerpigment
Abb. 212 (S.163 oben): Sporadisches Körnerpigment
Abb. 213 (S.163 unten): Radiäres Körnerpigment

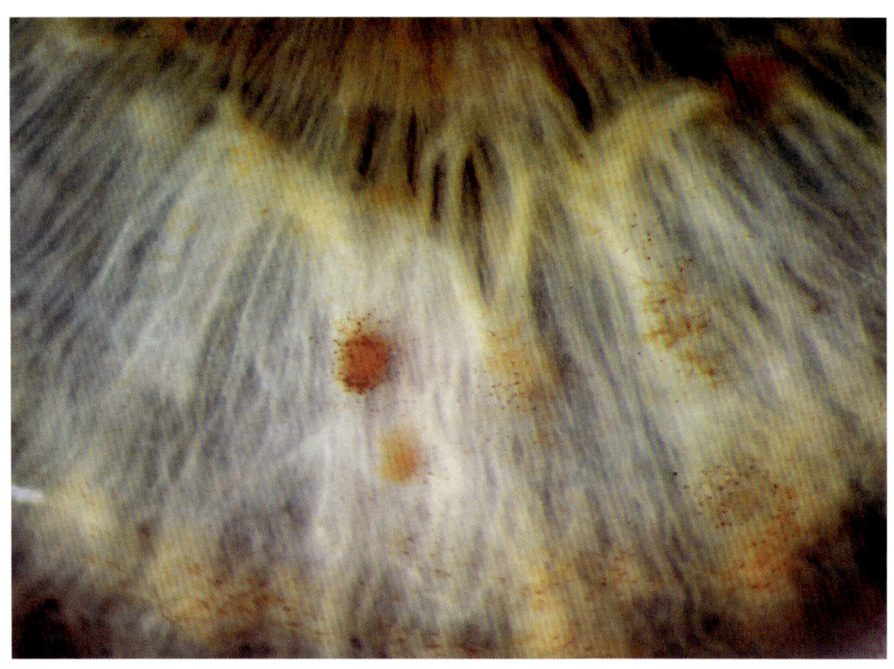

Körnerkranz-Pigment

Aussehen	Duftiges Pigment, Umrahmung mit dunkleren Körnern
Farbe	Helleres Braungelb bis Braun
Lokalisation	Peripherer Krausenrand, untere Irishälfte
Bedeutung	Hereditäre arteriosklerotische Belastung mit nephrogenem Hintergrund Diabetes

Abb. 214: Rechtes Auge

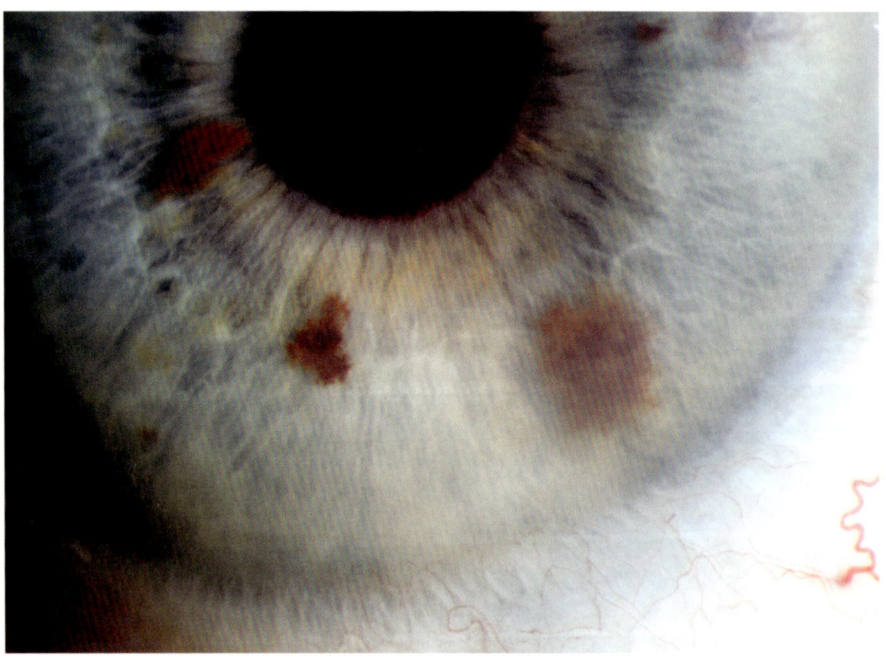

Krausenständiges Heparpigment

Aussehen	Schollenpigment, gröbere Struktur
Farbe	Schwarzbraun
Lokalisation	An der äußeren Iriskrause, über der Iriskrause (!)
Bedeutung	Dysfunktion der Leber

Abb. 215: Rechtes Auge

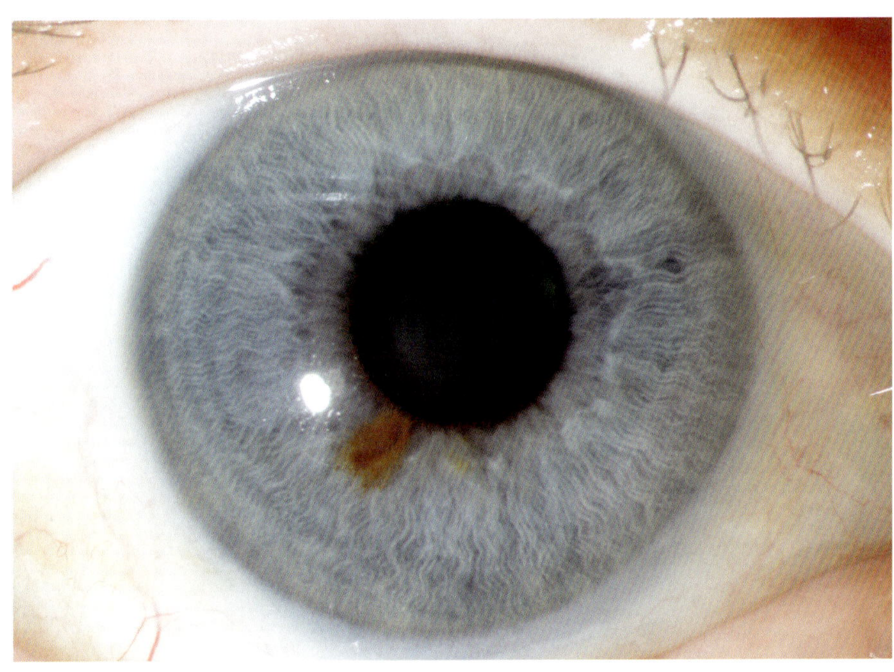

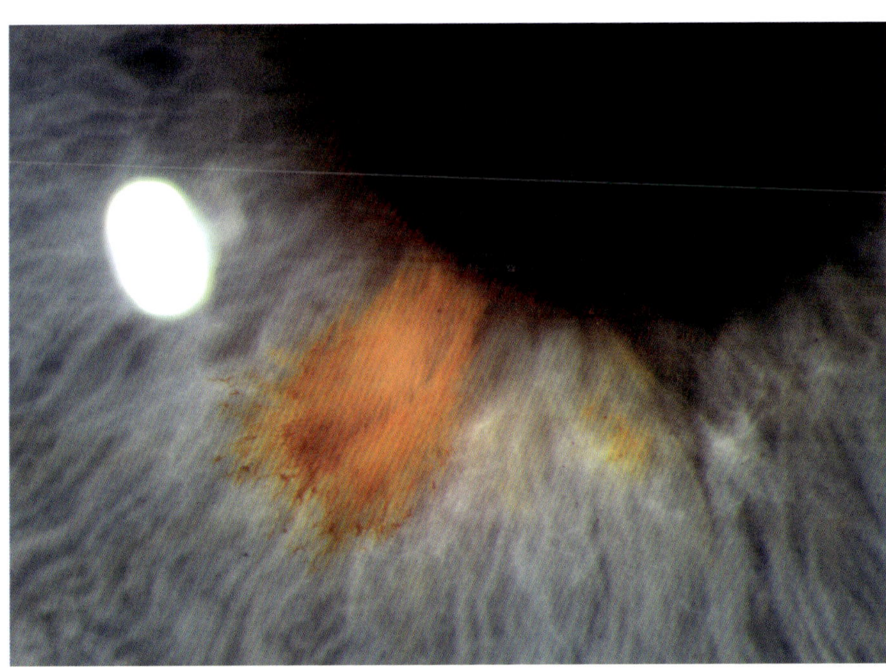

Lachspigment

Aussehen	Diffuses, wenig plastisches Pigment, dreieckig bis rhomboid
Farbe	Lachsfarben
Lokalisation	In der Krausenzone
Bedeutung	Disposition zum Darmkrebs, seltener Rektum (Schnabel)

Abb. 216: Übersicht (Rechtes Auge)
Abb. 217: Detailansicht

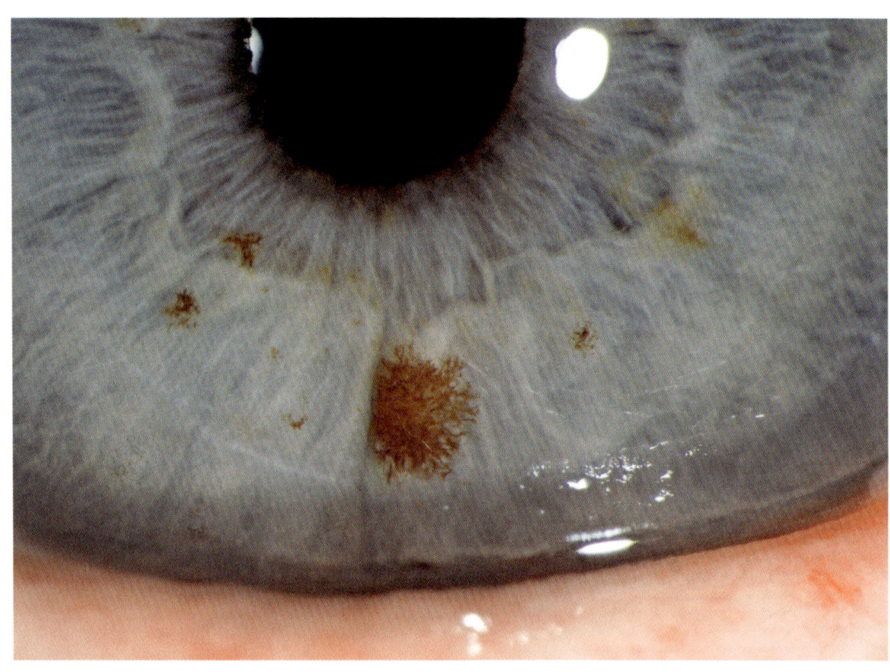

Moospigment

Aussehen	„Wie ein Stückchen Moosflechte" Unregelmäßiger Rand
Farbe	Rötlich-gelb bis braun
Lokalisation	Nahe dem peripheren Krausenrand
Bedeutung	Funktionelle Nierenstörungen Renale Intoxikation Nieren-Ca (Herget)

Abb. 218

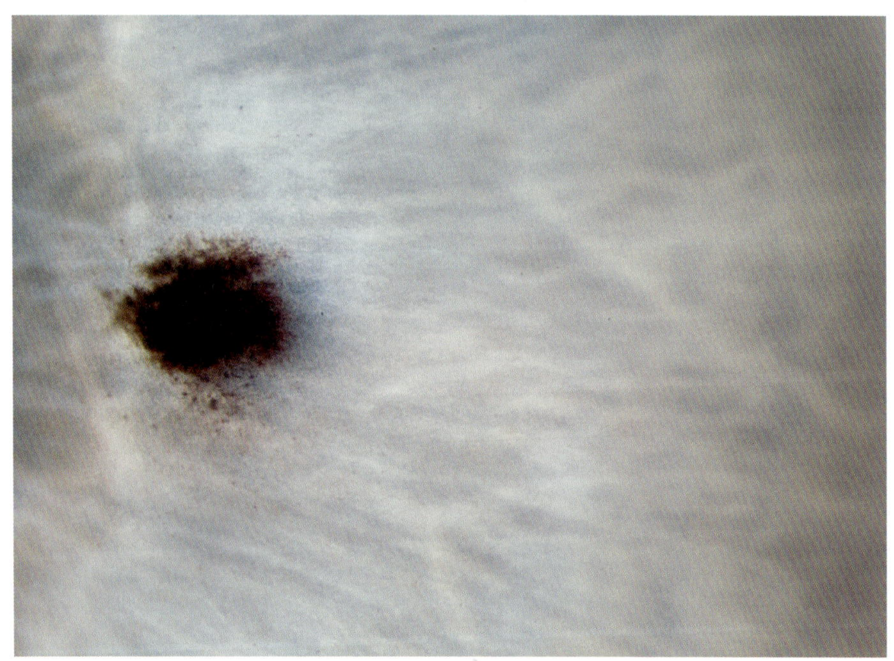

Panierkrustenpigment

Aussehen	Wie ein paniertes Schnitzel
Farbe	Dunkelrot-bräunlich bis schwarzbraun
Lokalisation	Überall
Bedeutung	Hinweis auf Diabetes mit besonderem Bezug zu Entzündungen der Haut (Pruritus) und Schleimhaut

Abb. 219: Rechtes Auge

Reibekuchen-Pigment (nach Maubach)

Aussehen	Plastische Pigmentschollen, wie Watteflocken
Farbe	Ockerfarben, helleres Braungelb bis strohgelb
Lokalisation	Überall
Bedeutung	Mangel an Atmungsferment Begünstigt tumoröse Entwicklung (??)

Rostrotes/brandrotes Pigment

Aussehen	Feine schleierartige Grundstruktur (auch Plättchen)
Lokalisation	Überall
Bedeutung	Azidose – Übersäuerungsdiathese An der Iriskrause: arthritische Prozesse Disposition zu degenerativen Erkrankungen Hereditäre Krebsgefährdung (v.a. Verdauungstrakt)

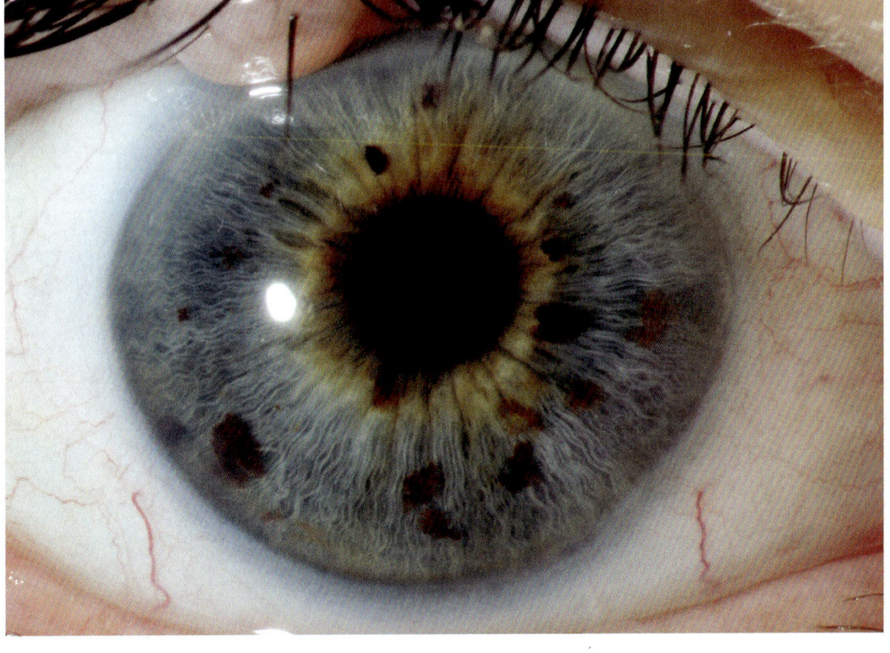

Schollenpigmente

Aussehen	Inselartige, kompakte Pigmente
Farbe	Verschiedene Brauntöne
Lokalisation	Überall, liegen dem Irisstroma schollenartig auf
Bedeutung	Abhängig von Farbe, Form und Struktur (s. a. Hämorrhagisches Schollenpigment, Hämorrhagische Spritzer, krausenständiges Heparpigment, schwarzes Heparpigment) Multiple Schollenpigmente sind das Kennzeichen der dyskratischen Diathese (nach Deck).

Abb. 220: Rechtes Auge

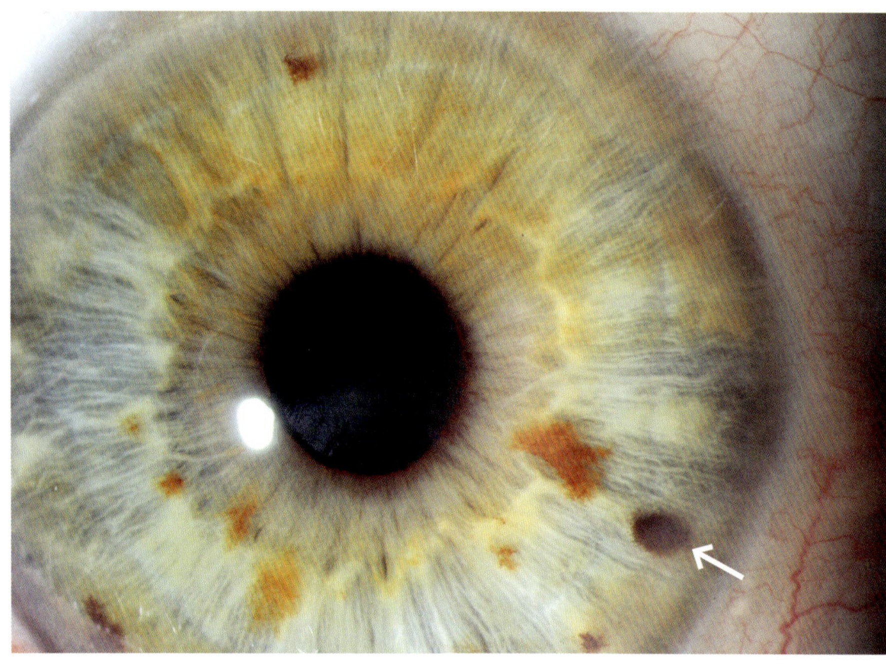

Schwarzes Härchenpigment

Aussehen	Oberflächenstruktur wie eine Pelzkappe
Farbe	Sehr dunkelbraun bis schwarzbraun
Lokalisation	Solitär, periphere Ziliarzone
Bedeutung	Maligne Entartung drüsiger Organe (?)

Abb. 221: Linkes Auge

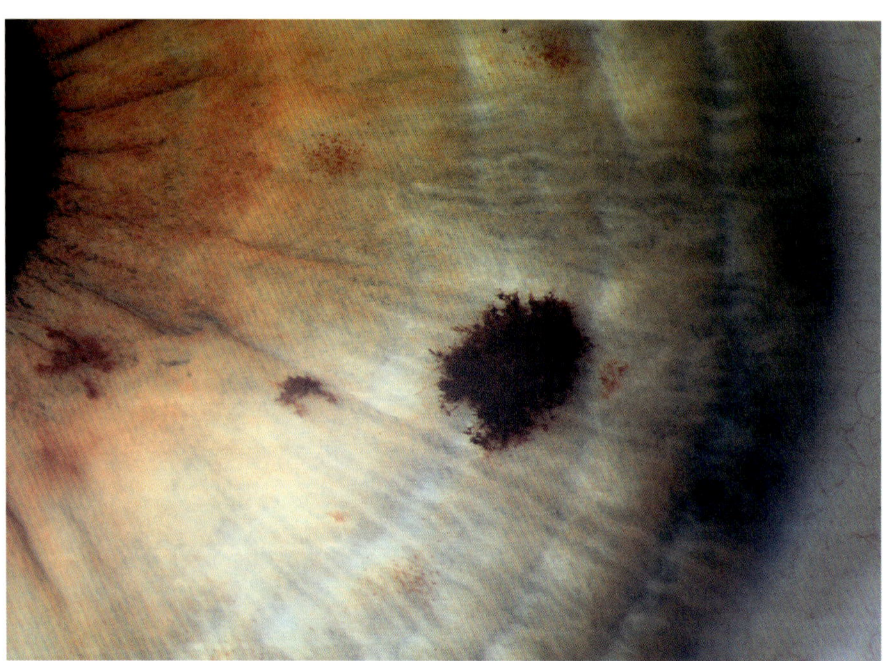

Schwarzes Heparpigment

Aussehen	Schollenpigment, gröbere flockenartige Struktur, diffuser Rand
Farbe	Schwarzbraun
Lokalisation	Peripherer Krausenrand und Ziliarzone
Bedeutung	Dysfunktion der Leber
	Kompensation durch die Nieren und daraus möglicherweise resultierender Nierenstörungen Nierenstörungen
	Störungen im Zuckerhaushalt
	Disposition zu Diabetes (familiär bedingt)

Abb. 222: Linkes Auge

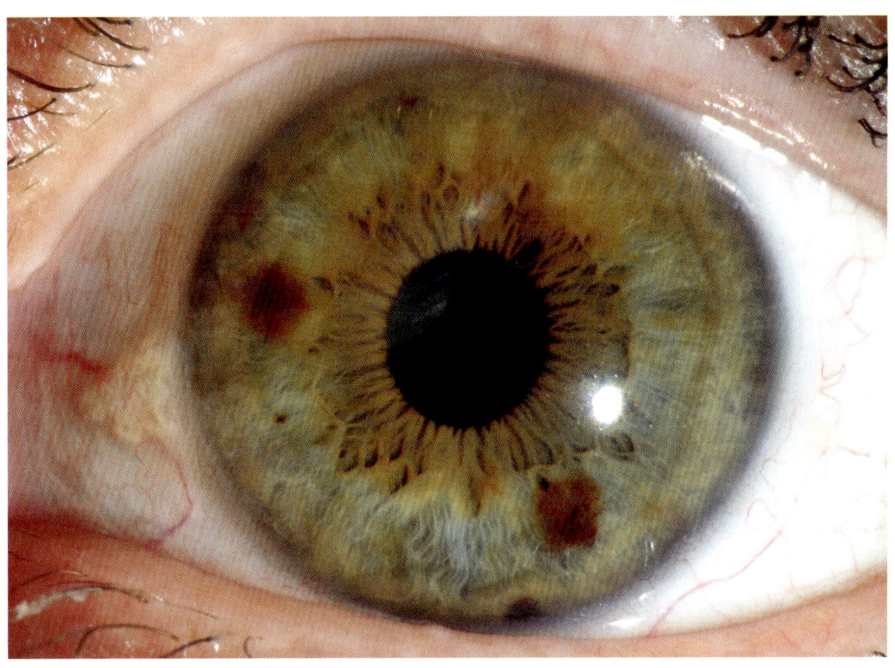

Thyreose-Pigment

Aussehen	Großflächig, feinfaserig, wollflockig
Farbe	Kamelhaarfarben bis rötlich-braun
Lokalisation	Grundsätzlich ubiquitär, meist im Bereich der Pneumaachse (Hemm)
Bedeutung	Dysthyreose, Hyperthyreose Nervöse Komponente

Abb. 223 (links oben): Linkes Auge
Abb. 224 (links unten): Linkes Auge
Abb. 225 (rechts): Linkes Auge

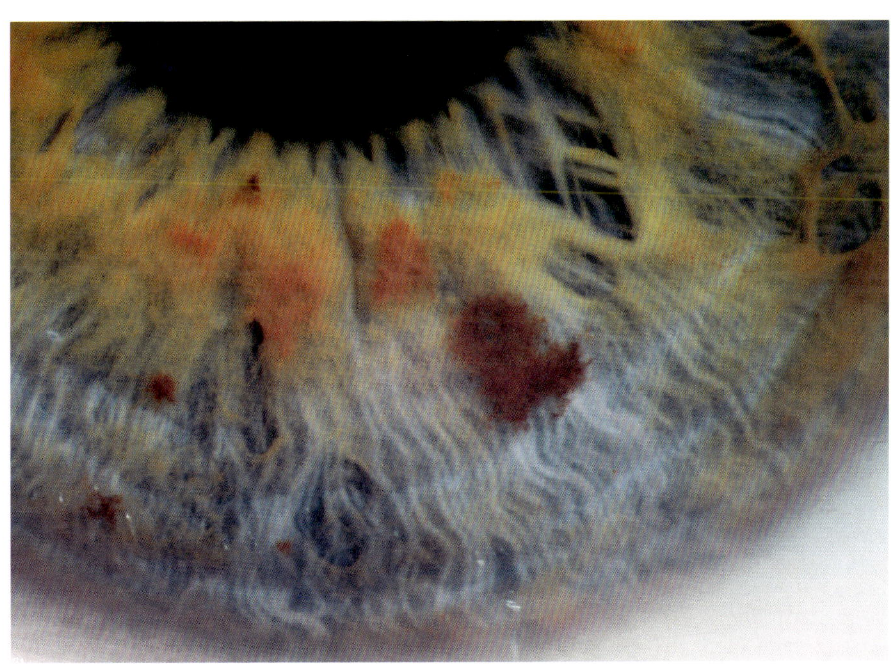

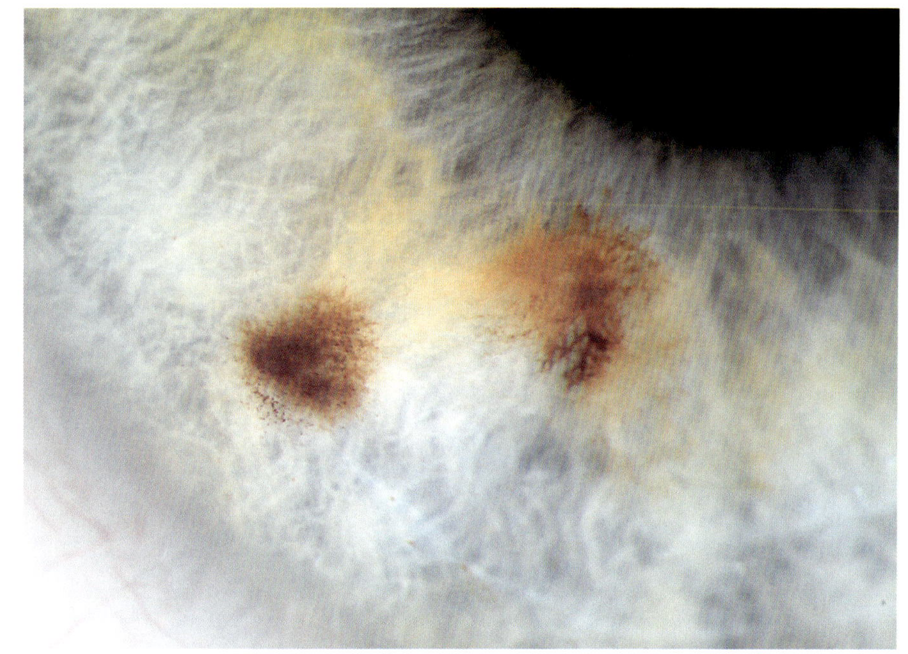

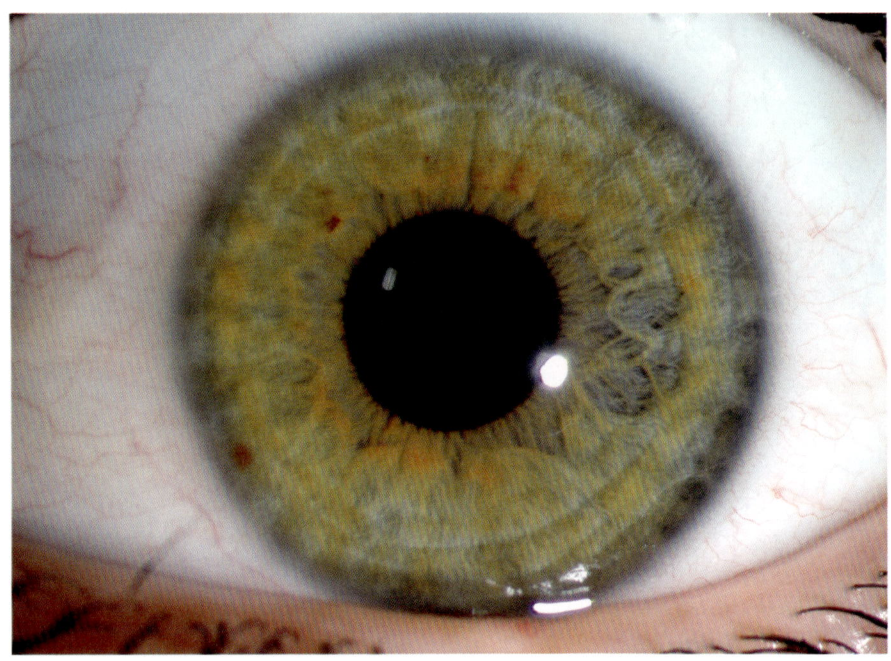

Uterogenes Pigment

Aussehen	Glatte Oberfläche, fest strukturiert, gallertartig
Farbe	Orangefarben
Lokalisation	Nur in blauen Iriden, im Uterussektor
Bedeutung	Disposition zu Dysplasien und Neoplasien des Urogenitaltraktes

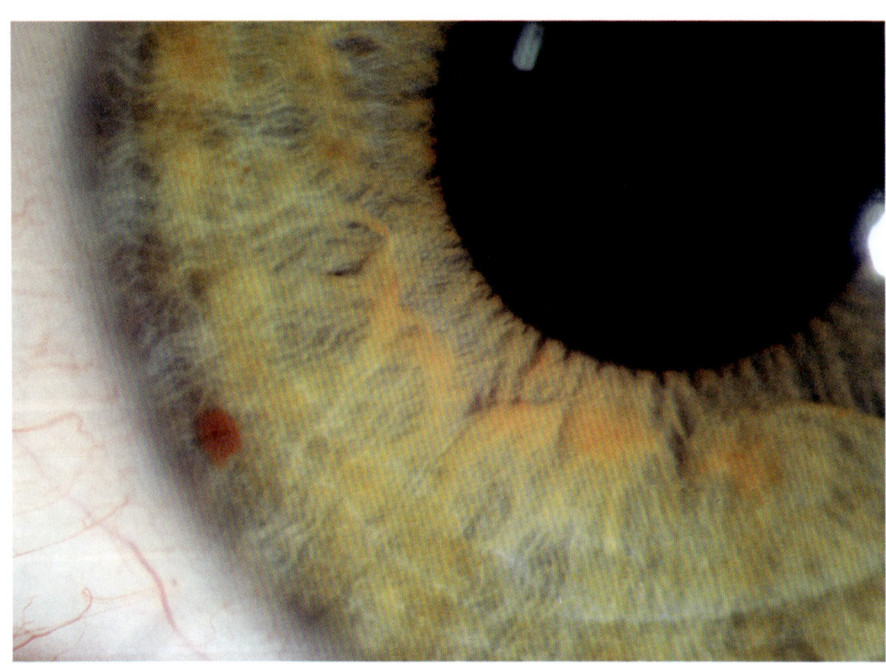

Abb. 226: Übersicht (Linkes Auge)
Abb. 227: Detailansicht

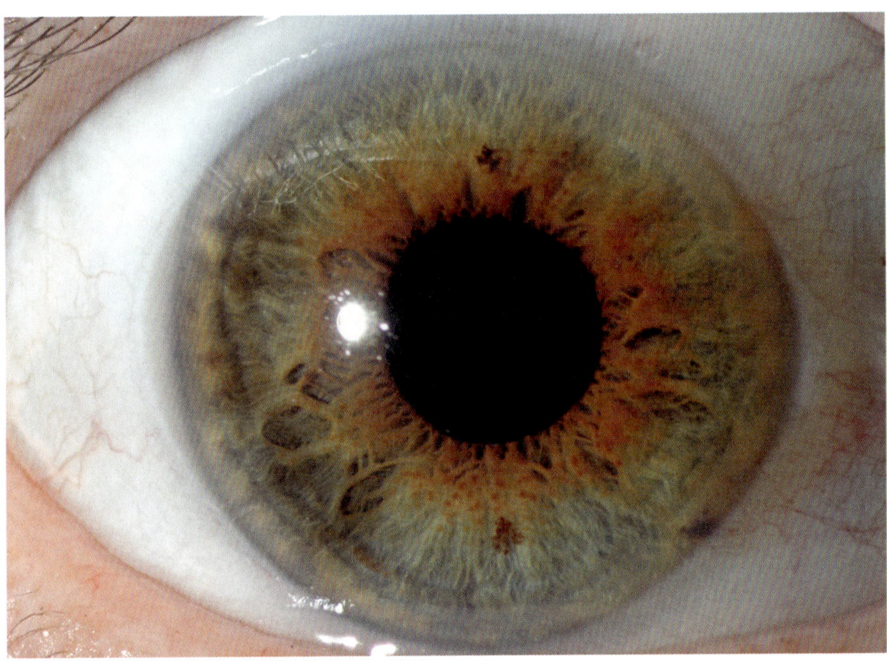

Wärzchenpigment

Aussehen	Plastisch, halbkugelig
Farbe	Hell- bis dunkelbraun
Lokalisation	Oft am peripheren Krausenrand
Bedeutung	Hinweis auf tuberkuline Disposition

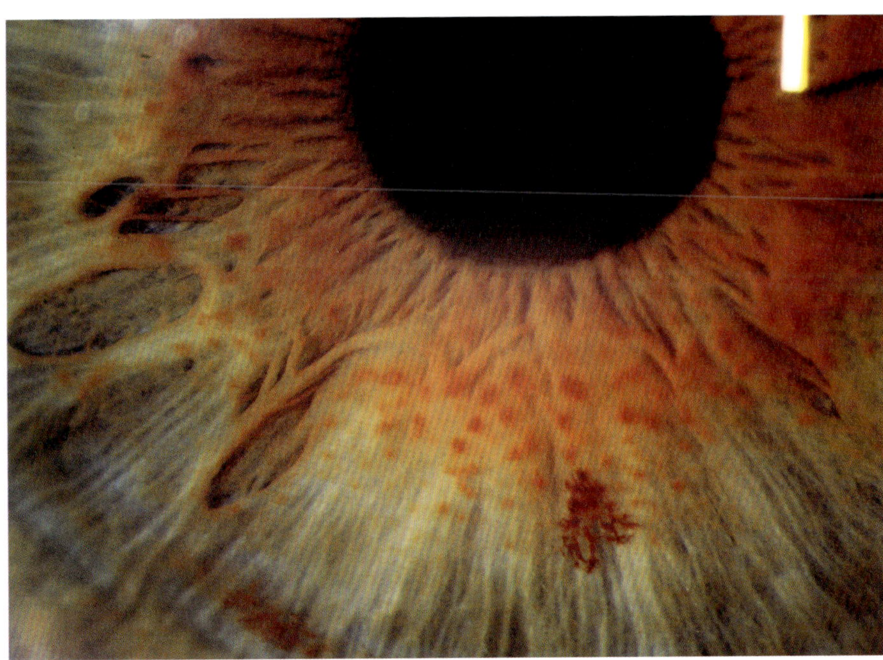

Abb. 228: Übersicht (Rechtes Auge)
Abb. 229: Detailansicht

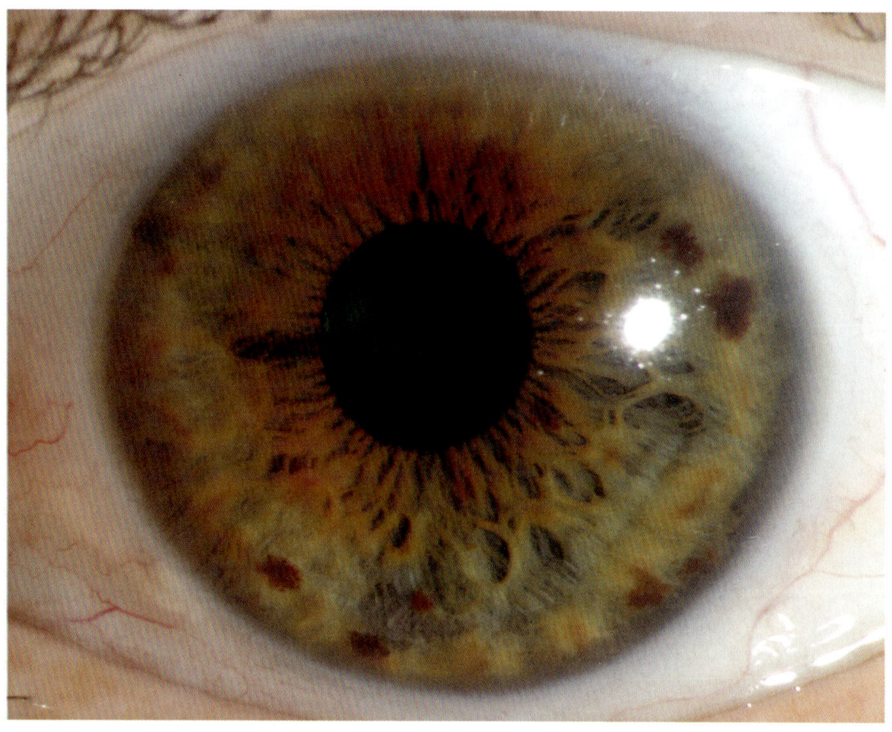

Wasserfall

Aussehen	Plastisches Pigment, in der Regel mit deutlicher Randbegrenzung
Farbe	Verschiedene Brauntöne
Lokalisation	Beginnt am Pupillensaum und reicht bis zur Iriskrause und darüber hinaus (topografisch zu werten / topolabil)
Bedeutung	Störungen des gastrokolischen Reflexes Ca-Disposition (besonders Rektum) „Folgen einer Fleischvergiftung“ (Angerer) (??) Gestörte Drüsenfunktion (v.a. Pankreas) Diabetes

Abb. 230: Übersicht (Linkes Auge), Cardia-Hauptplatz
Abb. 231: Detailansicht
Abb. 232 (rechts): Rechtes Auge

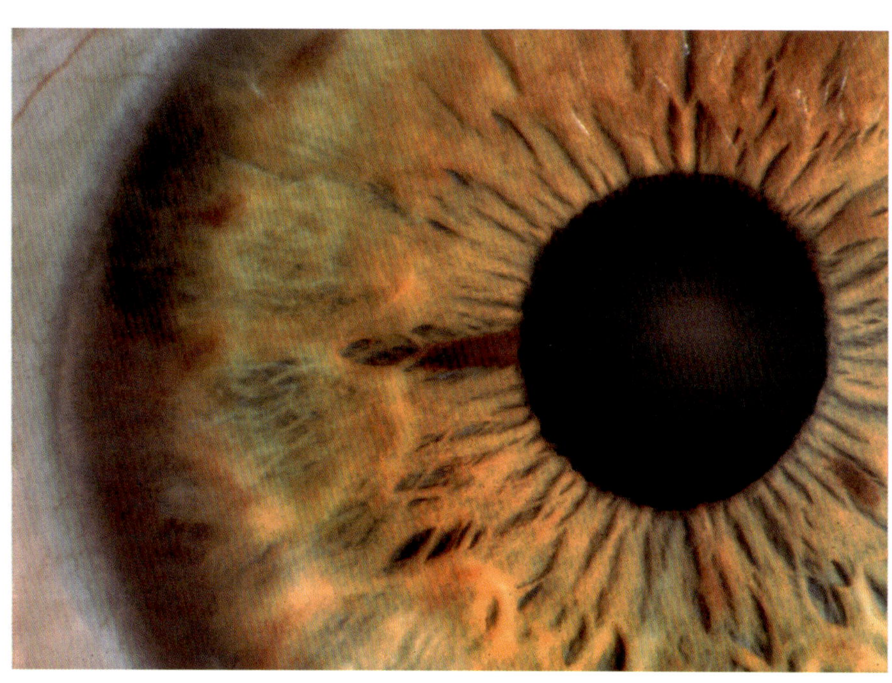

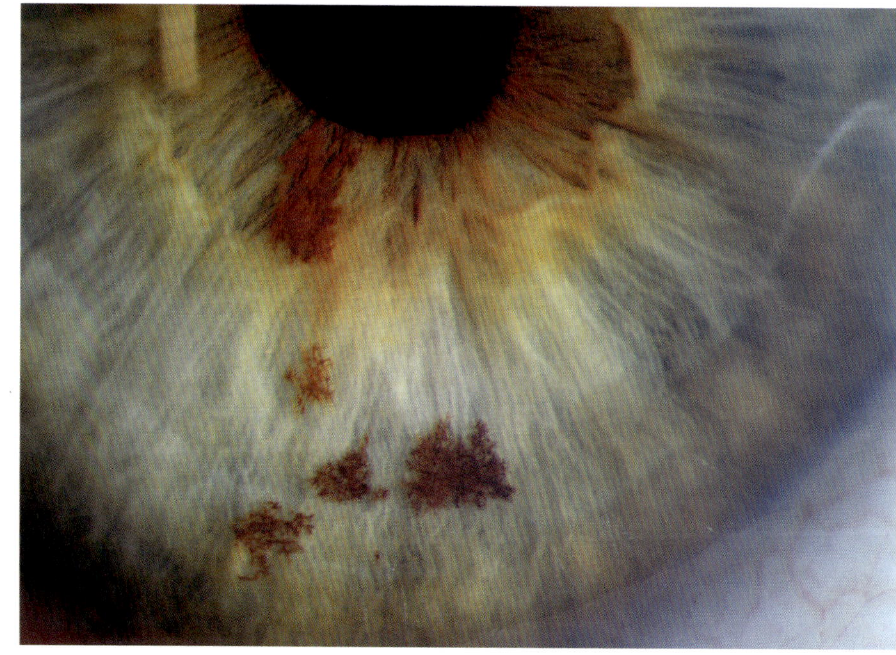

12.12 Gefäßbild

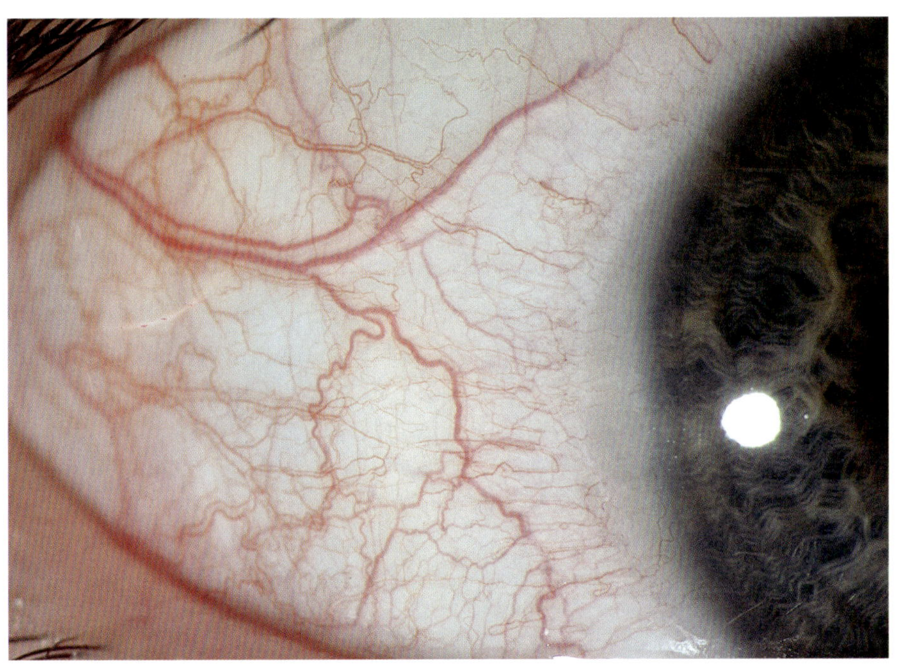

Gefäßreichtum

Aussehen	Starke Füllung des Reservenetzes: gerötetes Auge
Bedeutung	„Stressorische Belastung" (Hauser) Entzündung: Konjunktivitis, Keratitis, Episkleritis, Skleritis Glaukom (auch schon vor dem Anfall!) Vegetative Stigmatisation (v. a. bei Jugendlichen) Kompensatorisch (z. B. bei angeborenem Herzfehler)

Achtung: Wärme und Helligkeit der Untersuchungslampe können zu einer Hyperämisierung des Auges führen!

Abb. 233: Rechtes Auge

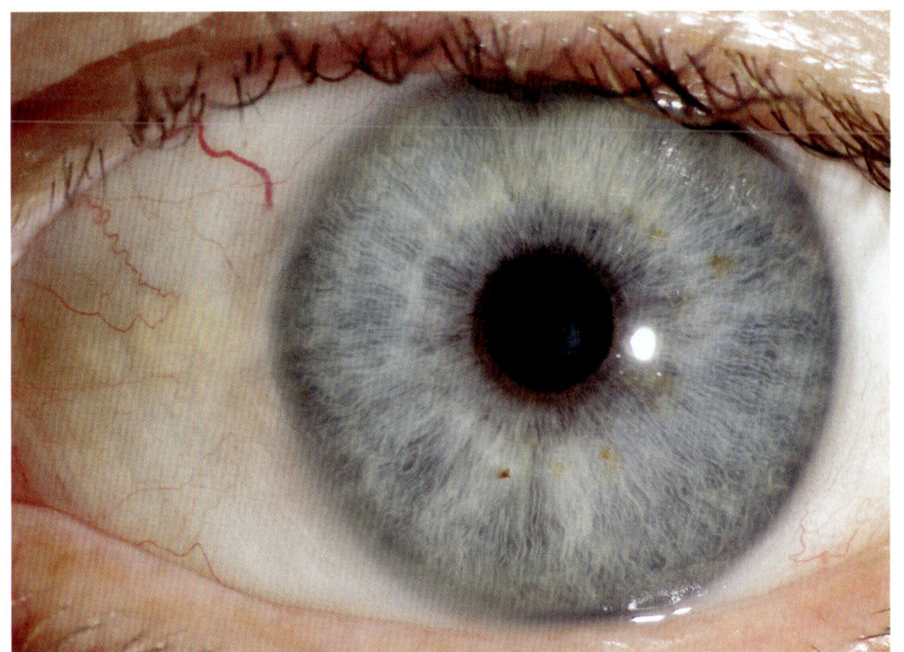

Einfaches Leitgefäß

Aussehen	Deutlich hervortretendes Episkleralgefäß, das auf den Limbus zuläuft
Bedeutung	Hinweiszeichen auf einen Brennpunkt (chronische Organstörung) Lenkt den Blick auf den Sektor und die darin lokalisierten Organe.

Abb. 234: Linkes Auge

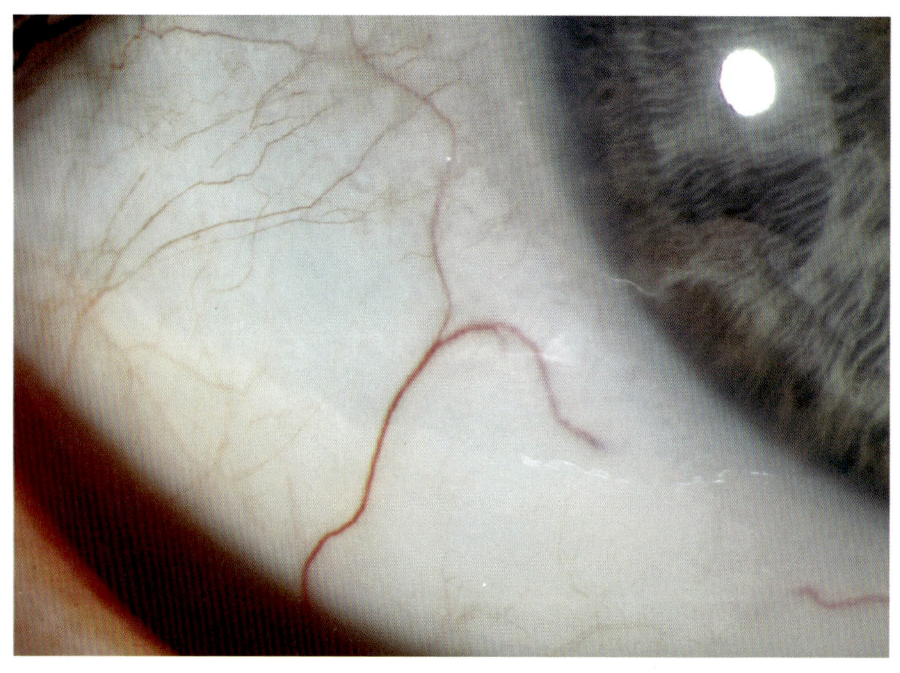

Gefäßast

Aussehen	Leitgefäß mit gabelartiger Aufspaltung Die beiden Äste haben in der Regel ein unterschiedliches Kaliber.
Bedeutung	Sektorales Hinweiszeichen auf Trauma, Fokus

Abb. 235: Rechtes Auge

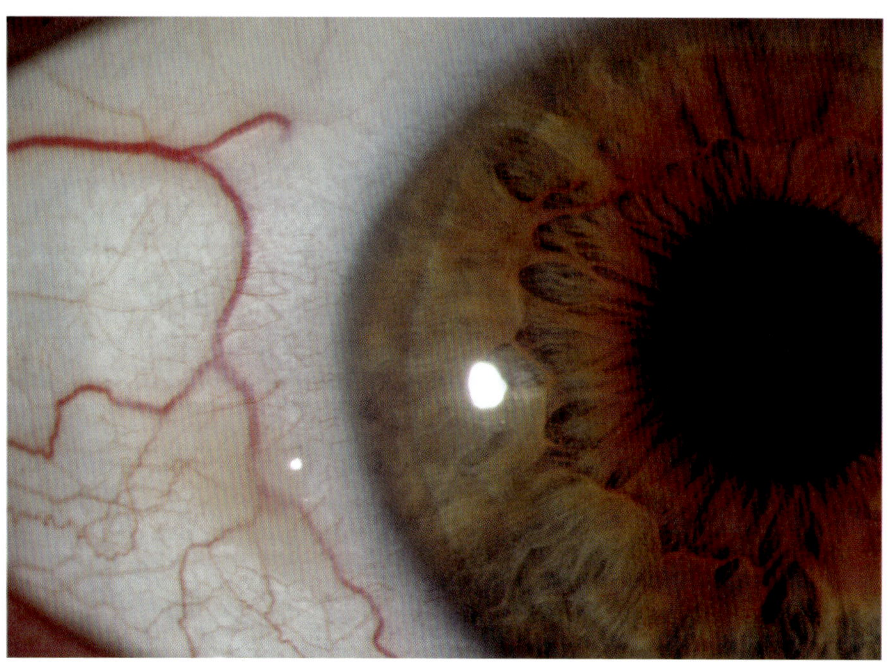

Traumagabel

Aussehen	Leitgefäß mit gabelartiger Aufspaltung Die beiden Äste haben in der Regel das gleiche Kaliber.
Bedeutung	Sektorales Hinweiszeichen auf Trauma, Fokus, Tumor (?)

Abb. 236: Rechtes Auge

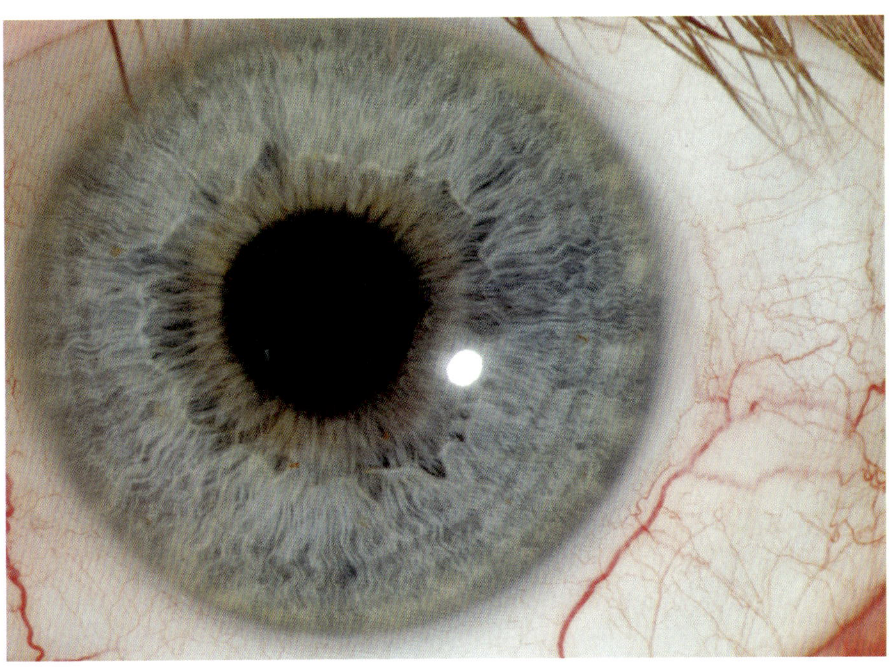

Tangentialgefäß

Aussehen	Entlang dem Limbus (tangential) verlaufendes Gefäß, gestreckt, leicht geschlängelt oder zick-zack-artig, gelegentlich in Reihen gestaffelt
Bedeutung	Sektorübergreifendes Hinweiszeichen

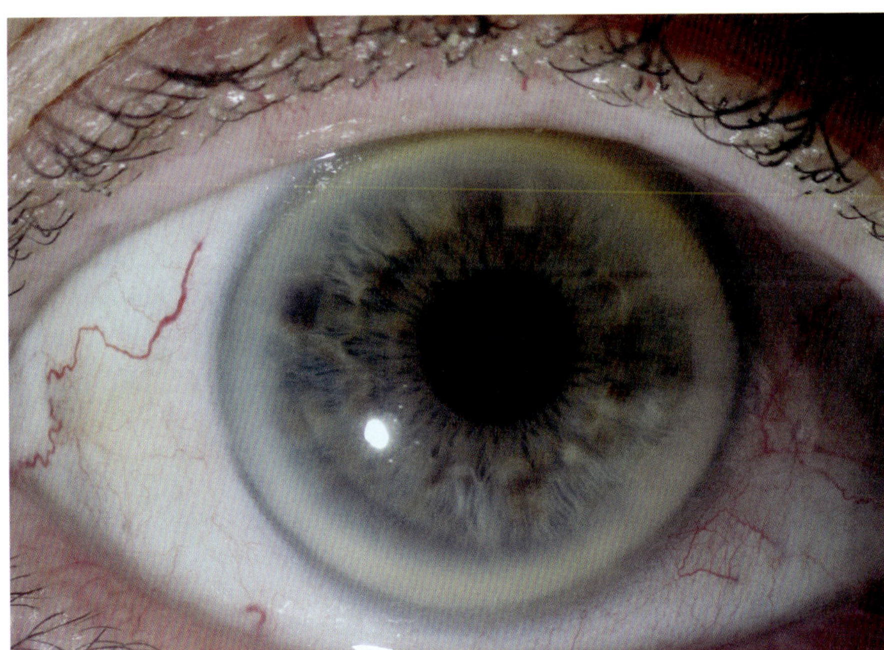

Abb. 237 (oben): Linkes Auge
Abb. 238 (unten: Rechtes Auge

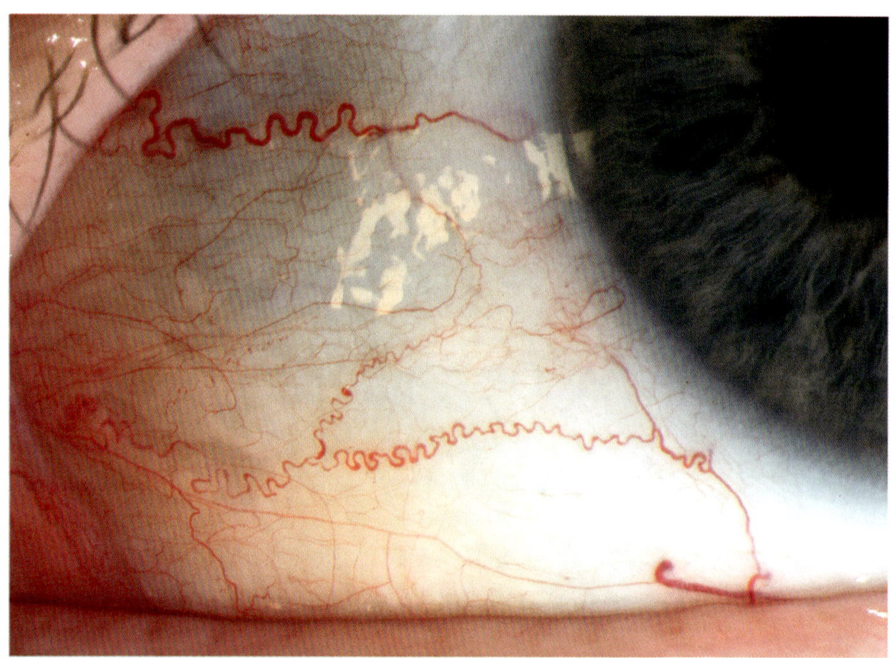

Kaliberschwankungen

Aussehen	Abschnittweise Erweiterung (Aneurysma, Teleangiektasie) oder Einengung der Gefäße („spastisch-atonische Kaliberschwankung" s. S. 186, Tümpelgefäße s. S. 185)
Bedeutung	„Gefäßalterung" Elastizitätsverlust der Gefäßwand führt zur Erweiterung des Gefäßes. Gefäßspasmen führen zu Einschnürungen des Gefäßes. Beide Mechanismen beeinflussen die Fluktuationsdynamik: Bildung von Turbulenzen und/oder Stagnation der Blutströmung.

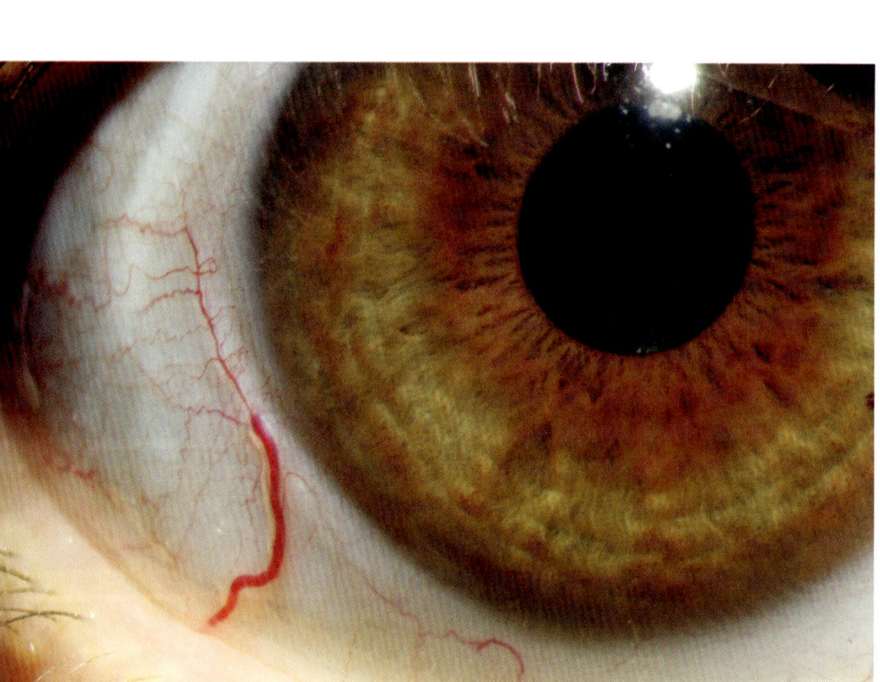

Abb. 239 (oben): Linkes Auge
Abb. 240 (unten): Rechtes Auge

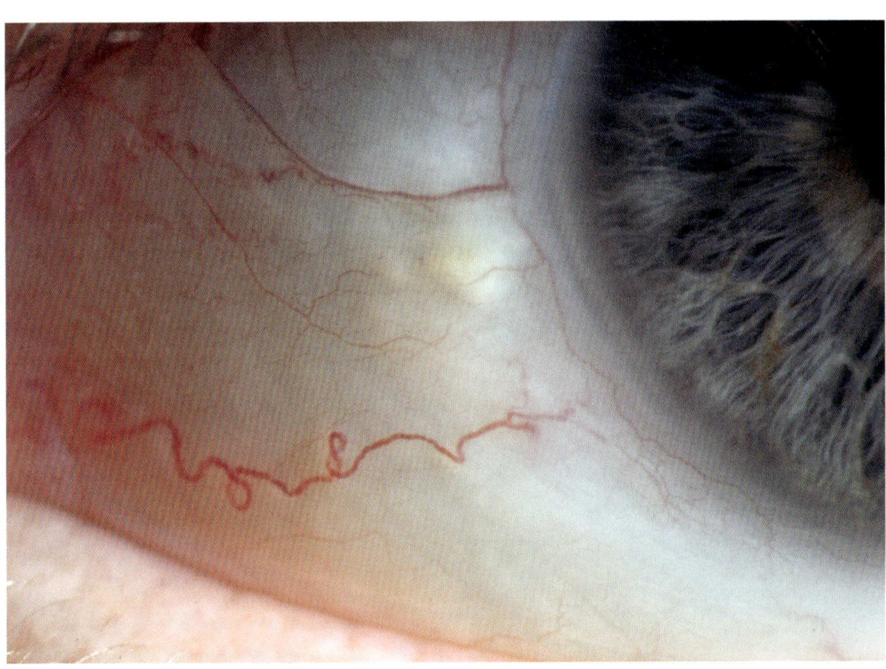

Gefäßschlingen

Aussehen	Bildung einer oder mehrerer Schlingen
Bedeutung	Allgemein Zeichen einer altersbedingten Arteriosklerose Stigmatisierung in Richtung einer Varikosis mit arterieller Engstellung Als Endergebnis offenbart sich meist ein roter Hochdruck mit venösen Stasen in der Peripherie und einer arteriellen Kongestion im Kopfbereich.

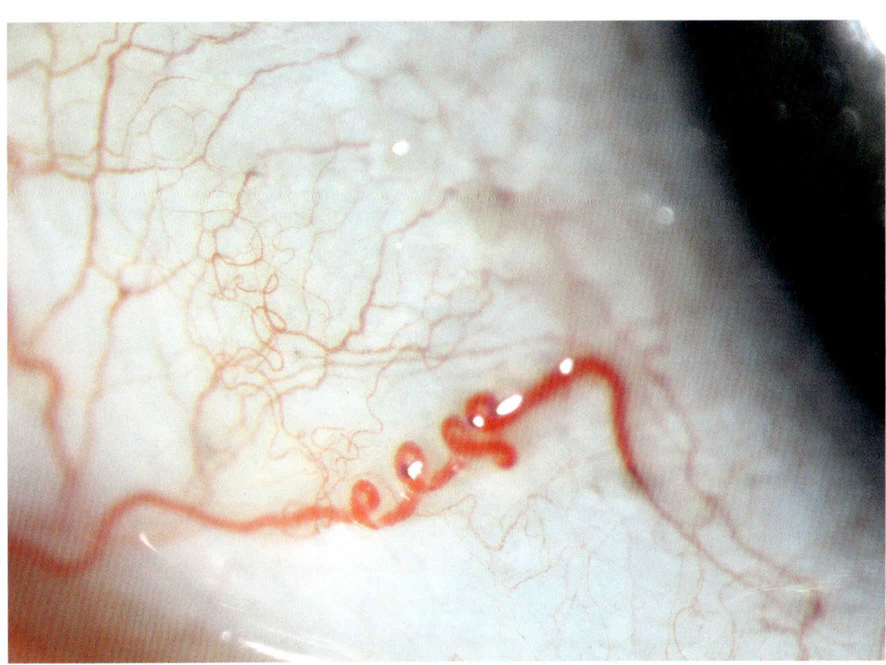

Abb. 241 (oben): Linkes Auge
Abb. 242 (unten): Linkes Auge

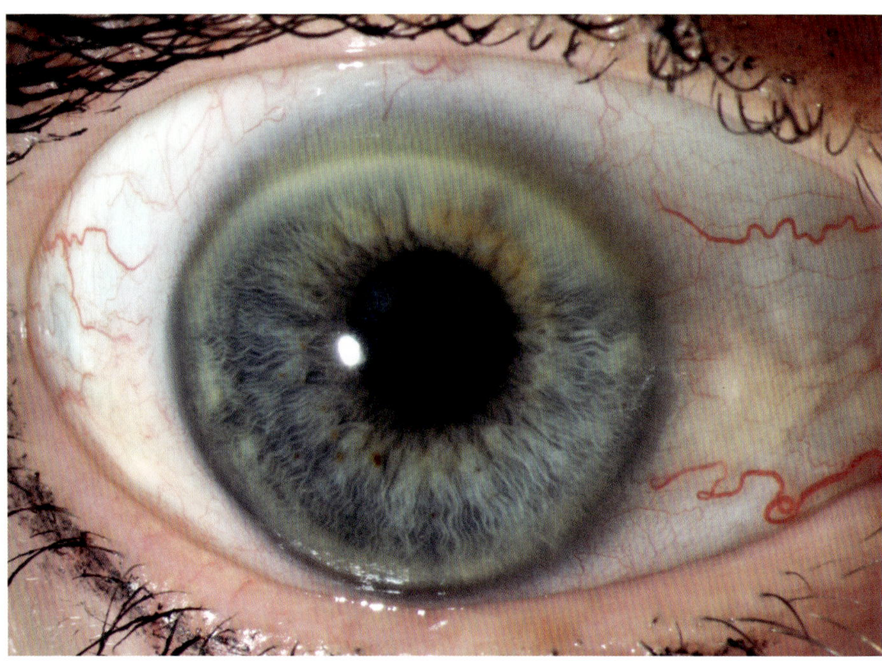

Angelhakengefäß

Aussehen	Feine Gefäßschlingen am Limbus in Form von Angelhaken Meist cerebral
Bedeutung	Durchblutungsstörung, Kopfschmerz, Schwindel, Hypotonie

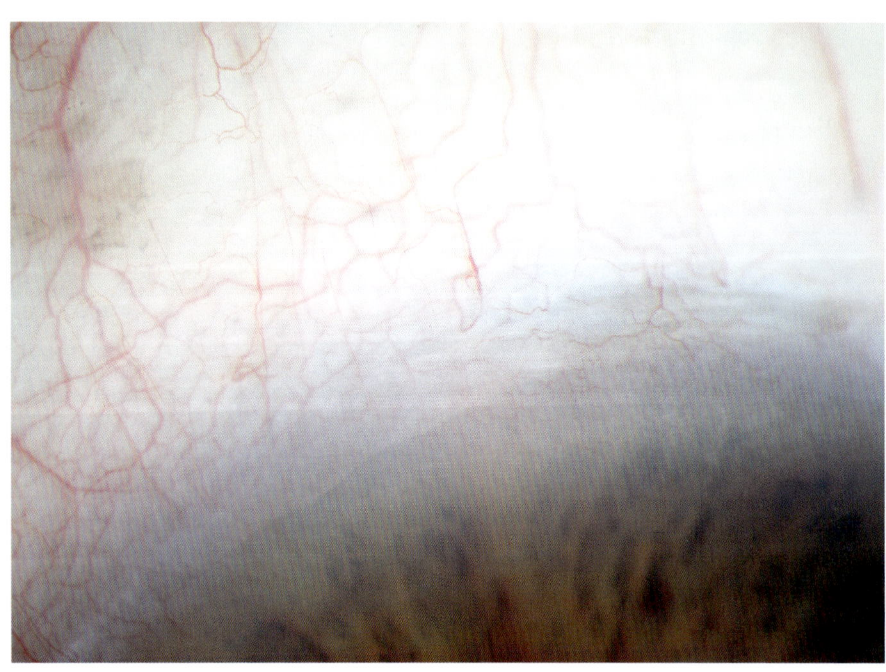

Abb. 243 (oben)
Abb. 244 (unten)

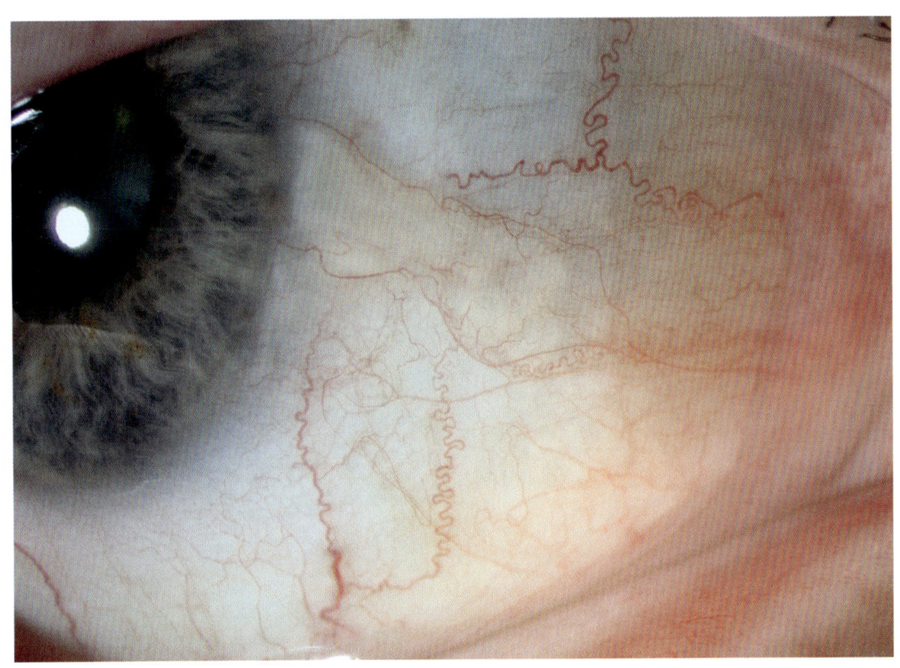

Gefäßkonvolut

Aussehen	Gefäßknäuel in drei Formen 1. Lose Labyrinthform (Irrgarten) 2. Komplette Wollknäuelform (Glomerulum) 3. Koordinierte Heizkörperform (Mäander)
Bedeutung	Grundsätzlich erbgebundene Anlagen zu erhöhter Nierenempfindlichkeit, zu Störungen in der qualitativen und quantitativen Ausscheidung und Reabsorption der Harnstoffe und in manchen Fällen zu intermittierenden Hyper- und Hypoinsulten. Individuelle Wetterfühligkeit (Angerer)

Abb. 245

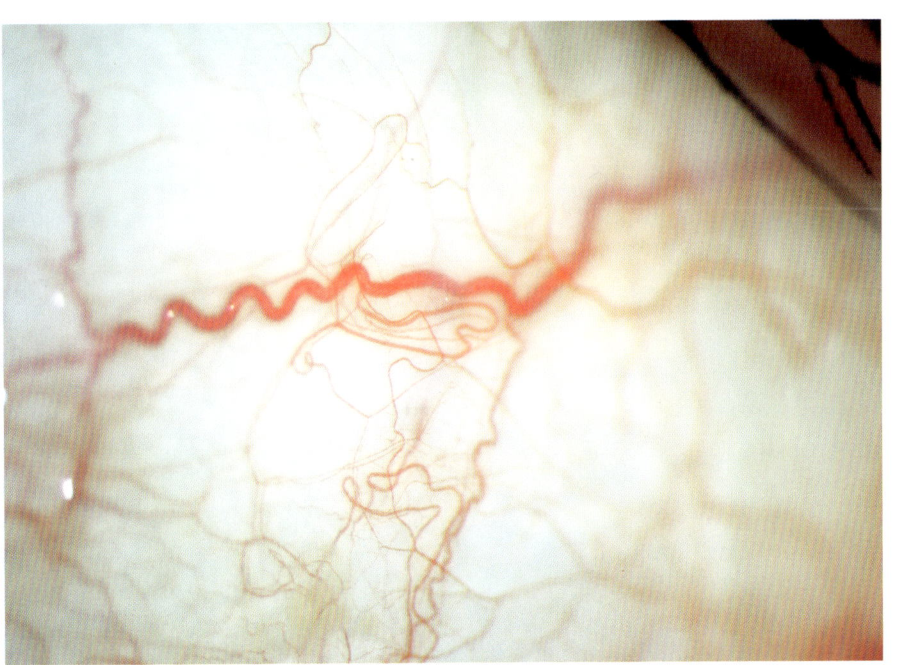

1. Lose Labyrinthform (Irrgarten)

Aussehen	Lockere Knäuelbildung
Bedeutung	Nierenstörung (?)

Abb. 246

2. Komplette Wollknäuelform (Glomerulum)

Aussehen	Gefäßknäuel, das an ein Nierenglomerulum erinnert. Das Gefäßbild kann sich verändern (s. Pfeile), bleibt aber als Grundmuster erhalten.
Bedeutung	Nierenstörung (?)

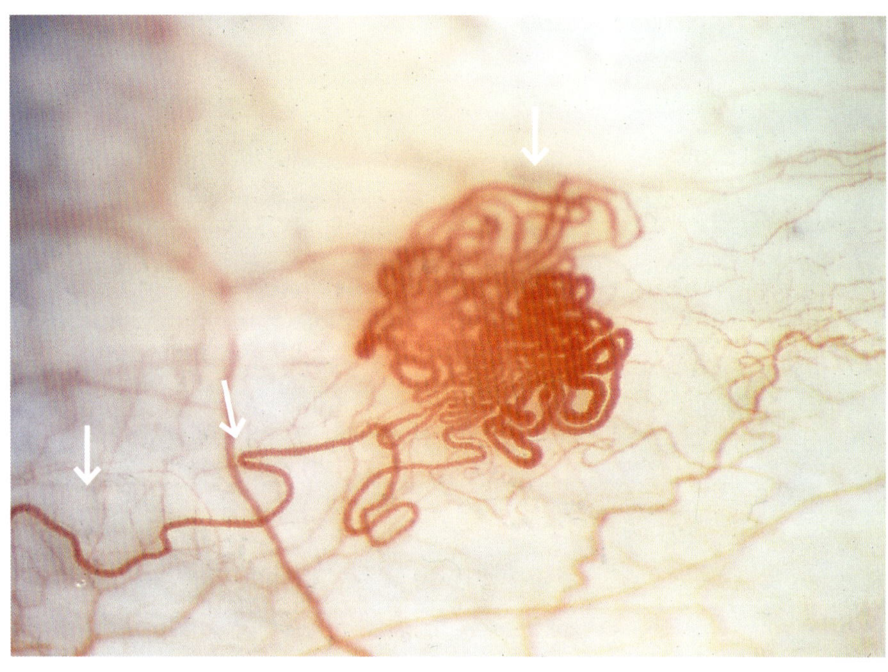

Abb. 247

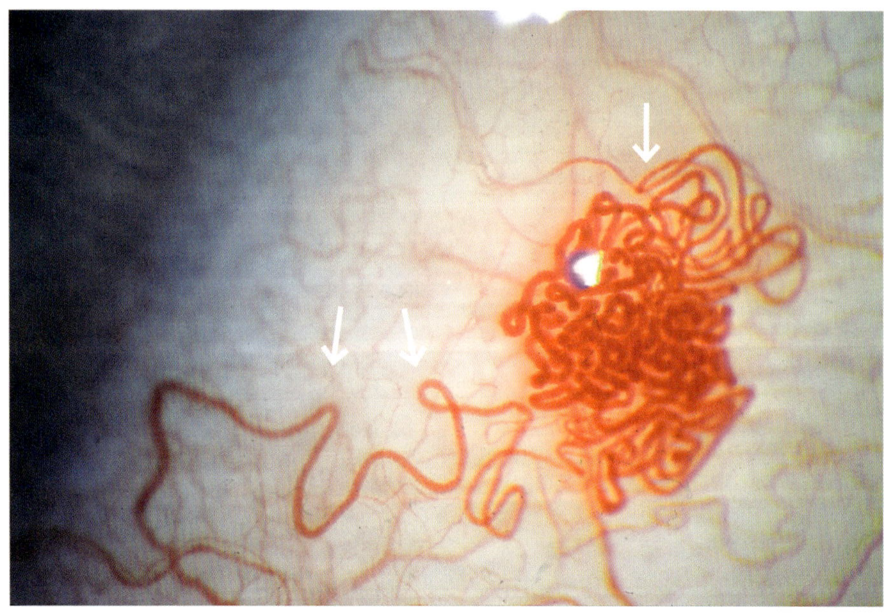

Abb. 247 a

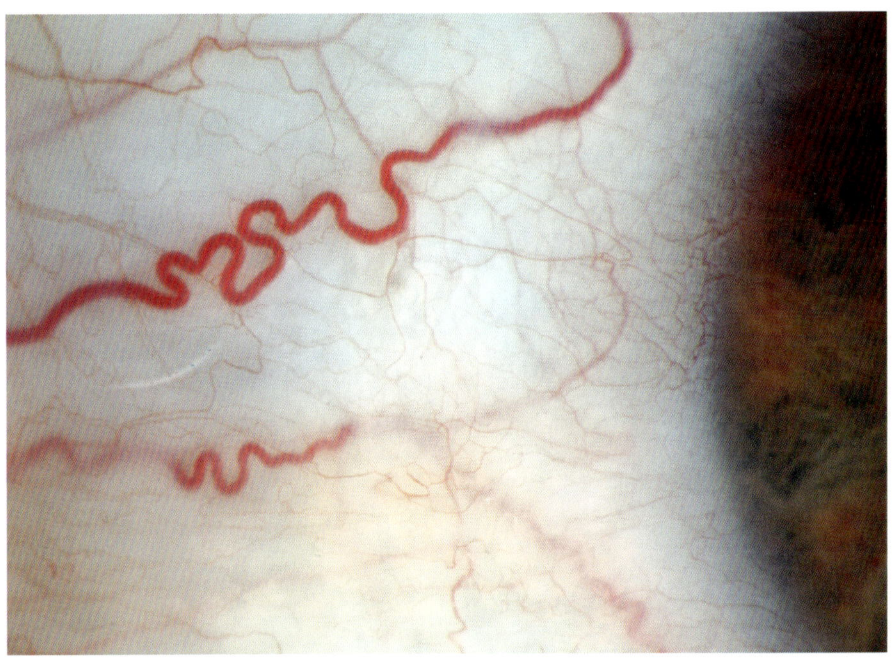

3. Koordinierte Heizkörperform (Mäander)

Aussehen	Stark geschlängelte Vene, wie ein mäandrierender Fluss
Sonderformen	Ein- und beidseitig gerahmt
Bedeutung	Venenschwäche, Varikosis

Abb. 248 (links oben)
Abb. 249 (links unten): Einseitig gerahmter Mäander
Abb. 250 (rechts): Beidseitig gerahmter Mäander in der Bildmitte

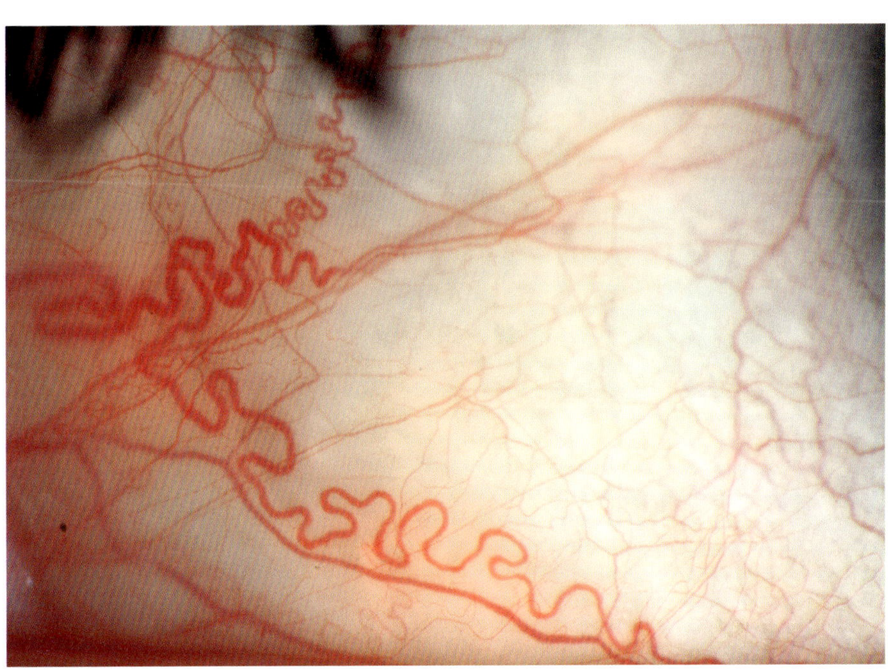

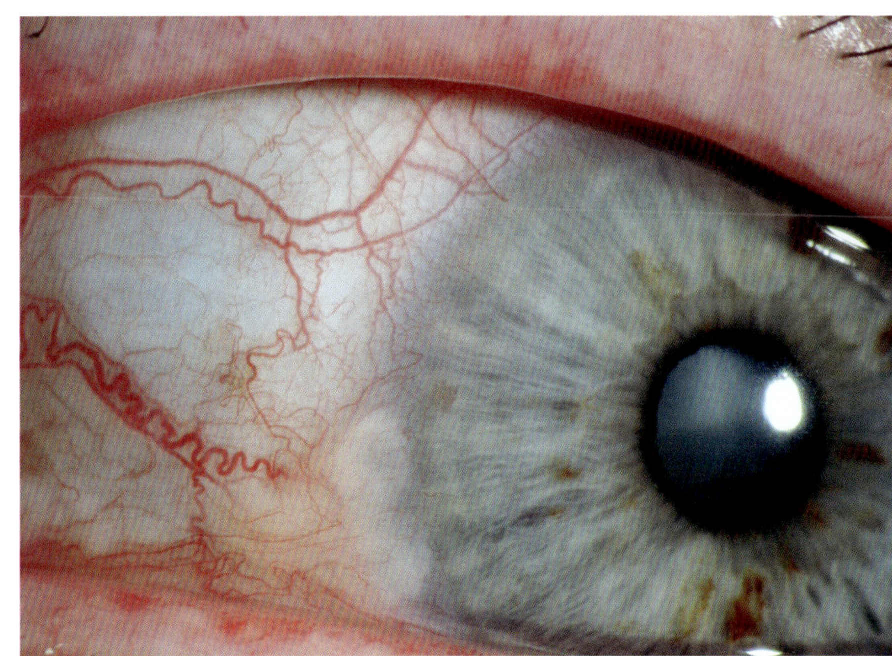

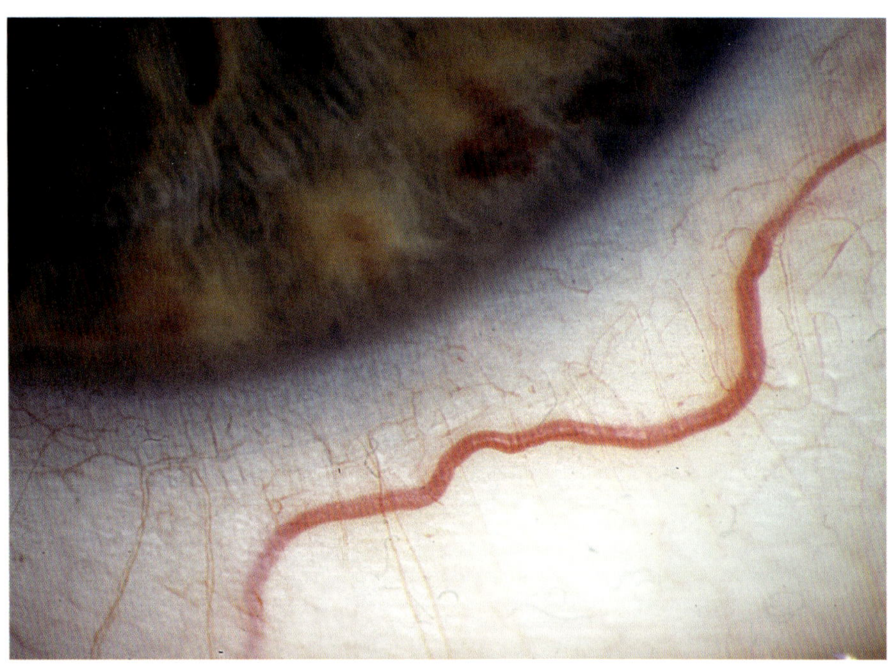

Porzellangefäß

Aussehen	Verdicktes, porzellanartig schimmerndes Gefäß (Intimaödem)
Bedeutung	Gefäßsklerose, Hypertonie

Abb. 251: Linkes Auge

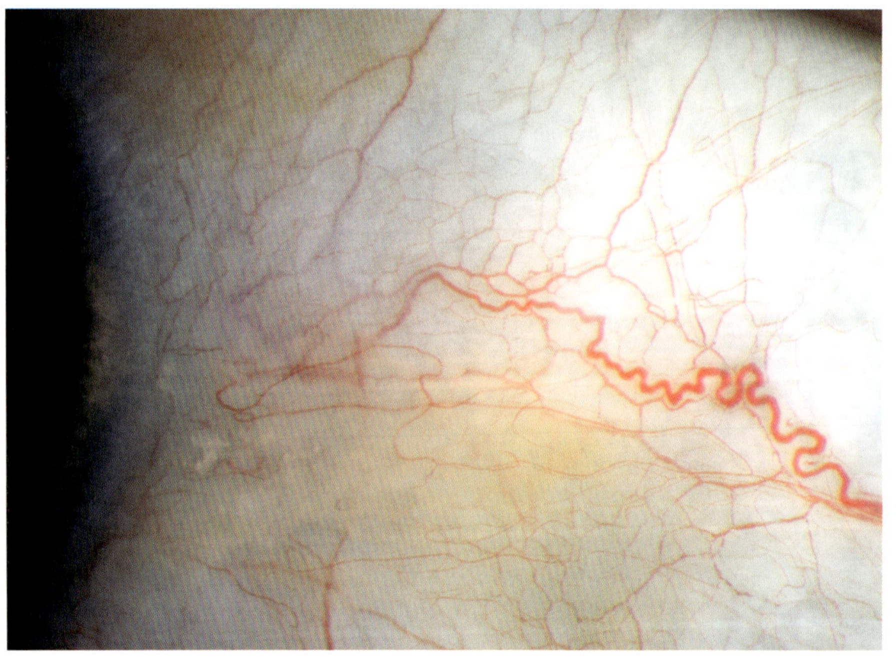

Honigwabe

Aussehen	Charakteristische wabenartige Anordnung der Kapillargefäße
Bedeutung	Diabetesbelastung

Abb. 252: Linkes Auge

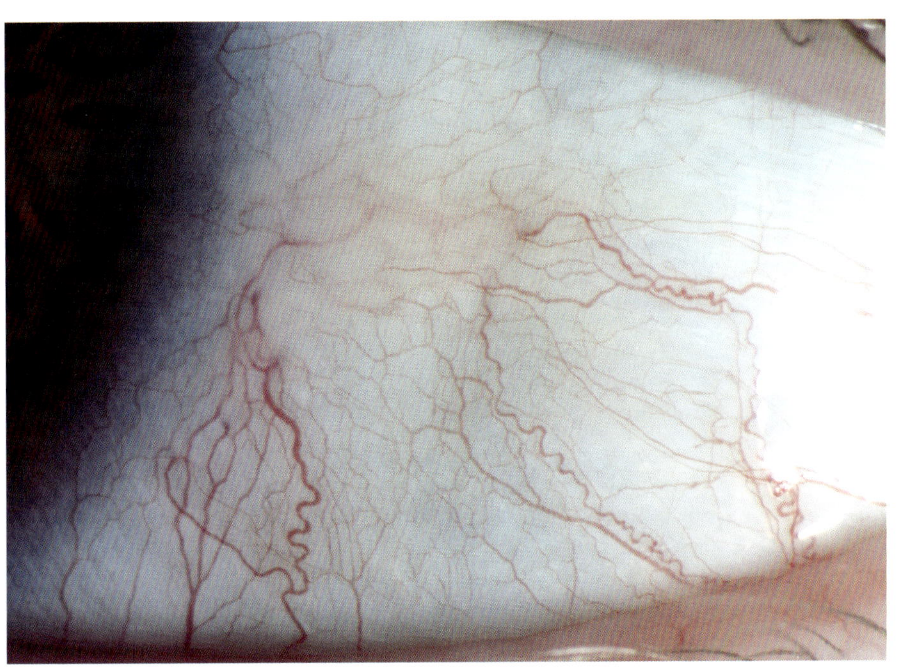

Gefäßsträhne

Aussehen	Strähnenartig parallel oder besenartig verlaufende Gefäße
Bedeutung	Tuberkulotoxikose Hämorrhoidalleiden Allergie

Abb. 253: Gefäßsträhne unten links

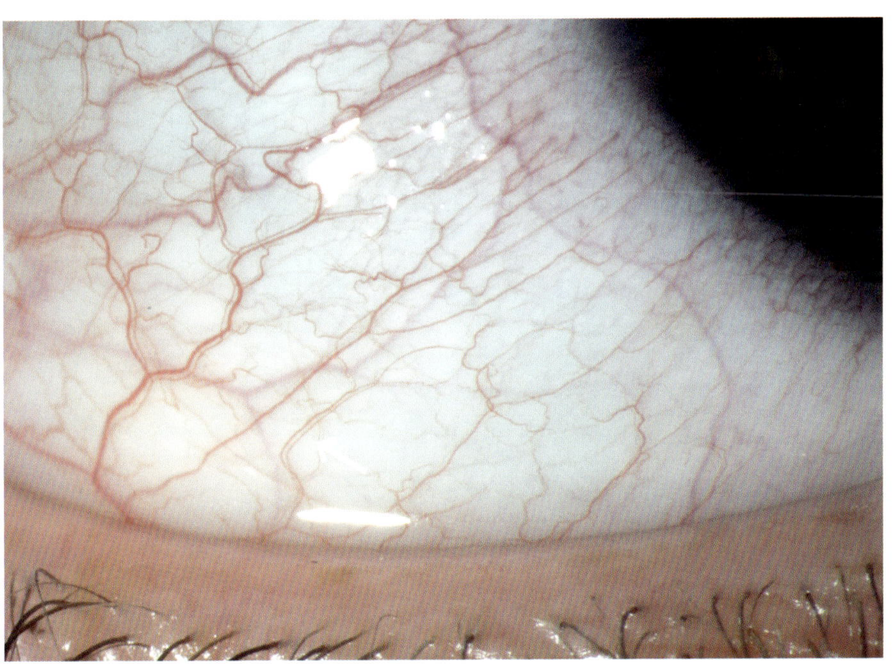

Hämorrhoidalgefäß

Aussehen	Strenger Parallelverlauf von venösem und arteriellem Gefäß Meist straff gespannt und gerade verlaufend
Bedeutung	Hämorrhoidalleiden

Abb. 254

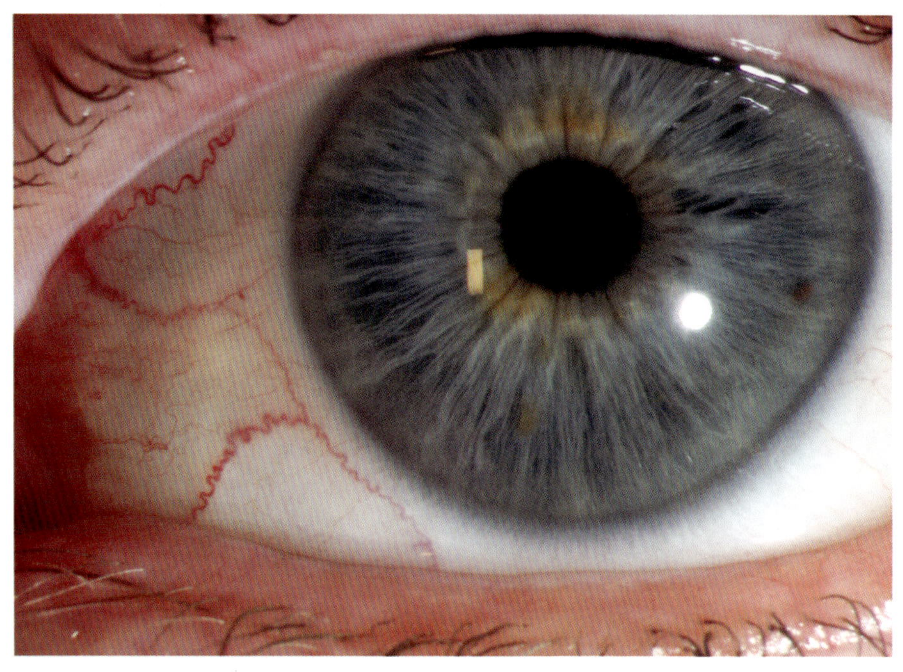

Sägegefäß

Aussehen	Sägezahnartig verlaufendes Tangentialgefäß Lokalisiert im Bereich der unteren Quadranten
Bedeutung	Schmerzhafte Zustände im Bereich der Wirbelsäule (LWS)

Abb. 255

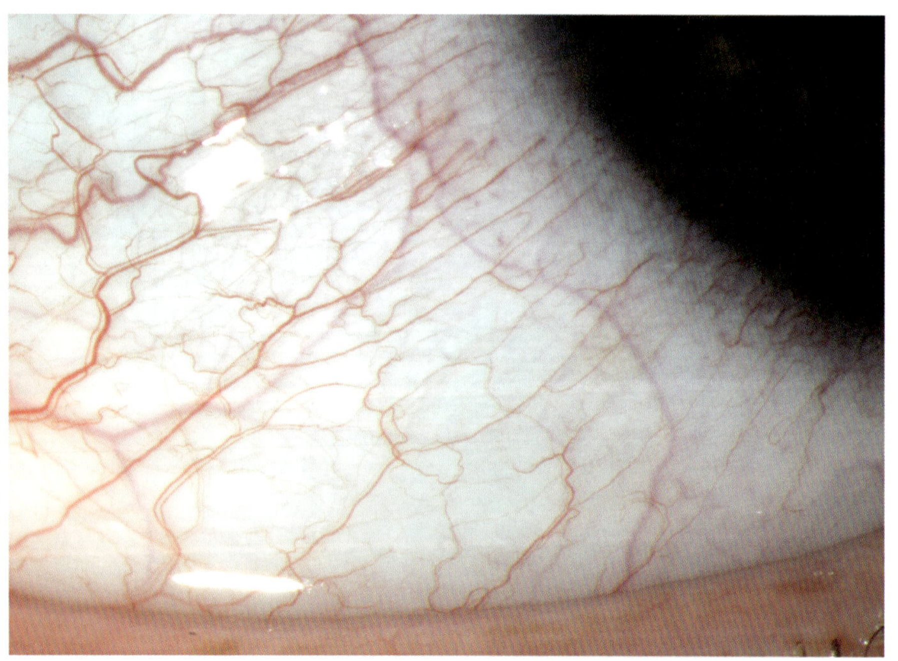

Allergiegefäße

Aussehen	Feine, langgestreckte Gefäße, die gerade auf den Limbus zulaufen
Bedeutung	Kennzeichen der allergischen Diathese (Deck)

Abb. 256

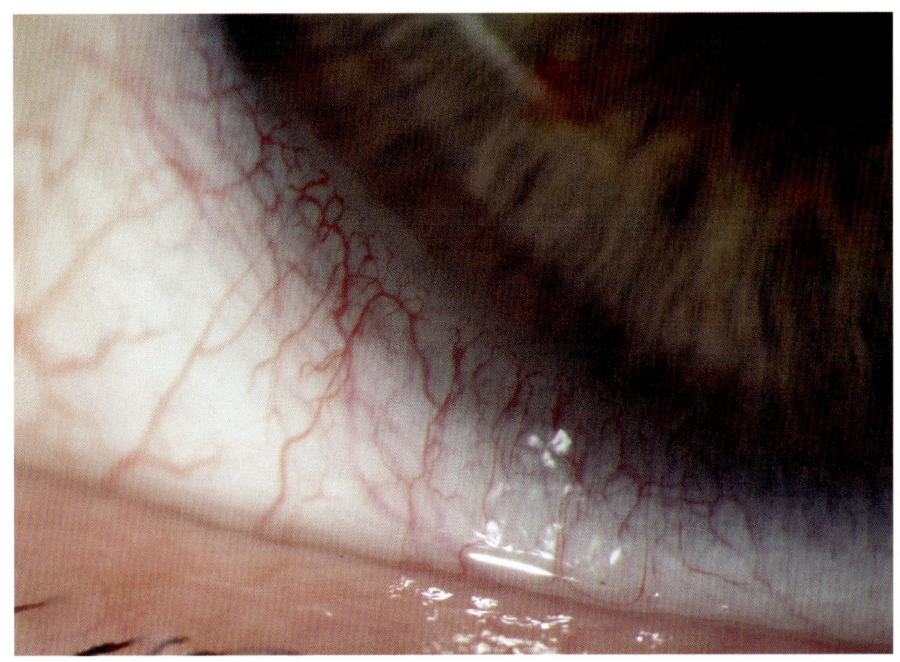

Dornenkrone

Aussehen	Dornenartig zirkuläre Gefäßzeichnung des Randschlingennetzes
Bedeutung	Familiäre Migränebelastung Allergische Diathese

Abb. 257

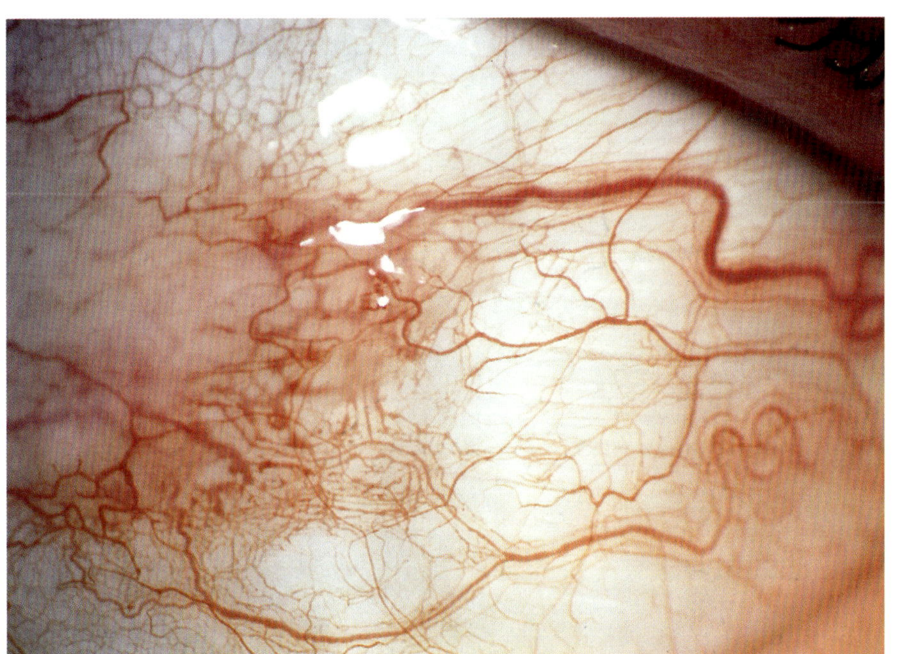

Tümpelgefäße

Aussehen	Ringförmig eingezogene Kapillaren mit abgebremster Strömung im dünnen arteriellen Anteil und starken Ausbeulungen mit Tümpelbildungen im venösen Schenke
Bedeutung	Stagnation des Blutflusses in den Tümpeln: Sludge-Phänomen

Abb. 258

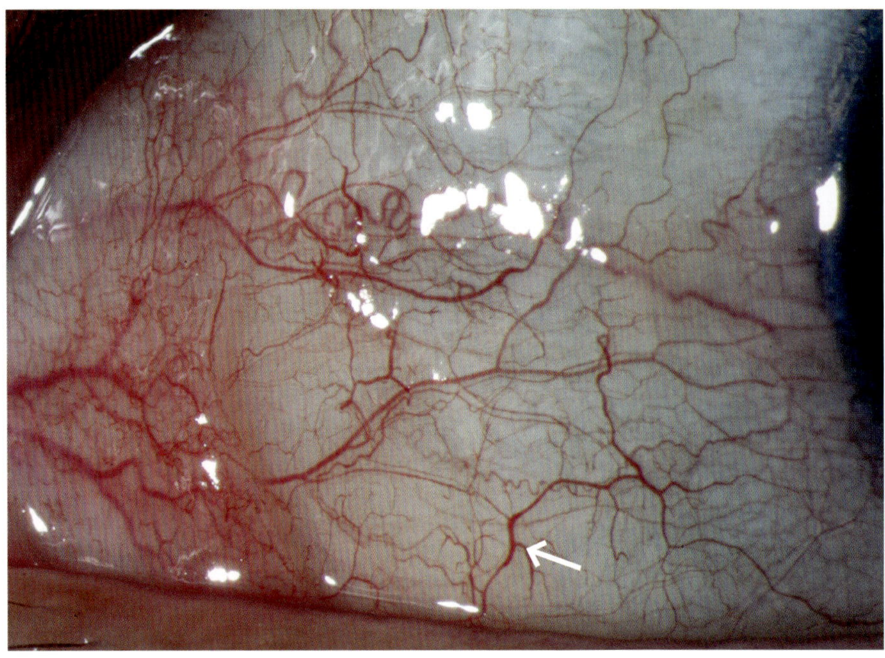

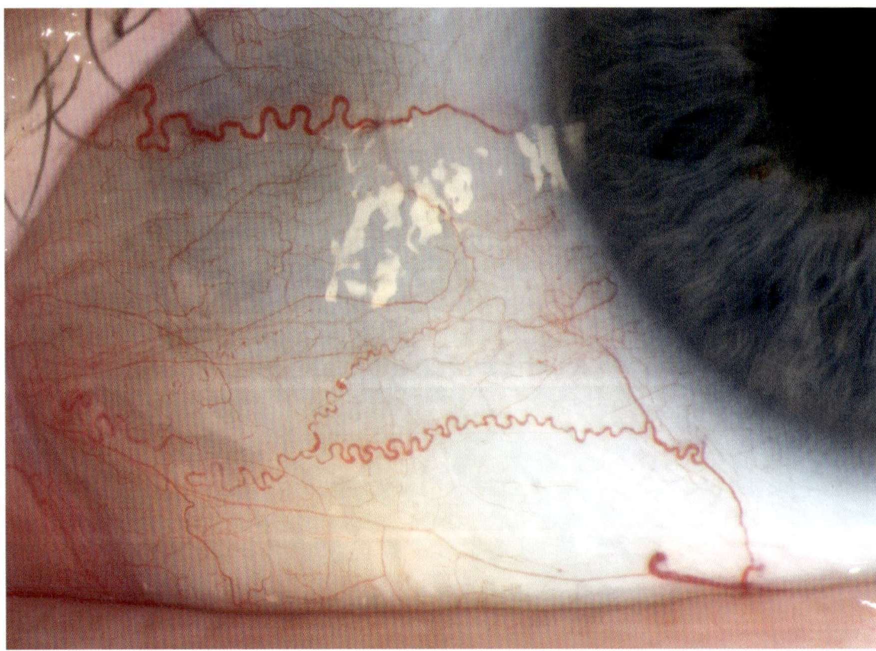

Spastisch-atonische Kaliberschwankung

Aussehen	Kropf- oder schlauchförmige Erweiterungen des Gefäßes („Kropfgefäße"), die das normale Lumen oft um ein Vielfaches überragen (Schnabel)
Bedeutung	Zeichen der nachlassenden Querelastizität
Ursache	„Gefäßerweiternde Agenzien" führen zu Zirkulationsstörungen. Hereditäre Reaktionslage in der Vasomotorik, besonders bei Jugendlichen und sonst pathologisch nicht gezeichneten Menschen Fokale oder toxische Belastung der Gefäße Arteriosklerotische Degeneration mit typischen Veränderungen der Arteriolen und Venolen bei rotem und blassem Hochdruck.
Folgen	Im arteriellen Bereich Aneurysmen (auf luetischer Grundlage?) Im venösen Bereich Stauungen infolge Klappeninsuffizienz der großen Gefäße (Schnabel)

Abb. 259 (oben)
Abb. 260 (unten)

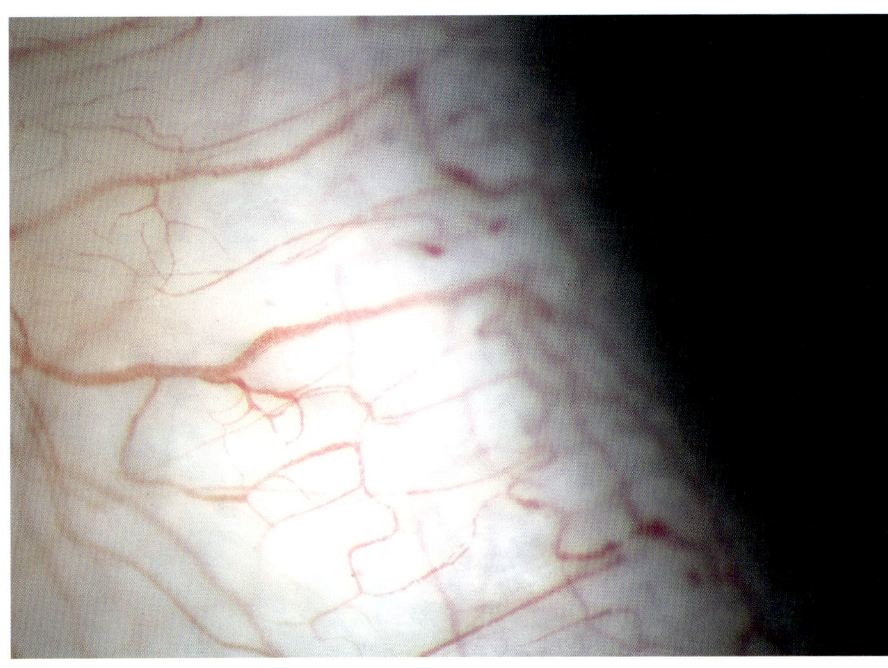

Körnige Strömung

Aussehen	Die kontinuierlich erscheinende Blutsäule zerfällt in Strömungs- und Leerphasen, evtl. auch Pendelbewegung. Einzelne Erythrozyten sind erkennbar.
Bedeutung	Stagnation des Blutflusses in den Tümpeln: Sludge-Phänomen

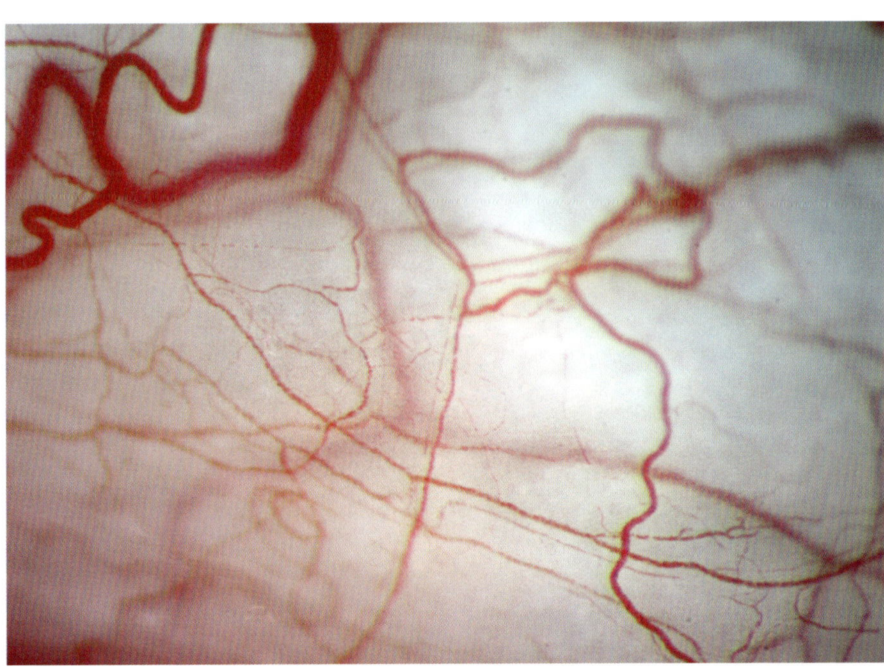

Abb. 261 (oben)
Abb. 262 (unten)

13 Beispiele aus der Praxis

Die Augendiagnose liefert oft eine riesige Fülle an Informationen. Um die Übersicht nicht zu verlieren, empfiehlt sich ein strukturiertes Vorgehen. Dabei verschaffen wir uns zuerst einen allgemeinen Überblick und bestimmen Konstitution, Disposition(en) und Diathese(n).

Dann gehen wir systematisch von innen nach außen und jeweils im Uhrzeigersinn. Wichtig ist alles, was von einer idealen Form oder Struktur abweicht. Grundsätzlich von Iriszeichen abzugrenzen sind dabei Veränderungen der Hornhaut.

1. Überblick

Die Iris wird geprägt durch

- zirkuläre Einteilung
- sichtbare Zonenbildung
- radiäre Einteilung
- sichtbare Sektorzeichnung

2. Individualkonstitution

- Konstitution: Mischkonstitution
- Disposition(en): neurogen?
- Diathese(n):

3. Pupille

■ **Grundregel:** Die normale Pupille ist kreisrund und gleichmäßig schwarz. Alle sichtbaren Auffälligkeiten im Bereich der Pupille (Lumenphänomene) entstehen durch anatomische Besonderheiten der Hornhaut, der Augenvorderkammer, der Iriskrause und des Pupillensaums, der Linse oder des Glaskörpers.

Bewertungskriterien:

- Lumenphänomene
- Pupillenweite und Pupillenspiel
- Pupillenexzentritäten
- Pupillenentrundung

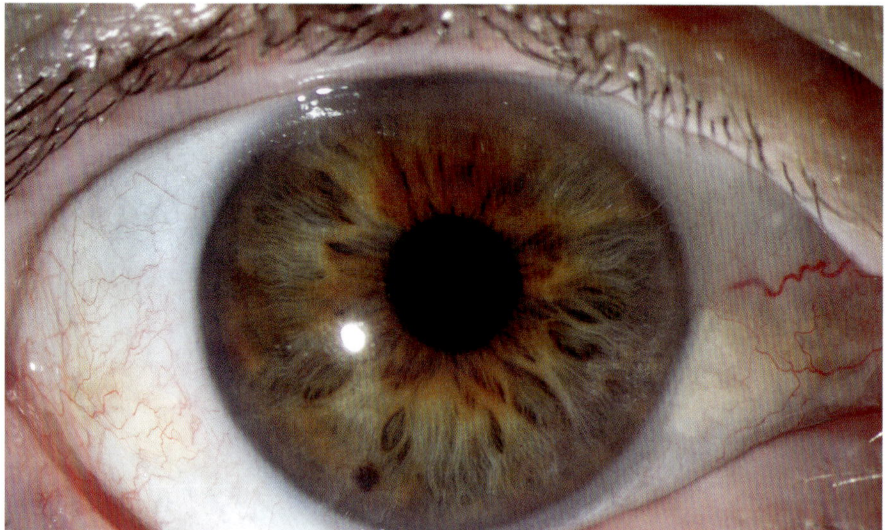

Abb. 263

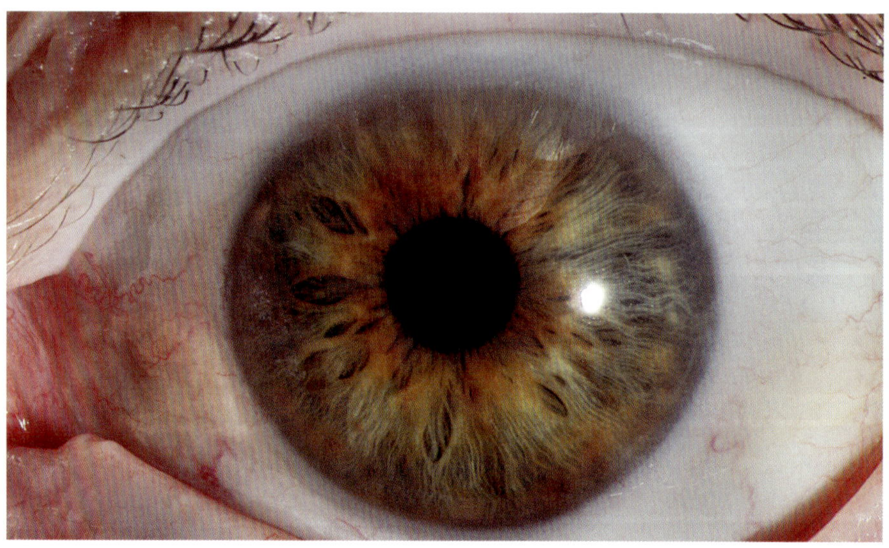

Abb. 264

Hier: ringförmige Ablagerungen (Pseudoexfoliationsyndrom), Pupille leicht nach oben und nasal verschoben, Pupillenabflachung im unteren nasalen Quadranten (LWS-Bereich).

4. Der Pupillensaum

■ **Grundregel:** Der normale Pupillensaum hat einen gleichmäßigen Verlauf. Seine Struktur ist gleichmäßig breit und sieht aus wie gekerbt. Eine leichte Verbreiterung im oberen Bereich gilt noch als physiologisch. Die Farbe ist gleichmäßig braun.

Bewertungskriterien:
- Dicke
- Strukturveränderungen (partielle Verdickungen, Abbau)
- Verlauf (Entrundungen)

Hier: frontal etwas verdickt, teilweise abgebaut

5. Die Krausenzone

■ **Grundregel:** Die Krausenzone wird bestimmt durch Lage und Verlauf der Iriskrause. Normalerweise unterteilt die Iriskrause die Strecke vom Pupillensaum zum Ziliarrand etwa im Verhältnis 1:2.

Die Krausenzone ist im Wesentlichen zirkulär geprägt. Hier steht die regionäre Betrachtung im Vordergrund.

Bewertungskriterien:
- Architektur (Größe)
- Relief (Struktur)
- Kolorit (Färbung, Pigmentierung)

Hier: kleine Krausenzone (Konstitutionelle Sympathikotonie)

6. Die Iriskrause

■ **Grundregel:** Der Verlauf der Iriskrause sollte gleichmäßig rund, leicht schwingend sein.
Die Struktur und Dicke der Iriskrause sollte in etwa der Radiärstruktur der Iris entsprechen.
Die Farbe der Iriskrause sollte der Farbe der Irisfasern entsprechen.

Bewertungskriterien:
- Verlauf
- Struktur
- Färbung

Hier: enger Krausenverlauf, nochmals enger frontal, Einziehung im Nierensektor

7. Die Ziliarzone

■ **Grundregel:** Die Ziliarzone ist zirkulär und radiär geprägt. Zonen und Regionen reflektieren das naturheilkundliche humoralpathologische Modell des Stoffwechsels. Die einzelnen Sektoren repräsentieren die Reflexstellen der Organfunktionen (Organtopografie).

Bewertungskriterien:
- Strukturzeichen
- Reflektorische Zeichen
- Depositionszeichen
- Pigmente

Hier: Die multiplen Strukturzeichen sind nicht einzeln zu bewerten. Herz-Lungen-Sektor beidseits auffällig hell, links zusätzlich Tophi. Das Solitärpigment rechts ist topografisch zu werten.

8. Das Augenweiß

■ **Grundregel:** Das ideale Augenweiß (Sklera, Episklera, Konjunktiva) ist milchig weiß, ohne Einlagerungen.

Bewertungskriterien:
- Limbusveränderungen (Staketen, Spondylarthrosering)
- Pinguekula
- Karunkel
- Gefäßbild

Hier: Pinguekula beidseits, Karunkel belastet (sichtbar nur links), Gefäßfülle

14 Iristopografie

Organlokalisation empirisch und nach klinischer Prüfung

Von Günter Jaroszyk und Wolfgang Nies
neu überarbeitet von Wolfgang Nies und Hans Bonn

Sympathische Ganglien

- oberes, mittleres, sternförmiges Ganglion
- Ganglion coeliacum und oberes Bauchganglion
- unteres Bauchganglion

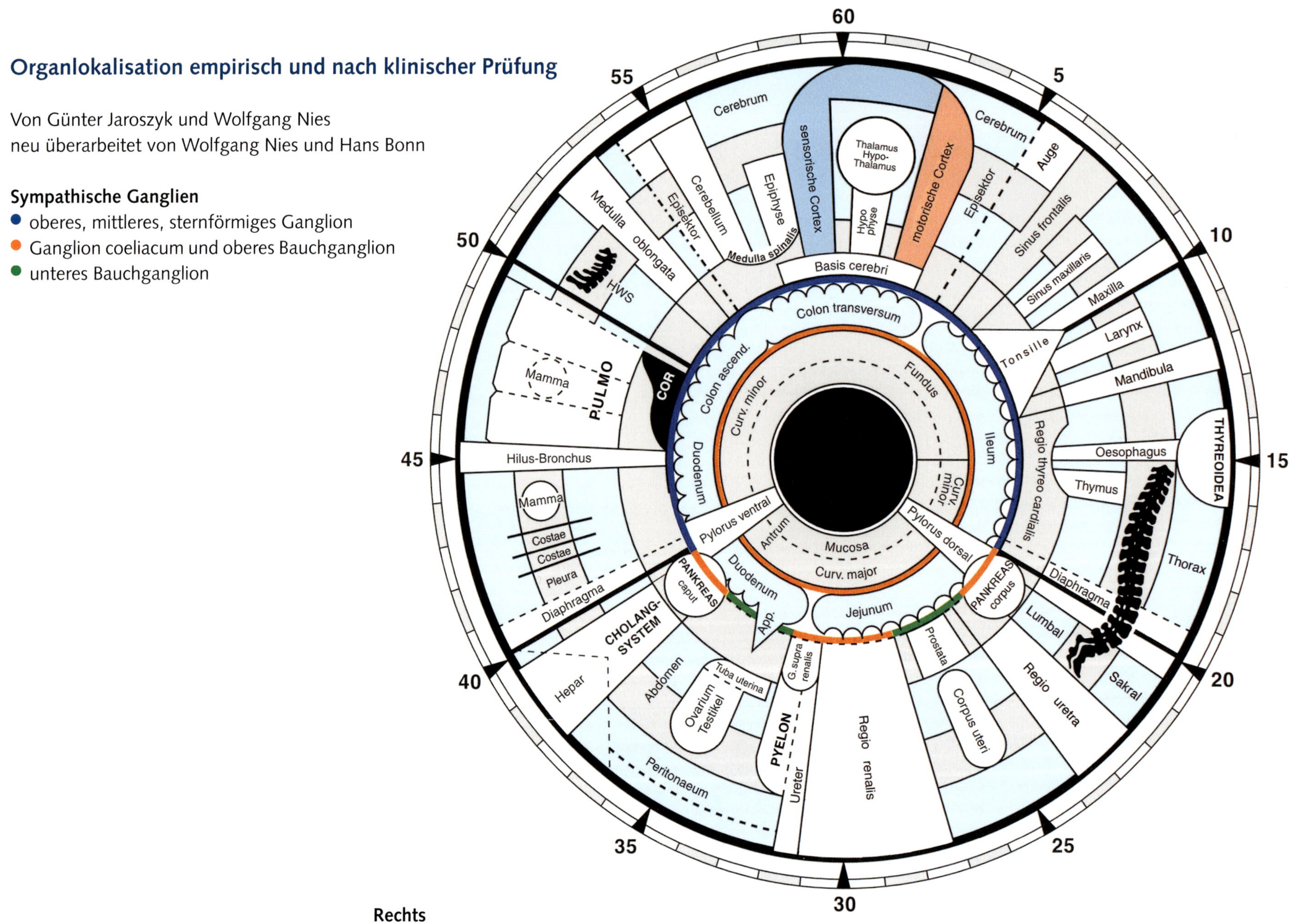

Rechts

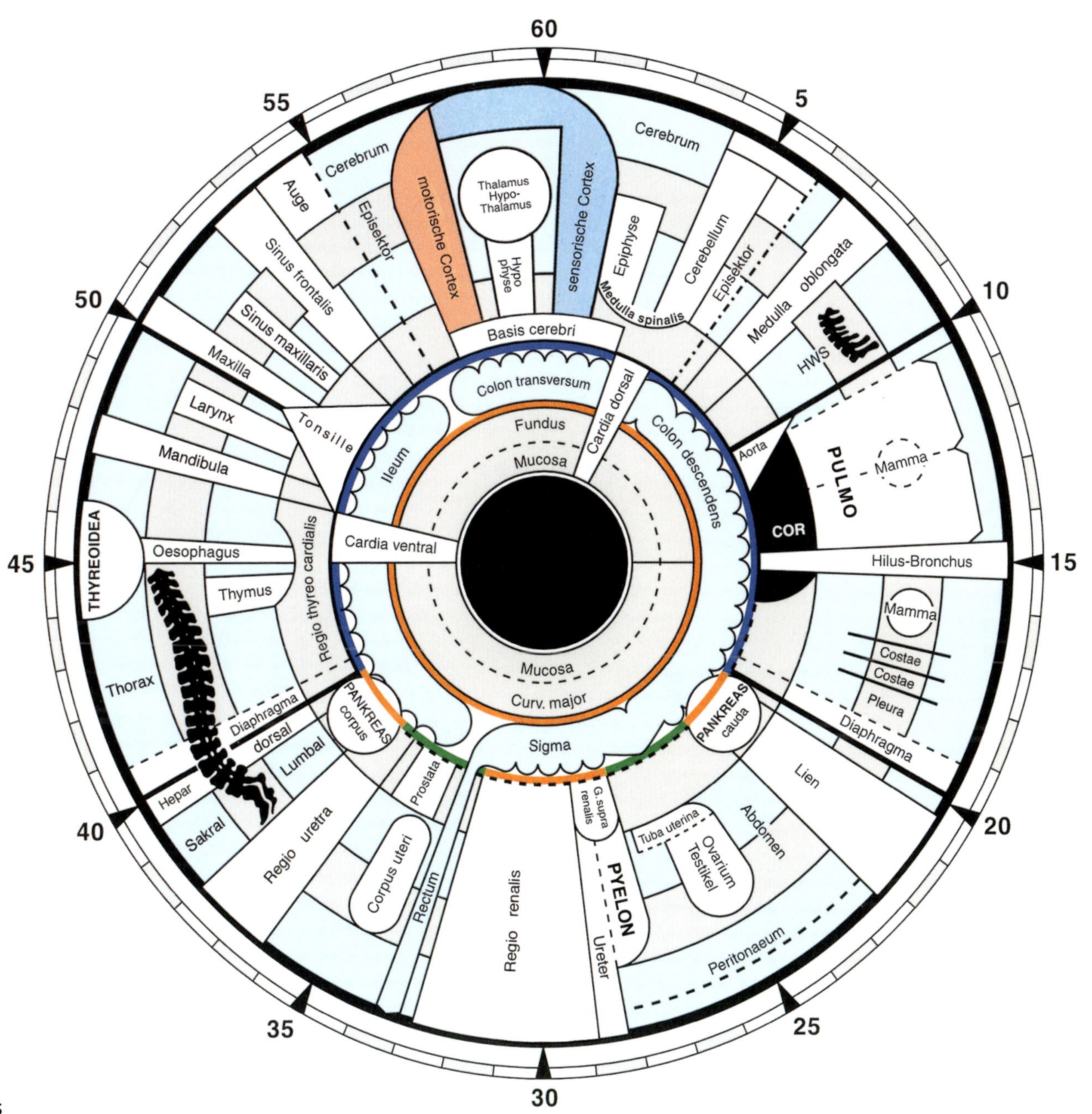
60
5
10
15
20
25
30
35
40
45
50
55
Cerebrum
Auge
Episektor
motorische Cortex
Thalamus Hypo-Thalamus
Hypophyse
sensorische Cortex
Epiphyse
Cerebellum
Medulla spinalis
Medulla oblongata
HWS
Basis cerebri
Sinus frontalis
Sinus maxillaris
Maxilla
Larynx
Tonsille
Mandibula
THYREOIDEA
Oesophagus
Thymus
Regio thyreo cardialis
Cardia ventral
Colon transversum
Fundus
Mucosa
Cardia dorsal
Colon descendens
Ileum
Aorta
PULMO
Mamma
COR
Hilus-Bronchus
Costae
Pleura
Diaphragma
Lien
PANKREAS cauda
PANKREAS corpus
Curv. major
Sigma
Thorax
Diaphragma dorsal
Lumbal
Hepar
Sakral
Prostata
Regio uretra
Corpus uteri
Rectum
Regio renalis
G. supra renalis
PYELON
Ureter
Tuba uterina
Ovarium Testikel
Abdomen
Peritonaeum

Links

15 Anhang

- Angerer J (1981). Ophthalmotrope Phänomenologie. Verlag Tibor Marczell München
- Angerer J (1984). Handbuch der Augendiagnostik. 1984 (5. Aufl.) Verlag Tibor Marczell München
- Angerer J, Bach H-D (1986). Die ophthalmotrope Umwelt. Verlag Tibor Marczell München
- Angerer J (2007a). Bedeutung der Augendiagnostik für die allgemeine Medizin. In: Heilung als Er-leben. Herausgeber: Josef Angerer Institut
- Angerer J (2007b). Visus und Therapie. In: Heilung als Erleben. Herausgeber: Josef Angerer Institut
- Biechele H (2007). Die Anatomie der Iris und ihre Bedeutung für die Befunderhebung aus dem Auge. In: Naturheilpraxis. Fachzeitschrift für Naturheilkunde, Erfahrungsheilkunde und biologische Heilverfahren 2007 ; 6
- Biechele H (2011). Augendiagnose als Konstitutionsdiagnose. Naturheilpraxis. Fachzeitschrift für Naturheilkunde, Erfahrungsheilkunde und biologische Heilverfahren 2011; 12: 1383–1386
- Biechele H (2012a). Die Fasern der Iris in ihrer Vielfalt und Form. In: Naturheilpraxis. Fachzeitschrift für Naturheilkunde, Erfahrungsheilkunde und biologische Heilverfahren 2012; 5: 497–503
- Biechele H (2012b). Augendiagnose. Der Blick in das Mesenchym als Matrixdiagnose. Naturheilpraxis. Fachzeitschrift für Naturheilkunde, Erfahrungsheilkunde und biologische Heilverfahren 2012; 10: 1057–1062
- Bourdiol RJ (1978). Lehrbuch der Irisdiagnostik. Verlag Maisonneuve, Sainte-Ruffine
- Broy J (2003). Repertorium der Irisdiagnose. 2003 (3. Aufl.) Klaus Foitzick Verlag München
- Broy J (1992). Die Konstitution. Humorale Diagnostik und Therapie. 1992 (2. Aufl.) Klaus Foitzick Verlag München
- Deck J (1965). Grundlagen der Irisdiagnostik. Lehrbuch mit Bildatlas und Therapiehinweisen. Selbstverlag Ettlingen
- Deck J (1980). Differenzierung der Iriszeichen. Lehrbuch II mit Bildatlas und Therapiehinweisen. Selbstverlag Ettlingen
- Fritsche H (1984). Der Erstgeborene. Ein Bild des Menschen.1984 (6. Aufl.) Ulrich Burgdorf Verlag für homöopathische Literatur Göttingen
- Funk R (2003). Sehorgan, Auge, Oculus et structurae perinentes. In: Waldeyer A. Anatomie des Menschen. Fanghänel F, Anderhuber R, Nitsch, R (Hrsg.), 2003 (17. Aufl.) Walter de Gruyter, Berlin, New York
- Hauser W, Jahn C (2005). Iridologie 3. Die Milz in der Iridologie. Felke Institut Gerlingen
- Hauser W, Karl J, Stolz R (1998). Iridologie 1. Informationen aus Struktur und Farbe. Felke Institut Heimsheim
- Hauser W, Karl J, Stolz R (2006). Iridologie 2. Methodik, Phänomene, Erkrankungen. Felke Institut Gerlingen
- Heine H (2006). Lehrbuch der biologischen Medizin. Grundregulation und Extrazelluläre Matrix. 2006 (3. Aufl.) Stuttgart
- Hemm W (1998). Augendiagnose für die Praxis. Erkennen – umsetzen – behandeln. Gesundheits-Dialog Verlag Oberhaching
- Herget, HF (1996). Lehrbuch der Konstitutionsmedizin. Grundlagen, Theorie und Praxis. Wissenschaftliche Abteilung der Pascoe Pharmazeutische Präparate GmbH Gießen
- Herget HF, Schimmel H (1982). Grundsätzliches zu Zeichen und Pigmenten in der Iris und deren physiologische Zusammenhänge. Rezept aus dem Auge. 1982 (5. Aufl.) Wissenschaftliche Abteilung der Pascoe Pharmazeutische Präparate GmbH Gießen
- Hogan MJ, Alvarado JA, Weddel J (1971). Histology of the Human Eye. W.B. Saunders Company Philadelphia, London, Toronto
- Jarsozyk G (1985). Ophthalmotrope Phänomenologie, Anamnese-Screening-Methode (ASM). Medizin Verlag Solms
- Kabisch EH (1981). Die Irispigmente. Versuch der Erforschung ursächlicher Gegebenheiten. Herausgegeben vom Uslarer Kreis
- Kanski JJ (1996). Lehrbuch der klinischen Ophthalmologie. Stuttgart, New York 1996
- Karl J (2006). Ein Irispigment und der „Faktor Zeit“. In: Naturheilpraxis. Fachzeitschrift für Naturheilkunde, Erfahrungsheilkunde und biologische Heilverfahren. 2006: 6
- Koniszewski G, Mayer U (1977). Verschiedene Zelltypen aus Kulturen normalen Irisgewebes im Elektronenmikroskop. In: Graefes Archiv für klinische und experimentelle Ophthalmologie, Springer-Verlag 1977; 203: 89–100
- Kriege T (1976). Grundbegriffe der Irisdiagnostik. Selbstverlag Osnabrück
- Krieglstein GK, Jonescu-Cuypers C, Severin M (1999). Atlas der Augenheilkunde. Springer Verlag
- Lang W (1954). Die anatomischen und physiologischen Grundlagen der Augendiagnostik. Haug Verlag Ulm 1954
- Lindemann G (1997). Augendiagnostik-Lehrbuch. Befunderhebung aus dem Auge. 1997 (4. Aufl.) Richard Pflaum Verlag München
- Liotet S, Clergue G (1985). Rasterelektronenmikroskopie des Auges. Enke Verlag Stuttgart
- Naumann GOH (1998). Pathologie des Auges. Springer Verlag
- Pischinger, A (1975). Das System der Grundregulation. Karl f. Haug Verlag Heidelberg
- Rehwinkel J, Wenske S . (1988). Augendiagnose. Iris-Konstitution – Iris-Strukturen – Iris-Pigmente. Erhältlich beim Uslarer Kreis
- Rimpler M, Bräuer H (2004). Matrixtherapie. Ulmer Tuningen
- Schlegel E (1924). Die Augendiagnose des Dr. Ignaz von Peczely. Verlag Krüger & Co. Leipzig
- Schnabel R (1959). Iridoskopie. Arkana Verlag Ulm
- Tischendorf FW (Hrsg.) (2004). Auge und Innere Medizin. Okuläre Veränderungen bei systemischen Erkrankungen. Schattauer Verlag Stuttgart
- van den Toorn P (1994). Eine Entdeckungsreise durch die Augendiagnose. In: Naturheilpraxis. Fachzeitschrift für Naturheilkunde, Erfahrungsheilkunde und biologische Heilverfahren. 1994; 8, S. 1094–1097
- van den Toorn P (1999a). Methoden und Grenzen der Augendiagnostik. Gedanken zu den Irispigmenten I: Drei Autointoxikationspigmente: In: Naturheilpraxis. Fachzeitschrift für Naturheilkunde, Erfahrungsheilkunde und biologische Heilverfahren. 1999; 4
- van den Toorn P (1999b). Methodik und Grenzen der Augendiagnostik Gedanken zu den Irispigmenten II: Lipochrome und Melanine. In: Naturheilpraxis. Fachzeitschrift für Naturheilkunde, Erfahrungsheilkunde und biologische Heilverfahren. 1999; 8, S. 1267-1271
- van den Toorn P (2000). Iris und Bindegewebe. In: Naturheilpraxis. Fachzeitschrift für Naturheilkunde, Erfahrungsheilkunde und biologische Heilverfahren 2000; 3, S. 382-386
- Vogt W (2002). Das Auge als Spiegel der Gesundheit. Richard Pflaum Verlag München
- Ziegelmayer G (1952). Irisbild und Gesamtkonstitution. Dissertation. Naturwissenschaftliche Fakultät an der Ludwig-Maximilians-Universität, München

16 Register

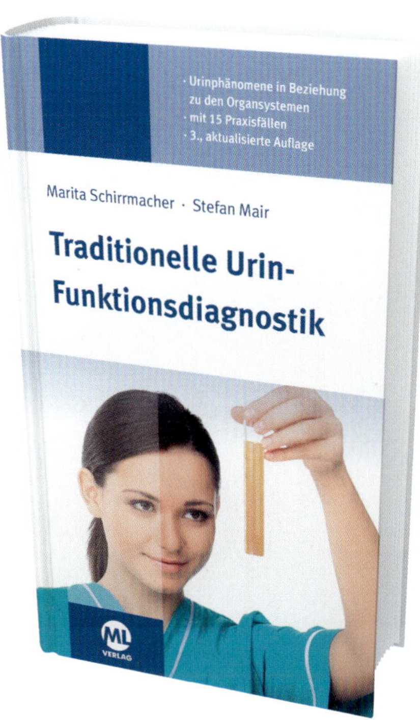

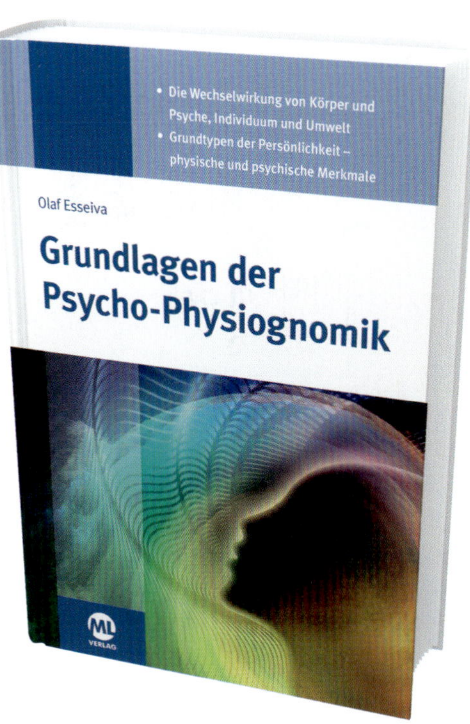

Methoden und Möglichkeiten der Urin-Funktionsdiagnostik

Urinphänomene sind ein Spiegelbild von Funktion oder Dysfunktion der zentralen Organsysteme. Dies macht sich die Urin-Funktionsdiagnostik zu Nutze und ermöglicht durch die Analyse von Farbphänomenen, Ausfällungen und -flockungen die Diagnose auch von solchen Störungen, die sich nicht durch klar fassbare Befunde äußern.

In 15 realen Fällen aus der Naturheilpraxis vermitteln die Autoren den Nutzen der Methode und zeigen die Therapiemöglichkeiten auf. Praktische Hinweise zum Umgang mit Urin und Reagenzien erlauben die Umsetzung der Urin-Funktionsdiagnostik in der eigenen Naturheilpraxis.

Marita Schirrmacher · Stefan Mair
Traditionelle Urin-Funktionsdiagnostik
3. Auflage 2017, 120 Seiten, ISBN 978-3-946746-19-5
29,95 Euro

Menschen besser erfassen, erkennen und ganzheitlich verstehen

Es gibt sie doch: Die Leib-Seele-Einheit! Mehr noch: Körper, Psyche und Umwelt stehen in fortwährender Wechselwirkung. Das Kausalitätsmodell von Ursache und Wirkung hat längst ausgedient. Der Wunsch nach einer ganzheitlichen Betrachtung und Behandlung, in der der Mensch als Einheit von Körper, Geist und Seele begriffen wird, nimmt in unserer Gesellschaft ständig zu. Insbesondere im Gesundheits-, Psychologie- und Sozialbereich kann die Psycho-Physiognomik als ergänzendes Instrument eingesetzt werden, um auf einen Blick das „Wesen"-tliche zu erkennen.

Olaf Esseiva
Grundlagen der Psycho-Physiognomik
1. Auflage 2017, 288 Seiten, ISBN 978-3-946321-57-6
49,95 Euro

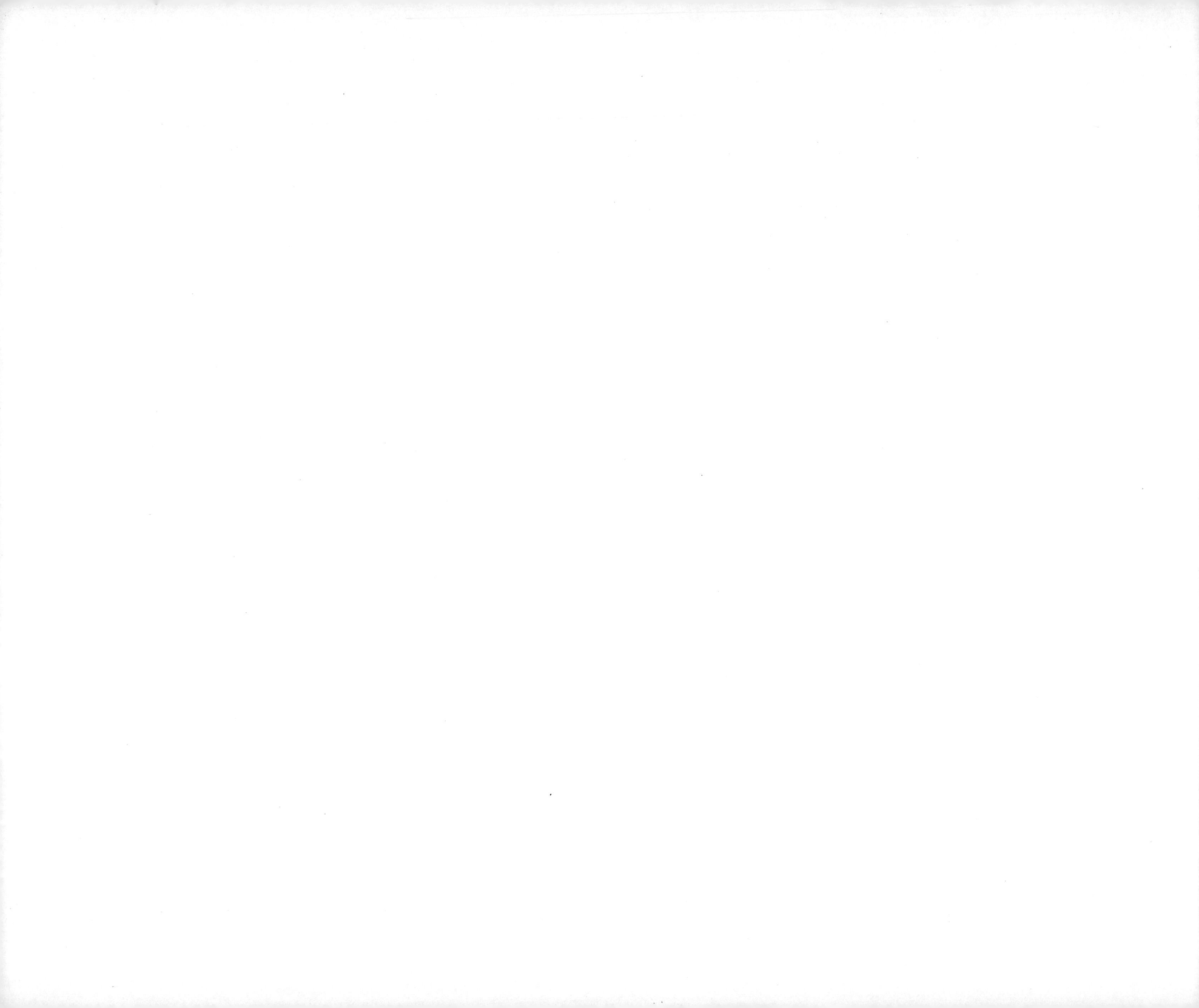